U0274051

现代妇产科疾病处置学

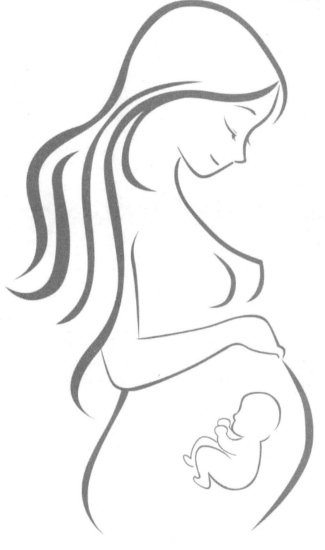

林丽 等 主编

江西科学技术出版社

江西·南昌

图书在版编目（CIP）数据

现代妇产科疾病处置学 / 林丽等主编 ． -- 南昌：
江西科学技术出版社 , 2020.11（2024.1 重印）
ISBN 978-7-5390-7578-5

Ⅰ . ①现… Ⅱ . ①林… Ⅲ . ①妇产科病 – 诊疗 Ⅳ .
① R71

中国版本图书馆 CIP 数据核字 (2020) 第 203936 号

选题序号：ZK2020105

责任编辑：王凯勋　万圣丹

现代妇产科疾病处置学
XIANDAI FUCHANKE JIBING CHUZHIXUE

林丽　等　主编

出版发行	江西科学技术出版社	
社　　址	南昌市蓼洲街 2 号附 1 号	
	邮编：330009　　电话：（0791）86623491　　86639342（传真）	
经　　销	全国新华书店	
印　　刷	三河市华东印刷有限公司	
开　　本	880mm×1230mm　　1/16	
字　　数	287 千字	
印　　张	9.375	
版　　次	2020 年 11 月第 1 版　　2024 年 1 月第 1 版第 2 次印刷	
书　　号	ISBN 978-7-5390-7578-5	
定　　价	88.00 元	

赣版权登字：-03-2020-380

编　委　会

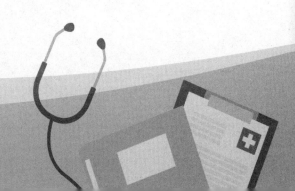

前　言

　　妇产科是一门对女性生理、病理及生殖进行研究的学科，是临床医学学科的重要组成部分。这个人群的年龄分布是女童直至垂暮老妇，她们所需求的医疗保健质量随着社会的发展而日益提高。妇产科学又是一门与多学科密切结合的学科，尤其在面临21世纪以生物信息学和生命科学为标志的时代，研究手段已由细胞水平进入分子水平，妇产科学涉及的范围则更加广泛。

　　近年来，随着医学模式的转变和传统医学观念的更新，妇产科学的许多诊疗技术都取得了长足的进步。医学科学技术日新月异的发展，为妇产科学的发展注入了许多新概念、新观点和新技术，也显著提高了妇产科各类疾病的治愈率。为了适应我国医疗体系的改革和满足广大妇产科医师的需求，我们参考了大量国内外最新的相关文献，并结合多位临床经验丰富的专家及临床工作者，特编写了此书。

　　本书包含了女性生殖器官的发育及解剖、女性生殖系统生理、妇产科常用检查、女性生殖系统炎症、女性生殖内分泌疾病、多囊卵巢综合征、病理妊娠、妊娠并发症、异常分娩、产褥期疾病，以及不孕症。本书内容丰富，方法具体，实用性强，有助于临床医师对疾病做出准确判断与恰当处理。

　　由于编校水平有限，书中难免存在疏漏及不足之处，恳请广大读者批评指正，以更好的总结经验，起到共同进步，提高医务人员诊疗水平的目的。

编　者

2020 年 11 月

目 录

第一章

女性生殖器官的发育及解剖

第一节 女性生殖器官发育

女性生殖器官的发育分两阶段：性未分化阶段与分化阶段。

一、性未分化阶段（胚胎 6～7 周前）

此期男女胚胎具有相同原始的性腺、内生殖器与外生殖器。

（一）原始性腺形成

胚胎卵黄囊处的原始生殖细胞沿后肠肠系膜迁移到相当于第 10 胸椎水平处的体腔背部的间质中。到达此区域的原始生殖细胞开始诱导中肾和体腔上皮邻近的间胚叶细胞增殖，形成一对生殖嵴。生殖嵴表面覆盖一层柱状体腔上皮，称为表面上皮。胚胎第 6 周时，表面上皮内陷并增生成条索状垂直伸入生殖嵴的间胚叶组织中，形成性索。部分性索细胞包围着每个原始生殖细胞。

（二）内生殖器始基形成

略晚于原始性腺。约在胚胎第 6 周时，起源于原肾的中肾。中肾管逐渐下行，并开口于原始泄殖腔。此时，在中肾管外侧，体腔上皮向外壁中胚叶凹陷成沟，形成副中肾管。副中肾管头部开口于体腔，尾端下行并向内跨过中肾管，双侧副中肾管在中线融合。此时胚胎同时含有中肾管和副中肾管两种内生殖器官始基。

（三）雏形外生殖器形成

约在胚胎第 5 周，原始泄殖腔两侧组织成褶，并在中线上部融合，形成生殖结节。尿直肠隔将原始泄殖腔褶分隔成前后两部分：前方为尿生殖褶，后方为肛门褶。尿生殖褶两侧再生一对隆起，称阴唇 - 阴囊隆突。

二、性分化阶段

直到胚胎第 12 周，临床上才可以明显区分性别。性分化取决于睾丸决定因子和雄激素。

（一）性腺分化

胚胎 6 周后，原始性腺开始分化。Y 染色体短臂 Y 基因性决定区（SRY）中的睾丸决定因子基因通过其产物（TDF）一方面诱导性腺皮质退化，另一方面促使性索细胞转化为曲细精管的支持细胞；同时使间胚叶细胞衍变为间质细胞。此时，睾丸形成。

若胚胎细胞不含 Y 染色体，约在胚胎第 12 周，原始性腺发育。原始生殖细胞分化成初级卵母细胞，源自体腔上皮的性索皮质的扁平细胞发展为颗粒细胞，与源自间质的卵泡膜细胞围绕卵母细胞，构成原始卵泡，卵巢形成。此后，卵巢沿生殖嵴逐渐下降，到达盆腔内的特定位置。

（二）内生殖器衍变

约在胚胎第 8 周，衍化为睾丸的支持细胞分泌一种糖蛋白，称为副中肾管抑制因子（MIF），可使副中肾管退化。同时作为一种信号，MIF 启动睾丸间质细胞分泌睾酮。睾酮作用于中肾管，使其分化成输精管、附睾、射精管以及精囊。

若无 MIF，副中肾管不退化。约在胚胎第 9 周，双侧副中肾管上段形成输卵管；下段融合，其间的纵形间隔消失，形成子宫阴道管，并衬以柱状上皮。与泌尿生殖窦相连部位的子宫阴道管腔内充满上皮细胞，其部分来自泌尿生殖窦。混合的上皮细胞团凸入泌尿生殖窦，称为副中肾管结节。泌尿生殖窦上端细胞增生，形成实质性的窦 - 阴道球，并进一步增殖形成阴道板。阴道板逐渐扩展，增大了子宫和泌尿生殖窦之间的距离。同时，阴道板将泌尿生殖窦分为两部分：上部形成膀胱与尿道；下部分化成真正的尿生殖窦和阴道前庭。自胚胎 11 周起，阴道板中心部分细胞退化，发生腔化，形成阴道。

缺少 MIF，中肾管退化。约 1/4 的妇女留有中肾管的残痕，如发生在卵巢系膜的卵巢冠、卵巢旁冠以及子宫旁和阴道侧壁的中肾管囊肿（图 1-1）。

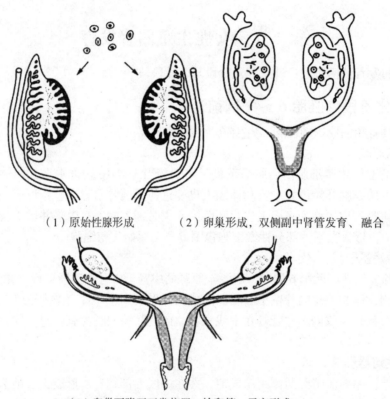

（1）原始性腺形成　　　　（2）卵巢形成，双侧副中肾管发育、融合

（3）卵巢下降至正常位置，输卵管、子宫形成

图 1-1　卵巢及内生殖器发育

（三）外生殖器发育

在内生殖器官分化同时，睾丸间质细胞分泌的雄激素在雏形外阴细胞内 5α - 还原酶作用下，转变为二氢睾酮，并与其相应受体结合，使生殖结节分化为阴茎，泌尿生殖褶融合、闭合；同时使阴唇 - 阴囊隆突发育成阴囊。

若无睾酮的作用，生殖结节逐步缓慢地增大，形成阴蒂，同时泌尿生殖褶形成小阴唇；阴唇 - 阴囊隆突发育成大阴唇（图 1-2）。

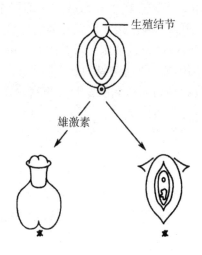

图 1-2 外生殖器形成

第二节 女性生殖器官解剖

女性生殖器官包括内、外生殖器官。内生殖器官位于骨盆内，骨盆的结构及形态与分娩密切相关；骨盆底组织承托内生殖器官，协助保持其正常位置。内生殖器官与盆腔内其他器官相邻，盆腔内某一器官病变可累及邻近器官。三者关系密切，相互影响。因此，本节对骨盆及盆腔内相关的器官也逐一介绍。

一、内生殖器官

女性内生殖器包括阴道、子宫、输卵管及卵巢，后两者合称为子宫附件（图 1-3）。

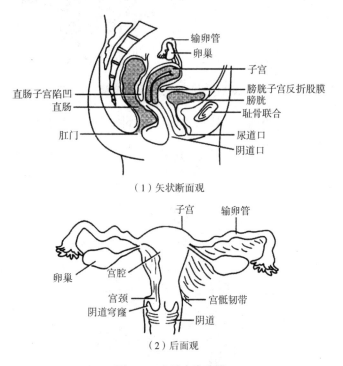

（1）矢状断面观

（2）后面观

图 1-3 女性内生殖器

（一）阴道

1. 阴道组织结构

阴道为性交器官、月经血排出及胎儿娩出的通道。阴道位于真骨盆下部中央，呈上宽下窄的管道，前壁长 7 ~ 9 cm，与膀胱和尿道相邻，后壁长 10 ~ 12 cm，与直肠贴近。上端包绕宫颈，下端开口于阴道前庭后部。环绕宫颈周围的部分称阴道穹窿。按其位置分为前、后、左、右 4 部分，其中后穹窿最深，与直肠子宫陷凹紧密相邻，为盆腹腔最低部位，临床上可经此处穿刺或引流。

阴道壁由黏膜、肌层和弹力纤维组成。阴道黏膜为复层鳞状上皮，无腺体；阴道上端 1/3 处黏膜受性激素影响而有周期性变化。幼女或绝经后阴道黏膜变薄，皱褶少，伸缩性弱，局部抵抗力差，容易受感染。阴道表面有纵形的皱褶柱及与之垂直的横嵴，使阴道壁有较大的伸缩性。阴道肌层由外纵与内环形的两层平滑肌构成，肌层外覆纤维组织膜，其弹力纤维成分多于平滑肌纤维。阴道壁富于静脉丛，受创伤后易出血或形成血肿。

2. 阴道血供与淋巴回流

阴道全段分别由不同的动脉供血：阴道上段由子宫动脉的宫颈–阴道支供血，而中段由阴道动脉供血，下段主要由阴部内动脉和痔中动脉供血。阴道动脉、子宫动脉和阴部内动脉均为髂内动脉脏支，三者通过分支相互吻合（图 1-4）。

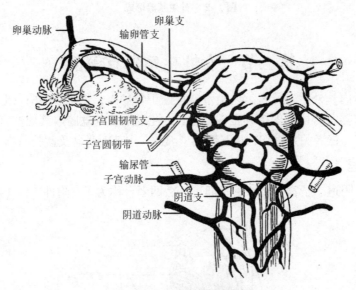

图 1-4 女性内生殖器的动脉

阴道上段淋巴回流基本与宫颈相同，下段淋巴回流与外阴相同（图 1-5）。

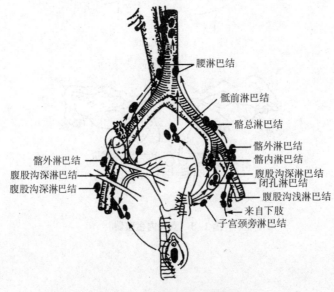

图 1-5 女性生殖器淋巴流向

（二）子宫

子宫形似倒梨形，为空腔器官，是胚胎生长发育的场所。子宫长 7 ~ 8 cm，宽 4 ~ 5 cm，厚 2 ~ 3 cm；宫腔容量约 5 mL。子宫分为宫体及宫颈两部分。子宫体顶部称宫底部，宫底两侧为宫角，与输卵管相通（图 1-6）。宫体与宫颈相连部较狭小，称子宫峡部，其上界平行于宫颈管的解剖学内口、下界平行于宫颈管的组织学内口。非孕期子宫峡部长约 1 cm。宫体与宫颈之比，婴儿期为 1 : 2，成年期为 2 : 1。

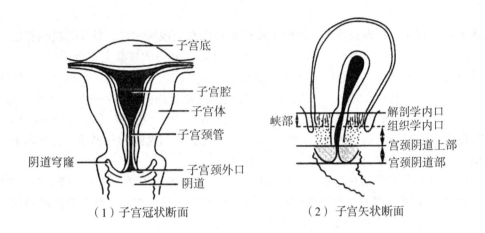

（1）子宫冠状断面　　　　　　（2）子宫矢状断面

图 1-6　子宫各部

1. 子宫解剖组织学

子宫体和宫颈的组织结构不同。

（1）宫体：由浆膜层，肌层与子宫内膜层构成。

浆膜层：为覆盖宫体的盆腔腹膜，与肌层紧连不能分离。在子宫峡部处，两者结合较松弛，腹膜向前返折覆盖膀胱底部，形成膀胱子宫陷凹，返折处腹膜称膀胱子宫返折腹膜。在子宫后面，宫体浆膜层向下延伸，覆盖宫颈后方及阴道后穹窿再折向直肠，形成直肠子宫陷凹（亦称道格拉斯陷凹）。

肌层：由大量平滑肌组织、少量弹力纤维与胶原纤维组成，非孕时厚约 0.8 cm。子宫体肌层可分 3 层。①外层（浆膜下层）：肌纤维纵形排列，较薄，是子宫收缩的起始点。②中层：占肌层大部分，呈交叉排列，在血管周围形成"8"字形围绕血管。③内层（黏膜下层）：肌纤维纵形排列。宫体肌层内有血管穿行，肌纤维收缩可压迫血管，能有效地制止血管出血。

子宫内膜层：子宫内膜与肌层直接相贴，其间没有内膜下层组织。内膜可分 3 层：致密层、海绵层及基底层。致密层与海绵层对性激素敏感，在卵巢激素影响下发生周期性变化，又称功能层。基底层紧贴肌层，对卵巢激素不敏感，无周期性变化。

（2）宫颈：宫颈上端与子宫峡部相连，因解剖上狭窄，又称解剖学内口。在其稍下方处，宫腔内膜开始转变为宫颈黏膜，称组织学内口。宫颈腔呈梭形，称宫颈管。未生育女性宫颈管长为 2.5 ~ 3.0 cm。宫颈管内的黏膜呈纵形皱襞。颈管下端为宫颈外口，未产妇的宫颈外口呈圆形；已产妇因分娩影响，宫颈外口可见大小不等的横裂，分为前唇及后唇。宫颈下端伸入阴道内的部分称宫颈阴道部，阴道以上的部分称宫颈阴道上部。

宫颈主要由结缔组织构成，含少量弹力纤维及平滑肌。宫颈管黏膜为单层高柱状上皮，黏膜层腺体可分泌碱性黏液，形成宫颈管内黏液栓，堵于宫颈外口。宫颈黏膜受卵巢激素影响发生周期性变化。宫颈阴道部被覆复层鳞状上皮。

宫颈鳞状上皮与柱状上皮交接部，称为鳞—柱状交接部或鳞—柱交接。根据其形态发生学变化，鳞—柱状交接部又分为原始鳞—柱状交接部和生理鳞—柱状交接部。

胎儿期，来源于泌尿生殖窦的鳞状上皮向上生长，至宫颈外口与宫颈管柱状上皮相邻，形成原始鳞—柱状交接部。青春期后，在雌激素作用下，宫颈发育增大，宫颈管黏膜组织外翻（假性糜烂），即宫颈管柱状上皮及其下的间质成分到达宫颈阴道部，导致原始鳞—柱状交接部外移；在阴道酸性环境或致病菌的作用下，宫颈阴道部外翻的柱状上皮被鳞状上皮替代，形成新的鳞—柱状交接部，称为生理鳞—柱状交接部。原始鳞—柱状交接部和生理性鳞—柱状交接部之间的区域称转化区（又称移行带）。在转化区形成过程中，新生的鳞状上皮覆盖宫颈腺管口或伸入腺管将腺管口堵塞，腺管周围的结缔组织增生或形成瘢痕压迫腺管，使腺管变窄或堵塞，腺体分泌物潴留于腺管内形成囊肿，称为宫颈腺囊肿。宫颈腺囊肿可作为辨认转化区的一个标志。绝经后雌激素水平下降，宫颈萎缩，原始鳞—柱状交接部退回至宫颈管内。

在转化区形成过程中，其表面被覆的柱状上皮逐渐被鳞状上皮所替代。替代的机制有以下两种方式。

鳞状上皮化生：当鳞—柱交界位于宫颈阴道部时，暴露于阴道的柱状上皮受阴道酸性影响，柱状上皮下未分化储备细胞开始增生，并逐渐转化为鳞状上皮，继之柱状上皮脱落，而被复层鳞状细胞所替代，此过程称鳞状上皮化生。化生的鳞状上皮偶可分化为成熟的角化细胞，但一般均为大小、形态一致，形圆而核大的未成熟鳞状细胞，无明显表层、中层、底层 3 层之分，也无核深染、异型或异常分裂象。化生的鳞状上皮既不同于宫颈阴道部的正常鳞状上皮，镜检时见到两者间的分界线；又不同于不典型增生，因而不应混淆。宫颈管腺上皮也可鳞化而形成鳞化腺体。

鳞状上皮化：宫颈阴道部鳞状上皮直接长入柱状上皮与其基膜之间，直至柱状上皮完全脱落而被鳞状上皮替代，称鳞状上皮化。多见于宫颈糜烂愈合过程中。愈合后的上皮与宫颈阴道部的鳞状上皮无区别。

宫颈转化区是宫颈癌及其癌前病变的好发部位。

2. 子宫韧带

主要由结缔组织增厚而成，有的含平滑肌，具有维持子宫位置的功能。子宫韧带共有 4 对（图 1-7）。

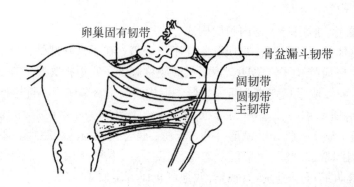

图 1-7　子宫各韧带

（1）阔韧带：子宫两侧翼形腹膜皱褶。起自子宫侧浆膜层，止于两侧盆壁；上缘游离，下端与盆底腹膜相连。阔韧带由前后两叶腹膜及其间的结缔组织构成，疏松，易分离。阔韧带上缘腹膜向上延伸，内 2/3 包绕部分输卵管，形成输卵管系膜；外 1/3 包绕卵巢血管，形成骨盆漏斗韧带，又称卵巢悬韧带。阔韧带内有丰富的血管、神经及淋巴管，统称为子宫旁组织。阔韧带下部还含有子宫动静脉、其他韧带及输尿管。

（2）圆韧带：圆形条状韧带，长 12 ～ 14 cm。起自双侧子宫角的前面，穿行于阔韧带与腹股沟内，止于大阴唇前端。圆韧带由结缔组织与平滑肌组成，其肌纤维与子宫肌纤维连接，可使子宫底维持在前倾位置。

（3）主韧带：位于阔韧带下部，横形于宫颈阴道上部与子宫体下部侧缘达盆壁之间，又称宫颈横韧带。由结缔组织及少量肌纤维组成，与宫颈紧密相连，起固定宫颈的作用。子宫血管与输尿管下段穿越此韧带。

（4）宫骶韧带：从宫颈后面上部两侧起（相当于子宫峡部水平），绕过直肠而终于第 2 ～ 3 骶椎前面的筋膜内，由结缔组织及平滑肌纤维组织组成，外有腹膜遮盖。短厚坚韧，牵引宫颈向后、向上，维持子宫于前倾位置。

由于上述4对子宫韧带的牵拉与盆底组织的支托作用，使子宫维持在轻度前倾前屈位。

3. 子宫的血供

由子宫动脉供血。子宫动脉为髂内动脉前干分支，沿骨盆侧壁向下向前潜行，穿行阔韧带基底部、于子宫峡部外侧约2 cm处横跨输尿管至子宫侧缘。此后分为上、下两支：上支称宫体支，较粗，沿子宫侧迂曲上行，至宫角处又分为宫底支（分布于宫底部）、卵巢支（与卵巢动脉末梢吻合）及输卵管支（分布于输卵管）；下支称宫颈—阴道支，较细，分布于宫颈及阴道上段（图1-4）。

4. 子宫的淋巴回流

宫体与宫颈的淋巴回流不尽相同（图1-5）。

（1）宫体淋巴回流有5条通路：①宫底部淋巴常沿阔韧带上部淋巴网、经骨盆漏斗韧带至卵巢、向上至腹主动脉旁淋巴结。②子宫前壁上部或沿圆韧带回流到腹股沟淋巴结。③子宫下段淋巴回流至宫旁、闭孔、髂内外及髂总淋巴结。④子宫后壁淋巴可沿宫骶韧带回流至直肠淋巴结。⑤子宫前壁也可回流至膀胱淋巴结。

（2）宫颈淋巴回流：宫颈淋巴主要经宫旁、闭孔、髂内、髂外及髂总淋巴结回流至腹主动脉旁淋巴结和（或）骶前淋巴结。

（三）输卵管

输卵管为卵子与精子结合场所及运送受精卵的管道（图1-8）。

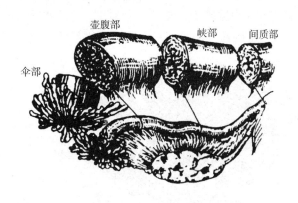

图1-8 输卵管各部及其横断面

1. 形态

自两侧子宫角向外伸展的管道，长8～14 cm。输卵管内侧与宫角相连，走行于上端输卵管系膜间，外侧1.0～1.5 cm（伞部）游离。根据形态不同，输卵管分为4部分。①间质部：潜行于子宫壁内的部分，短而腔窄，长约1 cm。②峡部：紧接间质部外侧，长2～3 cm，管腔直径约2 mm。③壶腹部：峡部外侧，长5～8 cm，管腔直径6～8 mm。④伞部：输卵管的最外侧端，游离，开口于腹腔，管口为许多须状组织，呈伞状，故名伞部。伞部长短不一，常为1.0～1.5 cm，有"拾卵"作用。

2. 解剖组织学

由浆膜层、肌层及黏膜层组成。

（1）浆膜层：即阔韧带上缘腹膜延伸包绕输卵管而成。

（2）肌层：为平滑肌，分外、中及内3层。外层纵形排列；中层环行，与环绕输卵管的血管平行；内层又称固有层，从间质部向外伸展1 cm后，内层便呈螺旋状。肌层有节奏地收缩可引起输卵管由远端向近端的蠕动。

（3）黏膜层：由单层高柱状上皮组成。黏膜上皮可分纤毛细胞、无纤毛细胞、楔状细胞及未分化细胞。4种细胞具有不同的功能：纤毛细胞的纤毛摆动有助于输送卵子；无纤毛细胞可分泌对碘酸—雪夫反应（PAS）阳性的物质（糖原或中性黏多糖），又称分泌细胞；楔形细胞可能为无纤毛细胞的前身；未分化细胞又称游走细胞，为上皮的储备细胞。

输卵管肌肉的收缩和黏膜上皮细胞的形态、分泌及纤毛摆动均受卵巢激素影响，有周期性变化。

3. 输卵管血供

输卵管无其命名的动脉。输卵管由子宫动脉上支（宫体支）的分支（输卵管支）供血。

4. 输卵管淋巴回流

与卵巢淋巴回流相同（图1-5）。

（四）卵巢

卵巢是卵子产生与排出，并分泌甾体激素的性器官。

1. 形态

呈扁椭圆形，位于输卵管的后下方。以卵巢系膜连接于阔韧带后叶的部位称卵巢门，卵巢血管与神经由此出入卵巢。卵巢的内侧（子宫端）以卵巢固有韧带与子宫相连，外侧（盆壁端）以卵巢悬韧带（骨盆漏斗韧带）与盆壁相连。青春期以前，卵巢表面光滑；青春期开始排卵后，表面逐渐凹凸不平，表面呈灰白色。体积随年龄不同而变异较大，生殖年龄妇女卵巢约4 cm×3 cm×1 cm大小，重5～6 g；绝经后卵巢逐渐萎缩变小变硬。

2. 解剖组织学

卵巢的表面无腹膜覆盖。卵巢表层为单层立方上皮即表面上皮，其下为一层纤维组织，称卵巢白膜。白膜下的卵巢组织，分皮质与髓质两部分（图1-9）：外层为皮质，其中含有数以万计的始基卵泡和发育程度不同的囊状卵泡，年龄越大，卵泡数越少，皮质层也变薄；髓质是卵巢的中心部，无卵泡，与卵巢门相连，含有疏松的结缔组织与丰富的血管与神经，并有少量平滑肌纤维与卵巢韧带相连接。

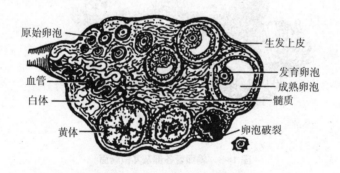

图1-9 卵巢的结构（切面）

3. 卵巢的血供

由卵巢动脉供血。卵巢动脉自腹主动脉分出，沿腰大肌前下行至盆腔，跨越输尿管与髂总动脉下段，随骨盆漏斗韧带向内横形，再经卵巢系膜进入卵巢内。进入卵巢门前分出若干分支供应输卵管，其末梢在宫角旁侧与子宫动脉上行的卵巢支相吻合。右侧卵巢静脉回流至下腔静脉，左侧卵巢静脉可回流至左肾静脉（图1-4）。

4. 卵巢的淋巴回流

有3条通路：①沿卵巢骨盆漏斗韧带入卵巢淋巴管，向上回流至腹主动脉旁淋巴结。②沿卵巢门淋巴管达髂内、髂外淋巴结，再经髂总淋巴结至腹主动脉旁淋巴结。③偶沿圆韧带入髂外及腹股沟淋巴结（图1-5）。

（五）内生殖器的神经支配

主要由交感神经与副交感神经所支配。交感神经纤维自腹主动脉前神经丛分出，下行入盆腔分为两部分。①骶前神经丛：大部分在宫颈旁形成骨盆神经丛，分布于宫体、宫颈、膀胱上部等。②卵巢神经丛：

分布于卵巢和输卵管。骨盆神经丛中来自第Ⅱ、Ⅲ、Ⅳ骶神经的副交感神经纤维，并含有向心传导的感觉神经纤维（图1-10）。

子宫平滑肌有自主节律活动，完全切除其神经后仍有节律收缩，还能完成分娩活动。临床上可见低位截瘫的产妇仍能顺利自然分娩。

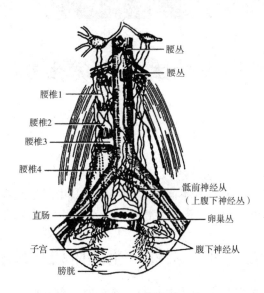

图1-10 女性内生殖器神经

微信扫码
◆临床科研
◆医学前沿
◆临床资讯
◆临床笔记

第二章

女性生殖系统生理

女性一生各个系统、各个阶段具有不同的生理特征，其中以生殖系统的变化最为显著、最为突出，掌握女性生殖系统正常的生理变化，是诊治女性生殖内分泌相关疾病的基础。

第一节 女性一生各阶段生理特点

妇女的一生按照年龄，可以划分为新生儿期、儿童期、青春期、性成熟期、围绝经期和老年期几个阶段每个时期都有其各自不同的特点。

一、新生儿期

出生后 4 周内称为新生儿期（neonatal period）。由于在母体内受到胎盘及母体性腺所产生的女性激素影响，其外阴较丰满，乳房略隆起，可有少许泌乳。由于出生后新生儿血中女性激素水平迅速下降，可出现少量阴道流血。

二、儿童期

从出生 4 周到 10 岁左右称为儿童期（child hood），是儿童体格快速增长和发育的时期，但生殖器发育缓慢。卵巢的卵泡大量生长，但仅低度发育即萎缩、退化。子宫小，宫颈较长，约占子宫全长的 2/3，子宫肌层较薄。输卵管弯曲细长。阴道狭长，上皮薄，细胞内缺乏糖原，阴道酸度低，抵抗力弱，容易发生炎症。约 10 岁起，卵巢内的卵泡受垂体促性腺激素的影响有一定发育并分泌性激素，子宫、输卵管及卵巢逐渐向骨盆腔内下降，卵巢形态逐步变为扁卵圆形，女性第二性征开始呈现，乳房开始发育，皮下脂肪增多。

三、青春期

人类青春期（adolescence or puberty）是开始具有生育能力的时期，生殖器官成熟、第二性征发育、生长加速、情感发生变化、女性出现月经初潮为标志。人类进入青春期由两个生理性过程驱动：性腺功能初现（gonadarche）和肾上腺功能初现（adrenarche）。性腺功能初现包括性腺的发育和成熟，并伴有性甾体激素分泌增加，女性开始有卵泡发育和排卵，以及乳房开始发育和月经初潮。

青春期启动的年龄和青春期发育的速度取决于许多因素。在女孩，卵巢和肾上腺性甾体激素分泌的增加导致青春期的体征表现，乳房和阴毛开始发育。通常这些变化发生在 8 ~ 13 岁。月经初潮是一次无排卵周期的月经，通常发生在乳房开始发育后 2 ~ 3 年内。初潮后第一年内月经周期常不规律，而且无排卵，周期为 21 ~ 45 d。初潮后 5 年内，多数月经周期变得规律，周期为 21 ~ 35 d。

四、性成熟期

性成熟期（sexual maturity）又称生育期。其卵巢功能成熟并分泌性激素，一般自 18 岁左右开始，约 30 年。此期生殖器各部和乳房也均有不同程度的周期性改变，出现周期性的排卵、月经，并且具有生育能力。受孕以后，身体各器官发生很大变化，生殖器官的改变尤为突出。

五、围绝经期

围绝经期（peri-menopausal）指卵巢功能开始衰退至停止，从生育期过渡到老年期的一个特殊生理阶段，指 40 岁后任何时期开始出现与绝经有关的内分泌、生物及临床表现至停经后 12 个月，是妇女由成熟期进入老年期的一个过渡时期。此期间卵巢功能逐渐衰退，排卵变得不规律，直到不再排卵。月经渐趋不规律，最后完全停止。

六、老年期

老年期（senility）指妇女 60 岁以后，机体所有内分泌功能普遍低落，卵巢功能已衰竭，主要表现为雌激素水平低落，不足以维持女性第二性征。除整个机体发生衰老改变外，生殖器官进一步萎缩老化。易感染发生老年性阴道炎和尿道炎及骨质疏松，容易发生骨折。

第二节　月经及月经期的临床表现

月经（menstruation）是女性生殖功能成熟的重要标志，是指在卵巢激素的周期性调节下，子宫内膜周期性的脱落及出血。

一、月经血的特征

正常月经血呈不凝状暗红色，内含血液、子宫内膜碎片、宫颈黏液、脱落的阴道上皮细胞及炎性细胞。因含大量纤溶酶的子宫内膜坏死脱落时，出血中的纤维蛋白原被纤溶酶溶解，故月经血呈高纤溶状态。当出血量过多过快时，纤溶酶来不及全部溶解血液中的纤维蛋白原，会使月经血中出现血块。

二、正常月经的临床表现

自月经来潮的第一天算起，两次月经第一天之间的间隔成为一个月经周期（menstrual cycle）。月经周期长度的中位数为 28 d，正常范围为 21 ~ 35 d。虽然在 36 ~ 40 岁月经周期的间隔会缩短，但在生育年龄的绝大多数时间内，月经周期的长度很少有变化。初潮后的短期和近绝经期，不同个体间及个体内，月经周期的间隔长度变化大。不同妇女之间及同一妇女随着年龄的增长将出现月经周期长度的不确定改变，周期长度主要取决于卵泡期长度的变化。周期的黄体期长度相对固定，95% 在 10 ~ 16 d 在卵泡期，B 超监测最大卵泡的直径，平均每天增长大约 2 mm 直至排卵。同时，雌二醇水平逐渐升高，随之子宫内膜的厚度逐渐增厚。

月经的持续时间因人而异，一般在 3 ~ 6 d，可从 1 ~ 2 d 到 7 ~ 8 d 不等。经血量通常以用多少纸垫及浸透程度来做粗略的估计，如果失血总量超过 80 mL 者为异常。

经期一般无特殊不适。因经期盆腔充血，有些妇女感下腹部或腰骶部不适，也有少数妇女出现胃肠道功能紊乱，头痛及轻度神经系统不稳定的表现。

第三节　卵巢周期及卵巢激素

卵巢是一个充满活力的器官，卵泡是其中最主要的内分泌和生殖单位，是不可再生的组织结构，其数量决定生殖潜能和生育期限。卵泡单位分泌性甾体激素，为妊娠做好准备，垂体做出程序化的反应以促进卵泡成熟，当卵泡完全成熟时产生排卵 LH 峰，并维持黄体。尽管许多卵泡启动发育，但是只有很少（< 1%）完成了到排卵的全部过程。

一、卵泡的发育

卵泡（follicle）是卵巢基本功能单位。卵泡的各个级别主要是由卵泡的大小和颗粒细胞的数量所决定，它们代表着卵泡向成熟发育过程中连续的阶段。从始基卵泡到优势卵泡的成熟过程可能需要大概 1 年的时间。一般认为卵泡在这段漫长时期的大部分时间内（大约 300 d）是以促性腺激素非依赖的方式生长；促性腺激素影响成熟过程中的最后 50 d。卵泡的生长过程见（图 2-1）。

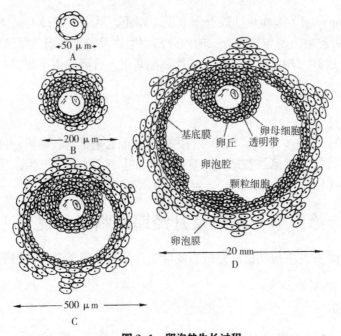

图 2-1　卵泡的生长过程

A. 始基卵泡；B. 窦前卵泡；C. 窦腔卵泡；D. 排卵前卵泡

1. 始基卵泡的形成

始基卵泡（primitive follicle）是由初级卵母细胞与其周围单层的梭形颗粒前体细胞所组成。卵巢皮质内形成的始基卵泡不断地移向卵巢的髓质，为下个周期的卵泡发育提供来源。

2. 窦前卵泡生长

当初级卵母细胞周围的颗粒细胞前体分化成单层立方状的颗粒细胞时，初级卵泡（primary follicle）就形成了。初级卵泡的细胞数不断增加，发展为复层，由此卵泡进一步增大，形成了次级卵泡（secondary follicle）。与此同时颗粒细胞进一步增殖和分化、卵泡膜细胞变得肥大及卵母细胞的生长共同导致了正在成熟中的卵泡进一步增大。这些次级卵泡构成了窦前卵泡池（preantral），为依赖于 FSH 的卵泡征集提供卵泡来源。

此阶段出现卵泡生长发育所必备的三种特异性受体：促卵泡激素（follicle stimulating hormone，FSH）、雌二醇（estradiol，E_2）及睾酮（testosterone，T）受体形成。卵泡基底膜附近的梭形细胞形成两层卵泡膜，即卵泡内膜与卵泡外膜，这时的卵泡称生长卵泡（developing follicle）。

3. 窦状（腔）卵泡

"募集"一词用于描述卵泡从静止池分离出来开始生长的这种过程。选择指这样一个过程，即成熟卵泡群被减少至合乎种属特异性排卵定额的数目。该过程需要对次要卵泡进行消极选择，以及对将要确立优势地位的卵泡进行积极的选择。超声研究提示有多个卵泡发育波发生。

在早卵泡期，已选择的卵泡与卵泡群的其他健康成员没有显著的形态学差别。不过，领先卵泡可以通过其大小和其颗粒细胞的高有丝分裂指数同其他成员区分开来。只有在领先卵泡的卵泡液中可检测到 FSH。领先卵泡的雌二醇水平比其他卵泡高很多，这是被选择卵泡的特点。选择并不保证一定会排卵，但是由于确定选择与排卵时间临近，因此排卵通常会发生。

优势化表示指定排卵卵泡的地位，其作用是调节排卵的数额。在上一个周期的黄体退化 5 ~ 7 d 之后，指定排卵的卵泡完成优势化。卵泡期卵泡的发育主要依赖于促性腺激素的刺激。在早卵泡期，FSH 刺激颗粒细胞芳香化酶活性，使卵泡产生雌激素明显增加，雌激素增加同时，又增强了卵泡对 FSH 的摄取，由此增加卵泡对 FSH 的敏感性。到中卵泡期，几个卵泡中的某个可能产生更多的雌激素，便成为优势卵泡。于卵泡期的后半期，伴随雌激素分泌的进一步增加，负反馈作用结果使血中 FSH 水平下落，这使其他非优势卵泡产生雌激素减少，对 FSH 反应的敏感性也下降，停止了进一步发育。黄体生成素（luteinizing hormone，LH）、前列腺素（prostaglandin，PG）及催乳激素（prolactin，PRL）受体的产生。

4. 成熟卵泡

在卵泡发育的最后阶段，大多数窦状卵泡发生退化，成熟卵泡的卵泡液急骤增加，卵泡腔增大，直径可达 14 ~ 20 mm，卵泡移行向卵巢表面突出。其结构从外向内依次为：①卵泡外膜：由致密的卵巢间质组织形成，与卵巢间质无明显界限。②卵泡内膜：由卵巢皮质层间质细胞衍化而来的多边形细胞形成，血管丰富。③颗粒细胞：呈立方形，与卵泡内膜层间有一基底膜，无血管存在，其营养来自外围的卵泡内膜。④卵泡腔：颗粒细胞分泌的大量清亮的卵泡液将卵母细胞和周围的颗粒细胞挤到卵泡一侧，形成卵泡腔。⑤卵丘：颗粒细胞包绕卵细胞，突出于卵泡腔，形成卵丘。⑥放射冠：直接围绕卵细胞的卵丘颗粒细胞，呈放射状排列而得名。⑦透明带：在放射冠与卵细胞之间还有一层很薄的透明膜，是由颗粒细胞产生并分泌的黏多糖物质形成的，称为透明带。

5. 排卵

卵细胞及其周围的颗粒细胞一起被排出的过程称排卵（ovulation）。排卵前增大的卵泡接近卵巢皮质，卵泡壁和腹腔仅有一层上皮细胞。此时卵泡壁变薄、水肿、血液循环增加，但卵泡内压力并未增加，蛋白溶解酶、活化胶原酶及前列腺素消化卵泡壁的蛋白质并使周围的平滑肌收缩，上皮细胞坏死，释放水解酶、蛋白酶，排卵孔形成，卵泡破裂，卵母细胞、小部分卵丘内的颗粒细胞与放射冠一起称为卵冠丘复合物（oocyte corona cumulus complex，OCCC），同时排出。

当接近周期中期时，优势卵泡释放雌激素的升高激发 LH 峰，以及一个较小幅度的 FSH 峰，这触发了减数分裂的再启动、排卵和黄素化。排卵前 LH 峰大约出现在卵泡破裂之前 36 h。LH 诱导卵丘细胞和颗粒细胞内透明质酸合成酶 –2 表达，血清 inter – α – 胰蛋白酶抑制物重链与葡萄糖胺聚糖共价耦联，以及前列腺素 E_2 诱导透明质酸结合蛋白 TSG-6 的表达。

6. 黄体形成及退化

排卵后，破裂的卵泡重新组织成黄体。这个重新组织体的一个显著特征为建立了一个富含血管的网状结构。卵泡破裂后出血，血液进入卵泡腔，伴随有来自于周围基质的毛细血管和成纤维细胞的增殖和渗透。黄体发育中血管的生成使由血液运送的大分子，例如 LDL（提供合成黄体酮需要的胆固醇物质），到达颗粒和膜黄体细胞，而且分泌产物会被有效地转运到血液循环中去。黄体血供的发育与黄体酮的产生相平行。人类黄体的甾体激素生成细胞在大小和功能方面具有异质性—黄体化的颗粒细胞和膜细胞是两种代表。颗粒–黄体细胞较为主要的功能是产生黄体酮，并且由于其表达芳香化酶，因此是黄体雌激素合成的可能位点。

在非受孕周期，黄体的功能性寿命通常是 14 d 加减 2 d。除非发生妊娠，否则它将转化成为无血管的瘢痕，称为白体。黄体的退化，即黄体溶解，包括功能改变（例如内分泌改变，最显著的是黄体酮生成降低）以及结构改变（例如凋亡和组织退化）。

二、卵巢产生的性激素

卵巢主要合成及分泌两种性激素，即雌激素和孕激素，同时亦会分泌少量雄激素。除卵巢外，肾上腺皮质亦能分泌少量雌激素和孕激素。

卵巢能利用经血运而来的胆固醇合成孕烯醇酮，再经两种途径合成雄烯二酮（androstenedione），雄烯二酮经 17β 羟甾脱氢酶的催化，生成 T– 雄烯二酮和 T 在 P450 芳香化酶的作用下，转

化为 E_1 及 E_2。

雌激素的生物合成需要颗粒细胞和它们邻近的膜细胞协同作用。这两种类型细胞以及它们各自主要的促性腺激素（FSH 和 LH），被归纳为卵巢雌激素生物合成的两细胞 / 两促性腺激素模型。LH 刺激膜细胞合成的雄激素为颗粒细胞 FSH 依赖性的芳香化酶提供底物。

颗粒细胞，如同膜 – 基质细胞，在 LH 峰之后就做好了孕激素生物合成的准备，LH 峰触发了编码 StAR、P450scc、2 型 3β – 羟甾脱氢酶的基因表达，这三种蛋白质的组合是有效合成孕激素所需要的。

对分离的入膜细胞的研究说明，膜层是卵泡雄激素的主要来源。膜层表达的 StAR、P450scc、P450c17、2 型 3β – 羟甾脱氢酶，均受 LH 调节。相反地，不管添加促性腺激素与否，由培养分离的人颗粒细胞所产生的雄激素可以忽略不计。

（一）雌、孕激素的代谢

1. 雌激素

卵巢主要合成 E_2 和 E_1 两种激素。在血液循环内尚有雌三醇，它是雌二醇和雌酮的降解产物。雌二醇生物活性最强，雌三醇活性最弱。

2. 孕激素

黄体酮是卵巢分泌具有生物活性的主要孕激素。它在血液中亦主要以和蛋白质相结合的状态存在。甾体激素主要都在肝代谢，黄体酮在肝内降解为孕二醇，从尿中排出。

（二）雌、孕激素的周期性变化

育龄妇女性周期激素的分泌随着卵巢周期而变化。

1. 雌激素

在卵泡开始发育时，雌激素分泌量很少，随着卵泡渐趋成熟，雌激素分泌也逐渐增加，于排卵前形成一高峰，排卵后分泌稍减少，在排卵后 7 ~ 8 d 黄体成熟时，形成又一高峰，但第二高峰较平坦，峰的均值低于第一高峰。排卵后 9 ~ 10 d 黄体开始萎缩时，雌激素水平急剧下降，在月经前降至最低水平。

2. 孕激素

在排卵前黄体酮的产生较少，主要来自肾上腺；于排卵后孕激素的分泌量开始增加，在排卵后 7 ~ 8 d 黄体成熟时，分泌量达最高峰，以后逐渐下降，到月经来潮时恢复到排卵前水平。

（三）雌、孕激素的生理作用

1. 雌激素的生理作用

如下所述。

（1）子宫肌层：促使子宫发育，肌层变厚，增加子宫血液循环，使子宫收缩力增强，提高平滑肌对催产素的敏感性。

（2）子宫内膜：使子宫内膜增生或（增殖期）变化。

（3）子宫颈：使宫颈口松弛，宫颈黏液分泌增加，内含的水分、盐类及糖蛋白增加，有利于精子的存活和穿透。

（4）输卵管：促进输卵管肌层的发育，加强输卵管节律性收缩的振幅，使管腔上皮细胞分泌增加及纤毛增长。

（5）阴道：使阴道黏膜增厚及成熟，上皮细胞增生和角化，细胞内糖原储存；阴唇发育、丰满。

（6）乳腺：使乳腺管增生，乳头、乳晕着色。促进其他第二性征的发育。

（7）卵巢：雌激素对卵巢的卵泡发育是必需的，从原始卵泡发育到成熟卵泡，均起一定的作用；有助于卵巢积储胆固醇。

（8）下丘脑、垂体：雌激素通过对下丘脑的正负反馈调节，控制脑垂体促性腺激素的分泌。

（9）代谢：促进水钠潴留；降低总胆固醇，降低胆固醇与磷脂的比例，扩张血管，维持血管张力，保持血流稳定，有利于防止冠状动脉硬化症。

（10）骨骼：促进骨中钙的沉积，儿童期雌激素能促进长骨生长，加速骨成熟，可使骨骺闭合。能直接促进成骨细胞功能，抑制破骨细胞分化，抑制骨吸收及骨转换。

2. 孕激素的生理作用

如下所述。

（1）子宫肌层：孕激素能抑制子宫肌层的收缩，使子宫肌松弛，活动能力降低，对外界刺激的反应能力低落；降低妊娠子宫对催产素的敏感性，有利于受精卵在子宫腔内生长发育。

（2）子宫内膜：使增生期子宫内膜转化为分泌期内膜，为受精卵着床做好准备。

（3）子宫颈：使宫颈口闭合，抑制宫颈黏液分泌，使黏液减少、变稠，拉丝度减少，不利于精子穿透。

（4）输卵管：抑制输卵管肌节律性收缩的振幅，抑制上皮纤毛生长，调节孕卵运行。

（5）阴道：使阴道上皮细胞脱落加快，角化细胞减少，中层细胞增多。

（6）乳腺：在已有雌激素影响的基础上，促进乳腺腺泡发育。大量孕激素抑制乳汁分泌。

（7）下丘脑、垂体：孕激素通过对下丘脑的负反馈作用，影响脑垂体促性腺激素的分泌。

（8）体温中枢：通过中枢神经系统起升温作用，正常妇女在排卵后基础体温可升高 $0.3 \sim 0.5℃$。这种基础体温的改变，可作为排卵的重要指标，亦即排卵前基础体温低，排卵后由于孕激素作用基础体温升高。

（9）代谢：孕激素能促进水与钠的排泄。

（四）雌激素与孕激素的协同和拮抗作用

1. 协同作用

雌激素的作用主要在于促使女性生殖器和乳房的发育，而孕激素则在雌激素作用的基础上，进一步促使它们的发育，为妊娠准备条件。

2. 拮抗作用

子宫的收缩、输卵管的蠕动、宫颈黏液的变化、阴道上皮细胞角化和脱落以及钠和水的潴留与排泄等。

（五）雄激素

雄激素是维持女性正常生殖功能的重要激素。肾上腺皮质是女性雄激素的主要来源。长期使用外源性雄激素可出现男性化的表现。

雌激素虽能使生殖器官发育完善，与孕激素协同作用可使月经周期的各种特征完整地表现出来，但这并不意味雌激素和孕激素能代表全部卵巢功能，少量雄激素为正常妇女的阴毛、腋毛、肌肉及全身发育所必需。

雄激素可减缓子宫及其内膜的生长及增殖，抑制阴道上皮的增生和角化，促使阴蒂、阴唇的发育。

雄激素对机体的代谢功能有重要的影响。其在外周血中不易测出，但作用很强，能促进蛋白质合成，使基础代谢率增加，并刺激骨髓中红细胞增生。在性成熟期前，促使长骨骨基质生长和钙的保留，性成熟后可导致骨骺的关闭。它可促进肾远曲小管对 Na^+、Cl^- 的重吸收而引起水肿：

三、卵巢产生的蛋白质激素

1. 抑制素

抑制素是 TGF-β 蛋白超家族的一个成员，相对分子质量为 32 000，是由两个亚基组成的异二聚体糖蛋白，亚基分别为 α（18 000）和 β（12 000），由二硫键连接。α 亚基是相同的，而 β 亚基不同，分别为 βA 和 βB。αβA 和 αβB 异二聚体分别称为抑制素 A 和抑制素 B。尽管不少组织产生抑制素，但是主要产生的部位是生殖腺。在卵巢内，抑制素的主要来源是颗粒细胞。抑制素的主要内分泌作用是抑制垂体 FSH 的产生，它由此被发现和命名。在体外，它增强 LH 和 IGF 刺激膜细胞产生雄激素。

尽管抑制素两种亚型的生物学性质看起来相似，但是在卵泡期和黄体期对它们合成的调节不同。抑制素 B 主要在早卵泡期分泌，在中卵泡期其水平下降，LH 峰之后则不能检测到。抑制素 A 在卵泡期的前半期浓度低，但是在卵泡期中期增加，于黄体期达到峰值。

抑制素 A 的分泌由促性腺激素调节，但是抑制素 B 的产生显然与之不同。对抑制素 A 和抑制素 B 生成的调节不同，一个例证是：在对不同大小卵泡进行的测定显示，抑制素 A 存在于小于 < 6 mm 的卵

泡内，其水平随着卵泡的增大而升高；相反地，抑制素 B 的水平与卵泡大小或成熟状态无关。

2. 松弛素

松弛素是一种可能有促进内膜蜕膜化和抑制子宫肌层收缩活性作用的激素，由黄体中的大黄体细胞产生。免疫组化研究揭示，从黄体早期到晚期，它有一个渐进性累积的过程，黄体晚期的黄体含有染色密度最大的细胞。松弛素循环水平在妊娠 3 个月时达到峰值，随后下降大约 20%，并在整个孕期保持这个水平。

四、卵巢衰退

伴随着年龄增长，卵泡池和卵母细胞的质量和数量都呈下降趋势。采用直线外推法（linear extrapolation）预测有规律月经妇女的卵泡消耗，到 50 岁，每个卵巢将会存有 2 500 ~ 4 000 个始基卵泡。因为绝经后的卵巢多半缺乏卵泡，卵泡消耗在生育期最后 10 年内明显加速。在平均年龄 45 ~ 46 岁时，达到低于几千个卵泡的临界数量，月经不规律发生。在一些研究中，切除单侧卵巢和未产与早绝经有关，产次增加与晚绝经有关。

第四节　子宫内膜及其他生殖器的周期性变化

子宫内膜及其他女性生殖器随卵巢的周期性变化而发生改变，其中，子宫内膜的周期性变化最为显著。

一、子宫内膜的周期性变化

子宫内膜分为基底层和功能层，基底层与子宫肌层相连，不受卵巢激素周期性变化的影响，月经期不发生脱落。功能层靠近子宫腔，受卵巢周期性变化的调节，在月经期脱落坏死。子宫内膜的周期性变化一般分为三期，即增殖期、分泌期、月经期。

1. 增殖早期

在增殖早期，子宫内膜的厚度通常不超过 2 mm。基底层细胞和上皮的增殖在子宫下部及子宫角处持续进行，使腔上皮在月经周期第 5 d 时修复。此时，子宫腺上皮和基质细胞的有丝分裂活动非常活跃。显然，这种反复的"伤口愈合"过程在正常情况下不会产生疤痕。

子宫内膜增殖早期的腺体窄、直、呈管状，由低柱状细胞排列而成，这种细胞的细胞核呈圆形、位于细胞的基底部。

2. 增殖晚期

在增殖晚期，由于腺体的增生和基质细胞外基质的增加，子宫内膜增厚。接近子宫内膜表面的腺体被宽松地隔开，而在较深层的子宫内膜腺体变得更拥挤、更弯曲。随着排卵时间的临近，子宫腺上皮细胞变高，并形成假复层。

3. 分泌早期

尽管在增殖期子宫内膜腔上皮和腺上皮细胞也有分泌活性，但是仍然以排卵作为子宫内膜周期性分泌期开始的标志。上皮细胞和基质细胞的有丝分裂活动仅限于排卵后前 3 d 内，之后很少能再观察到。在分泌早期，腺上皮细胞和基质细胞核出现异染色质。腺上皮细胞开始在细胞的基底部聚集富含糖原的空泡，将细胞核推移到柱状细胞的中央。基质水肿使子宫内膜变得越来越厚。

4. 分泌中期

周期中此期的特征性表现为螺旋动脉的发育。由于这些血管的增长速度比子宫内膜增厚快，所以变得越来越卷曲。子宫腺体在分泌中晚期变得弯曲。它们的分泌活性在排卵后 6 d 达到最大，表现为细胞质中的空泡散失。

5. 月经前期

月经前期的主要组织学特征包括：由基质金属蛋白酶催化的基质网的降解、基质内多形核白细胞和单核白细胞的浸润、子宫内膜腺体"分泌耗竭"，此时上皮细胞的核位于基底部。颗粒淋巴细胞核的形态学变化被认为是月经期来临的前兆之一，这种形态学变化包括提示细胞凋亡的核溶解和核碎裂。这些变化发生在细胞外基质降解和白细胞浸润之前。在腺上皮细胞中，分泌早期和中期形成的核仁管道系统和巨大线粒体均消失。月经形成之前，内膜萎缩，部分是由于分泌活性消失和细胞外基质降解。

6. 月经期

雌激素和孕激素的撤退导致月经到来，标志着为获得妊娠的一次失败，需要脱落掉子宫腔面被覆的自发蜕膜化的子宫内膜。

一、子宫颈的周期性变化

子宫颈作为一个生物瓣膜，控制着精子和微生物进入子宫腔。在妊娠期，它还有助于保留胎儿、胎儿附属物以及宫腔内的液体直至分娩。宫颈内被覆高柱状纤毛细胞和无纤毛的分泌细胞。颈管内上皮下是丰富的细胞外基质，由胶原纤维、弹性纤维、成纤维细胞和部分平滑肌细胞（约占10%）组成在颈管内没有真正的腺体，但有一些隐窝或小沟组成的复杂系统。这些宫颈管细胞与宫颈阴道部有一条非常明显的分界线，宫颈的阴道部被覆复层扁平上皮。

育龄期妇女的宫颈管内分泌细胞平均一天能产生 20 ~ 60 mg 黏液。在月经期中期，这个产量会增加 10 ~ 20 倍。宫颈黏液是水、电解质和黏蛋白的混合物，卵巢排卵时水的含量会增加到98%。无机盐约占黏液重量的1%。在围排卵期黏蛋白形成水化胶——一种有大筛孔的网状结构，它有利于运动的精子穿过。排卵前期，宫颈黏液量多、稀薄、透明无细胞，pH > 7.0。通过评价宫颈黏液的量，包括拉丝能力和蕨样变能力的流变学特点的半定量评分表和宫颈、宫颈口的外观表现，来判断女性雌激素水平的状态。

三、输卵管的周期性变化

输卵管的形态和功能在雌孕激素的周期性调节下发生变化，排卵时输卵管伞部变得充血和肿胀，出现脉冲性波浪式运动。雌激素主要促进纤毛产生，而孕激素主要促进上皮细胞的萎缩和去纤毛化在雌、孕激素的协同作用下，受精卵在输卵管内的正常运行达子宫腔。

第五节 月经周期的调节

正常妇女生殖功能包括周期性卵泡发育、排卵和内膜变化，后者为可能发生在本周期的妊娠着床做准备。这种规律的排卵周期是通过对下丘脑、垂体和卵巢发出的刺激和抑制信号进行功能精确和即时的整合而达到的（图2-2）。

月经周期的调控是一个非常复杂的过程，受下丘脑－垂体－卵巢轴的支配。卵巢功能受垂体控制，而垂体的功能又受下丘脑的调节，下丘脑又接受大脑皮质的支配。但卵巢所产生的激素还可以反过来影响下丘脑与垂体的功能，即反馈作用。在中枢神经系统的影响及这些器官之间的相互协调作用下，才能发挥正常的生理功能。内、外因素的刺激均能影响这些相互协调的作用。子宫内膜之所以有周期性变化，是受卵巢激素的影响而产生周期性变化。生殖系统通过下面这种经典的内分泌模式发挥功能，由下丘脑向垂体门脉系统脉冲式地分泌促性腺激素释放激素（GnRH）所启动。GnRH调节FSH和LH在垂体前叶的合成和随后释放进入血液循环。FSH和LH刺激卵巢卵泡的发育、排卵和黄体形成。

生殖系统的神经、内分泌控制需要促性腺激素的脉冲式分泌并释放入垂体门脉系统，刺激促性腺细胞合成与分泌LH和FSH。接下来，促性腺激素刺激卵泡发育和性腺甾体激素或肽类的分泌；后者负反馈作用于下丘脑和垂体，抑制促性腺激素的分泌。在月经中期，雌二醇水平升高的正反馈作用产生排卵前促性腺激素峰值。

这个系统的一个关键部分是卵巢甾体激素和抑制素对促性腺激素分泌的调节作用，这种调节作用或是直接作用于垂体水平，或是通过改变CnRH分泌的幅度和频率来实现。FSH分泌的负反馈约束对于人类生殖周期独特的单个成熟卵细胞的发育是至关重要的。除了负反馈控制，月经周期在内分泌系统中的独特之处还在于依赖雌激素－正反馈产生排卵前的LH峰，后者对排卵是基本要素。

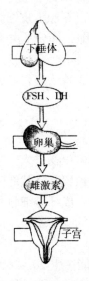

图 2-2　下丘脑 - 垂体 - 卵巢轴

　　月经周期的卵泡期始于月经第一天，包括多个卵泡的募集、优势卵泡的出现和内膜的增殖，在排卵前 LH 高峰出现日结束。黄体期，始于 LH 高峰出现后，以黄体形成、分泌黄体酮为特征，并协调内膜的一系列改变为着床做准备，若未发生妊娠，内膜将随着黄体的萎缩失去血供，发生脱落。

　　E_2 对下丘脑产生两种不同的反馈作用，即负反馈和正反馈作用。随卵泡的发育，其产生的 E_2 反馈作用于下丘脑抑制 GnRH 的释放从而实现对促性腺激素脉冲分泌的抑制作用即负反馈作用。

　　随卵泡发育成熟，当 E_2 的分泌达到阈值（250 ~ 450 pg/mL），并维持达 2 d 时，E_2 就可发挥正反馈作用，刺激 LH 和 FSH 分泌出现高峰。一旦达到阈值，促性腺激素分泌的高峰就不受 E_2 浓度是否进一步增高所影响。

　　在黄体期，高浓度的 P 对促性腺激素的脉冲分泌产生抑制作用。黄体失去促性腺激素的支持而萎缩，由其产生的两种卵巢激素也随之减少。子宫内膜因失去卵巢性激素的支持而萎缩、坏死、出血、剥脱，促成月经来潮。在卵巢性激素减少的同时，解除了对下丘脑的抑制，下丘脑得以再度分泌有关释放激素，于是又开始另一个新的周期。如此反复循环，使月经能按期来潮（图 2-3）。

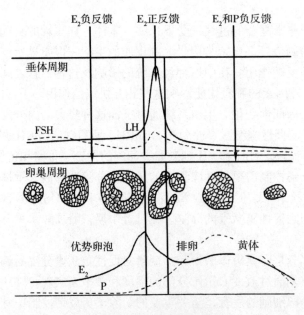

图 2-3　雌、孕激素的反馈

第三章

妇产科常用检查

第一节　生殖道细胞学检查

女性生殖道细胞包括来自阴道、宫颈、子宫和输卵管的上皮细胞。生殖道脱落细胞包括阴道上段、宫颈阴道部、子宫、输卵管及腹腔的上皮细胞，其中以阴道上段、宫颈阴道部的上皮细胞为主。临床上常通过生殖道脱落细胞检查来反映其生理及病理变化。生殖道上皮细胞受性激素的影响出现周期性变化，因此，检查生殖道脱落细胞可反映体内性激素水平。此外，此项检查还可协助诊断生殖器不同部位的恶性肿瘤及观察其治疗效果，既简便又经济实用。但是，生殖道脱落细胞检查找到恶性细胞只能作为初步筛选，不能定位，还需要进一步检查才能确诊。

一、生殖道细胞学检查取材、制片及相关技术

（一）涂片种类及标本采集

采取标本前 24 h 内禁止性生活、阴道检查、灌洗及阴道用药，取材用具必须清洁干燥。

1. 阴道涂片

阴道涂片主要目的是了解卵巢或胎盘功能。对已婚妇女，一般在阴道侧壁上 1/3 处用小刮板轻轻刮取浅层细胞（避免将深层细胞混入影响诊断），薄而均匀地涂于玻片上；对未婚阴道分泌物极少的女性，可将卷紧的已消毒棉签先经生理盐水浸湿，然后伸入阴道，在其侧壁上 1/3 处轻轻卷取细胞，取出棉签，在玻片上向一个方向涂片。涂片置固定液内固定后显微镜下观察，值得注意的是，因棉签接触阴道口可能会影响涂片的正确性。

2. 宫颈刮片

宫颈刮片是筛查早期宫颈癌的重要方法。取材应在宫颈外口鳞柱状上皮交接处，以宫颈外口为圆心，将木质铲形小刮板轻轻刮取一周，取出刮板，在玻片上向一个方向涂片，涂片经固定液固定后在显微镜下观察。注意应避免损伤组织引起出血而影响检查结果。若白带过多，应先用无菌干棉球轻轻擦净黏液，再刮取标本。该取材方法获取细胞数目较少，制片也较粗劣，故目前应用已逐渐减少。

1996 年美国 FDA 批准了改善的制片技术——薄层液基细胞学（liquid-based cytology）技术，以期改善由于传统巴氏涂片上存在着大量的红细胞、白细胞、黏液及脱落坏死组织等而造成的 50% ~ 60% 假阴性。目前有 Thinprep 和 AutoCyte Prep 两种方法，两者原理类似。液基细胞学与常规涂片的操作方法不同在于，它利用特制小刷子刷取宫颈细胞，标本取出后立即洗入有细胞保存液的小瓶中，通过高精密度过滤膜过滤，将标本中的杂质分离，并使滤后的上皮细胞呈单层均匀地分布在玻片上。这种制片方法几乎保存了取材器上所有的细胞，且去除了标本中杂质的干扰，避免了细胞的过度重叠，使不正常细胞更容易被识别。利用薄层液基细胞学技术可将识别宫颈高度病变的灵敏度和特异度提高至 85% 和 90% 左右。

此外，该技术一次取样可多次重复制片并可供作 HPV-DNA 检测和自动阅片。

3. 宫颈管涂片

疑为宫颈管癌，或绝经后的妇女由于宫颈鳞—柱交接处退缩到宫颈管内，为了解宫颈管情况，可行此项检查。先将宫颈表面分泌物拭净，用小型刮板进入宫颈管内，轻刮一周作涂片。此外，使用特制"细胞刷"获取宫颈管上皮细胞的效果更好。将"细胞刷"置于宫颈管内，达宫颈外口上方 10 mm 左右，在宫颈管内旋转 360° 取出，旋转"细胞刷"将附着于其上的细胞均匀地涂于玻片上，立即固定。小刷子取材效果优于棉拭子，而且其刮取的细胞被宫颈管内的黏液所保护，不会因空气干燥造成细胞变性。

4. 宫腔吸片

怀疑宫腔内有恶性病变时，可采用宫腔吸片检查，较阴道涂片及诊刮阳性率高。选择直径 1 ~ 5 mm 不同型号塑料管，一端连于干燥消毒的注射器，另一端用大镊子送入宫腔内达宫底部，上下、左右转动方向，轻轻抽吸注射器，将吸出物涂片、固定、染色。应注意的是，取出吸管时停止抽吸，以免将宫颈管内容物吸入。宫腔吸片标本中可能含有输卵管、卵巢或盆腹腔上皮细胞成分。另外，还可通过宫腔灌洗获取细胞。用注射器将 10 mL 无菌生理盐水注入宫腔，轻轻抽吸洗涤内膜面，然后收集洗涤液，离心后取沉渣涂片。此项检查既简单、取材效果好，且与诊刮相比，患者痛苦小，易于接受，特别适合于绝经后出血妇女。

5. 局部印片

用清洁玻片直接贴按病灶处作印片，经固定、染色、镜检。常用于外阴及阴道的可疑病灶。

（二）染色方法

细胞学染色方法有多种，如巴氏染色法、邵氏染色法及其他改良染色法。常用的为巴氏染色法，该法既可用于检查雌激素水平，也可用于查找癌细胞。

（三）辅助诊断技术

包括免疫细胞化学、原位杂交技术、影像分析、流式细胞测量及自动筛选或人工智能系统等。

二、正常生殖道脱落细胞的形态特征

（一）鳞状上皮细胞

阴道及宫颈阴道部被覆的鳞状上皮相仿，均为非角化性的分层鳞状上皮。上皮细胞分为表层、中层及底层，其生长与成熟受雌激素影响。因而女性一生中不同时期及月经周期中不同时间，各层细胞比例均不相同，细胞由底层向表层逐渐成熟。鳞状细胞的成熟过程是：细胞由小逐渐变大；细胞形态由圆形变为舟形、多边形；胞质染色由蓝染变为粉染；胞质由厚变薄；胞核由大变小，由疏松变为致密（图 3-1）。

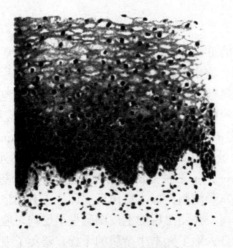

图 3-1　鳞状上皮组织形态

1. 底层细胞

相当于组织学的深棘层，又分为内底层细胞和外底层细胞。

（1）内底层细胞：又称生发层，只含一层基底细胞，是鳞状上皮再生的基础。其细胞学表现为：细胞小，为中性多核白细胞的 4～5 倍，呈圆形或椭圆形，巴氏染色胞质蓝染，核大而圆。育龄妇女的阴道细胞学涂片中无内底层细胞。

（2）外底层细胞：细胞 3～7 层，圆形，比内底层细胞大，为中性多核白细胞的 8～10 倍，巴氏染色胞质淡蓝，核为圆形或椭圆形，核浆比例 1：2～1：4。卵巢功能正常时，涂片中很少出现。

2. 中层细胞

相当于组织学的浅棘层，是鳞状上皮中最厚的一层。根据其脱落的层次不同，形态各异。接近底层者细胞呈舟状，接近表层者细胞大小与形状接近表层细胞；胞质巴氏染色淡蓝，根据储存的糖原多寡，可有多量的嗜碱性染色或半透明胞质；核小，呈圆形或卵圆形，淡染，核浆比例低，约 1：10。

3. 表层细胞

相当于组织学的表层。细胞大，为多边形，胞质薄，透明；胞质粉染或淡蓝，核小固缩。核固缩是鳞状细胞成熟的最后阶段。表层细胞是育龄妇女宫颈涂片中最常见的细胞（图 3-2）。

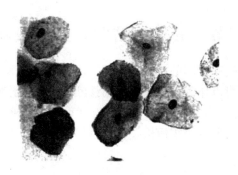

图 3-2　正常生殖道脱落细胞

（二）柱状上皮细胞

柱状上皮细胞又分为宫颈黏膜细胞及子宫内膜细胞。

1. 宫颈黏膜细胞

有黏液细胞和带纤毛细胞两种。在宫颈刮片及宫颈管吸取物涂片中均可找到。黏液细胞呈高柱状或立方状，核在底部，呈圆形或卵圆形，染色质分布均匀，胞质内有空泡，易分解而留下裸核。带纤毛细胞呈立方形或矮柱状，带有纤毛，核为圆形或卵圆形，位于细胞底部，胞质易退化融合成多核，多见于绝经后。

2. 子宫内膜细胞

较宫颈黏膜细胞小，细胞为低柱状，为中性多核白细胞的 1～3 倍；核呈圆形，核大小、形状一致，多成堆出现；胞质少，呈淡灰色或淡红色，边界不清。

（三）非上皮成分

如吞噬细胞、白细胞、淋巴细胞、红细胞等。

三、生殖道脱落细胞在内分泌检查方面的应用

阴道鳞状上皮细胞的成熟程度与体内雌激素水平成正比，雌激素水平越高，阴道上皮细胞分化越成熟。因此，阴道鳞状上皮细胞各层细胞的比例可反映体内雌激素水平。临床上常用 4 种指数代表体内雌激素水平，即成熟指数、致密核细胞指数、嗜酸性细胞指数和角化指数。

（一）成熟指数

成熟指数（maturation index，MI）是阴道细胞学卵巢功能检查最常用的一种。计算方法是在低倍显

微镜下观察计算 300 个鳞状上皮细胞，求得各层细胞的百分率，并按底层／中层／表层顺序写出，如底层 5、中层 60、表层 35，MI 应写成 5/60/35。若底层细胞百分率高称左移，提示不成熟细胞增多，即雌激素水平下降；若表层细胞百分率高称右移，表示雌激素水平升高。一般有雌激素影响的涂片，基本上无底层细胞；轻度影响者表层细胞 < 20%；高度影响者表层细胞 > 60%。在卵巢功能低落时则出现底层细胞：轻度低落底层细胞 < 20%；中度低落底层细胞占 20% ~ 40%；高度低落底层细胞 > 40%。

（二）致密核细胞指数

致密核细胞指数（KI）即鳞状上皮细胞中表层致密核细胞的百分率。计算方法为从视野中数 100 个表层细胞及其中致密核细胞数目，从而计算百分率。例如其中有 40 个致密核细胞，则 KI 为 40%。KI 越高，表示上皮细胞越成熟。

（三）嗜酸性细胞指数（EI）

嗜酸性细胞指数（EI）即鳞状上皮细胞中表层红染细胞的百分率。通常红染表层细胞在雌激素影响下出现，所以此指数可以反映雌激素水平。指数越高，提示上皮细胞越成熟。

（四）角化指数

角化指数（CI）是指鳞状上皮细胞中的表层（最成熟的细胞层）酸性致密核细胞的百分率，用以表示雌激素的水平。

第二节　女性生殖器官活组织检查

活组织检查简称为活检，是指在机体的可疑病变部位或病变部位取出少量组织进行冷冻或常规病理检查，在多数情况下，活检结果可以作为最可靠的术前诊断依据，是诊断的金标准。妇科常用的活组织检查主要包括外阴活检、阴道活检、子宫颈活检、子宫内膜活检、诊断性子宫颈锥形切除及诊断性刮宫。有时出于术中诊断的需要也可进行卵巢组织活检、盆腔淋巴结活检、大网膜组织活检以及盆腔病灶组织活检等，本节不做赘述。

一、外阴活检

（一）适应证

1. 外阴部赘生物或溃疡需明确病变性质，尤其是需排除恶变者。
2. 外阴色素减退性疾病需明确其类型或排除恶变。
3. 疑为外阴结核、外阴尖锐湿疣及外阴阿米巴病等外阴特异性感染需明确诊断者。
4. 外阴局部淋巴结肿大原因不明。

（二）禁忌证

1. 外阴急性炎症，尤其是化脓性炎。
2. 疑为恶性黑色素瘤。
3. 疑为恶性滋养细胞疾病外阴转移。
4. 尽可能避免在月经期实施活检。

（三）方法

患者取膀胱截石位，常规外阴消毒，铺无菌孔巾，准备活检区域组织可用 0.5% 利多卡因作局部浸润麻醉。根据需要选取活检部位，以刀片或剪刀剪取或切取适当大小的组织块，有蒂的赘生物可以剪刀自蒂部剪下，小赘生物也可以活检钳钳取。一般只需局部压迫止血，出血多者可电凝止血或缝扎止血。标本根据需要作冷冻切片检查或以 10% 甲醛或 95% 乙醇固定后作常规组织病理检查。

（四）注意事项

1. 所取组织须有足够大小，一般要求须达到直径 5 mm 以上。
2. 表面有坏死溃疡的病灶，取材须达到足够深度以达到新鲜有活性的组织。
3. 有时需作多点活检。
4. 所取组织最好包含部分正常组织，即在病变组织与正常组织交界处活检。

二、阴道活组织检查

（一）适应证

1. 阴道壁赘生物或溃疡需明确病变性质。
2. 疑为阴道尖锐湿疣等特异性感染需明确诊断。

（二）禁忌证

1. 外阴、阴道或宫颈急性炎症。
2. 疑为恶性黑色素瘤。
3. 疑为恶性滋养细胞疾病阴道转移。
4. 月经期。

微信扫码
◆临床科研
◆医学前沿
◆临床资讯
◆临床笔记

（三）方法

患者取膀胱截石位，常规外阴消毒，铺无菌孔巾，阴道窥器暴露取材部位并再次消毒，剪取或钳取适当大小的组织块，有蒂的赘生物可以剪刀自蒂部剪下，小赘生物可以活检钳钳取。局部压迫止血、电凝止血或缝扎止血，必要时阴道内需填塞无菌纱布卷以压迫止血。标本根据需要作冷冻切片检查或以10% 甲醛或95% 乙醇固定后作常规组织病理检查。

（四）注意事项

阴道内填塞的无菌纱布卷须在术后 24 ～ 48 h 取出，切勿遗忘；其余同外阴活检。

三、宫颈活组织检查

（一）适应证

1. 宫颈糜烂接触性出血，疑有宫颈癌需确定病变性质。
2. 宫颈细胞学涂片 TBS 诊断为鳞状细胞异常者。
3. 宫颈脱落细胞涂片检查巴氏Ⅲ级或以上。
4. 宫颈脱落细胞涂片检查巴氏Ⅱ级，经抗感染治疗后反复复查仍为巴氏Ⅱ级。
5. 肿瘤固有荧光检查或阴道镜检查反复可疑阳性或阳性。
6. 宫颈赘生物或溃疡需明确病变性质。
7. 疑为宫颈尖锐湿疣等特异性感染需明确诊断。

（二）禁忌证

1. 外阴、阴道急性炎症。
2. 月经期、妊娠期。

（三）方法

1. 患者取膀胱截石位，常规外阴消毒，铺无菌孔巾。
2. 阴道窥器暴露宫颈，拭净宫颈表面黏液及分泌物后行局部消毒。
3. 根据需要选取取材部位，剪取或钳取适当大小的组织块。有蒂的赘生物可以剪刀白蒂部剪下；小赘生物可以活检钳钳取；有糜烂溃疡的可于肉眼所见的糜烂溃疡较明显处或病变较深处以活检钳取材；无明显特殊病变或必要时以活检钳在宫颈外口鳞状上皮与柱状上皮交界部位选3、6、9、12 点处取材；为提高取材的准确性，可在宫颈阴道部涂以复方碘溶液，选择不着色区取材；也可在阴道镜或肿瘤固有荧光诊断仪的指引下进行定位活检。
4. 局部压迫止血、出血多时可电凝止血或缝扎止血，手术结束后以长纱布卷压迫止血。
5. 标本根据需要作冷冻切片检查或以10% 甲醛或95% 乙醇固定后作常规组织病理检查。

（四）注意事项

1. 阴道内填塞的长纱布卷须在术后 12 h 取出，切勿遗忘。
2. 外阴阴道炎症可于治愈后再作活检。
3. 妊娠期原则上不做活检，以避免流产、早产。但临床高度怀疑宫颈恶性病变者仍应检察，做好预防和处理流产与早产的前提下做活检，同时须向患者及其家属讲明活检的必要性以及可能后果，取得理解和同意后方可施行。

4. 月经前期不宜做活检，以免与活检处出血相混淆，且月经来潮时创口不易愈合，并增加内膜在切口种植的机会。

四、诊断性刮宫与子宫内膜活检

诊断性刮宫简称诊刮，其目的是刮取宫腔内容物（子宫内膜及宫腔内其他组织）作病理组织检查以协助诊断。若要同时除外宫颈管病变，则需依次刮取宫颈管内容物及宫腔内容物进行病理组织学检查，称为分段诊断性刮宫（简称"分段诊刮"）。有时仅需从宫腔内吸取少量子宫内膜组织做检查，称为子宫内膜活检。子宫内膜活检不仅能判断有无排卵和分泌期子宫内膜的发育程度，而且能间接反映卵巢的黄体功能，并有助于子宫内膜疾患的诊断。

（一）适应证

1. 月经失调或闭经，需了解子宫内膜变化及其对性激素的反应或需要紧急止血。

2. 子宫异常出血或绝经后阴道流血，需明确诊断。

3. 阴道异常排液，需检查子宫腔脱落细胞或明确有无子宫内膜病变。

4. 不孕症，需了解有无排卵或疑有子宫内膜结核。

5. 影像检查提示宫腔内有组织残留，需证实或排除子宫内膜癌、子宫内膜息肉或流产等疾病。

（二）禁忌证

1. 外阴、阴道及宫颈急性炎症，急性或亚急性盆腔炎。

2. 可疑妊娠。

3. 急性或严重全身性疾病，不能耐受小手术者。

4. 手术前体温 > 37.5℃。

（三）方法

1. 取材时间

不同的疾病应有不同的取材时间。

（1）需了解卵巢功能：月经周期正常前 1 ～ 2 d 或月经来潮 12 h 内取材。

（2）闭经：随时可取材。

（3）功血：如疑为子宫内膜增生过长，应于月经前 1 ～ 2 d 或月经来潮 24 h 内取材；如疑为子宫内膜剥脱不全，则应于月经第 5 ～ 7 d 取材。

（4）不孕症需了解有无排卵：于月经期前 1 ～ 2 d 取材。

（5）疑有子宫内膜癌：随时可取材。

（6）疑有子宫内膜结核：于月经期前 1 周或月经来潮 12 h 内取材，取材前 3 d 及取材后 3 d 每日肌内注射链霉素 0.75 g 并口服异烟肼 0.3 g，以防引起结核扩散。

2. 取材部位

一般于子宫前、后壁各取一条内膜，如疑有子宫内膜癌，另于宫底再取一条内膜。

（四）手术步骤

（1）排尿后取膀胱截石位，外阴、阴道常规消毒。

（2）做双合诊，了解子宫大小、位置及宫旁组织情况。

（3）用阴道窥器暴露宫颈，再次消毒宫颈与宫颈管，钳夹宫颈，子宫探针缓缓进入，探明子宫方向及宫腔深度。若宫颈口过紧，可根据所需要取得的组织块大小用宫颈扩张器扩张至小号刮匙或中、大号刮匙能进入为止。

（4）阴道后穹窿处置盐水纱布一块，以收集刮出的内膜碎块。用刮匙由内向外沿宫腔四壁及两侧宫角有次序地将内膜刮除，并注意宫腔有无变形及高低不平。

（5）取下纱布上的全部组织固定于 10% 甲醛溶液或 95% 乙醇中，送病理检查。检查申请单上注明末次月经时间。

（五）注意事项

1. 阴道及宫颈、盆腔的急性炎症者应治愈后再作活检。

2. 出血、子宫穿孔、感染是最主要的并发症，术中术后应注意预防液体。有些疾病可能导致术中大出血，应于术前建立通路，并做好输血准备，必要时还需做好开腹手术准备；哺乳期、产后、剖宫产术后、绝经后、子宫严重后屈等特殊情况下尤应注意避免子宫穿孔的发生；术中严格无菌操作，术前、术后可给予抗生素预防感染，一般术后2周内禁止性生活及盆浴，以免感染。

3. 若刮出物肉眼观察高度怀疑为癌组织时，不应继续刮宫，以防出血及癌扩散；若肉眼观在未见明显癌组织时，应全面刮宫，以防漏诊及术后因宫腔组织残留而出血不止。

4. 应注意避免术者在操作时唯恐不彻底，反复刮宫而伤及子宫内膜基底层，甚至刮出肌纤维组织，造成子宫内膜炎或宫腔粘连，导致闭经的情况。

五、诊断性子宫颈锥切

宫颈锥切术是指锥形切除部分宫颈组织，包括宫颈移形带，以及部分或全部宫颈管组织。宫颈锥切术包括诊断性宫颈锥切术和治疗性宫颈锥切术，临床主要用于宫颈病变的明确诊断以及保守性治疗。近年，随着宫颈癌三级预防的不断推行，宫颈上皮内瘤样病变（CIN）患者日趋年轻化，致使宫颈病变治疗趋向保守。宫颈锥切术作为一种能够保留生育功能的治疗方法而被临床广泛应用。同时，宫颈锥切术在诊断宫颈病变方面也显示出其特有的临床价值。

（一）适应证

1. 诊断性宫颈锥切的主要指征

（1）发现宫颈上皮细胞异常，尤其是细胞学诊断为重度鳞状上皮内病变（HSIL）或轻度鳞状上皮内病变（LSIL），而宫颈上未见肉眼病灶或是阴道镜检查无明显异常。

（2）阴道镜无法看到宫颈病变的边界，或主要病灶位于宫颈管内，超出阴道镜能检查到的范围。

（3）对于细胞学异常的患者，阴道镜检查不满意，主要是无法看清整个宫颈移形带，包括鳞—柱交接区域。

（4）有细胞学或是组织学证据表明宫颈腺上皮存在癌前病变或是癌变。

（5）宫颈管诊刮术所得标本病理报告为异常或不能肯定。

（6）细胞学、阴道镜和活组织检查结果不一致。

（7）细胞学、阴道镜或活检可疑宫颈浸润癌。

（8）宫颈活检病理诊断为CIN，但无法明确排除宫颈微小浸润癌或浸润癌。

（9）宫颈管诊刮发现CIN或宫颈微小浸润癌。只要有以上任何一种状况，都应做宫颈锥切以做进一步诊断。

2. 治疗性宫颈锥切的指征

（1）CINⅠ伴阴道镜检查不满意、CINⅡ或CINⅢ。

（2）宫颈原位鳞癌。

（3）宫颈原位腺癌。

（4）有生育要求的ⅠA期宫颈浸润癌。

（二）禁忌证

1. 生殖器官急、慢性炎症。

2. 有出血倾向者。

（三）方法

目前应用的锥切方法多种多样，有冷刀法、激光法和环行电切法。

1. 暴露术野，宫颈涂碘。

2. 12、3、6、9点丝线缝合做牵引。

3. 切缘周边注射 1：2 000 肾上腺素生理盐水。

4. 海格式棒逐步扩宫口至 8 号，可作颈管搔刮。

5. 在病灶外 0.5 cm 处用冷刀环切宫颈口，按 30°～50° 角度向内侧作宫颈锥形切除。深度根据不同的病变可选择 1.0～2.5 cm。

6. 宫颈锥切标本在 12 点处做标记，送病理。

7. 电凝止血创面，可吸收缝线左右两个"8"字缝合宫颈。

8. 阴道内置入长纱条一根。留置导尿管。

（四）注意事项

1. 宫颈锥切手术最好在月经干净后 3～7 d 内实施，以免术后经血污染手术创面。

2. 手术后 4～6 周应探查宫颈管有无狭窄。

3. 诊断性宫颈锥切可用冷刀或 LEEP 刀，最好避免用电刀，以免破坏组织切缘，从而影响诊断。

（五）临床特殊情况的思考和建议

1. 分段诊刮

目的是为了区分子宫内膜病变与宫颈病变。主要适用于绝经后子宫出血或老年患者疑有子宫内膜癌，或需要了解宫颈管是否被累及时。分段诊刮多在出血时进行，操作时先不探查宫腔深度，以免将宫颈管组织带入宫腔混淆诊断。用小刮匙自宫颈管内口至外口顺序刮宫颈管一周，将所刮取宫颈管组织置纱布上，然后刮匙进入宫腔刮取子宫内膜。刮出宫颈管黏膜及子宫腔内膜组织分别装瓶送检。其余操作及注意事项均与一般诊刮相同。

2. 子宫穿孔

子宫穿孔是因宫腔手术所造成的子宫壁全层损伤，致使宫腔与腹腔，或其他脏器相通。子宫穿孔可由探针、宫颈扩张器、吸管、刮匙、卵圆钳等造成，从而导致腹腔内出血、阔韧带内血肿、肠道损伤及继发性腹膜炎。必须及时诊断处理，以免发生严重后果。宫腔手术过程中如患者出现下腹突发性疼痛，同时术者发觉所用器械进入宫腔的深度明显超过检查时所估计的宫腔深度，且无阻力，感觉不到宫壁的抵抗，即应高度怀疑子宫穿孔。若看到夹出有脂肪组织或肠管，则确诊无疑。此时应立即停止手术。如宫腔组织已刮净又无内出血征象者，可给宫缩剂和抗生素；如宫腔组织尚未吸净，穿孔较小，无明显内出血，患者情况又良好时，可请有经验医生避开穿孔处刮净组织后再保守治疗，或抗感染一周后再行刮宫术；如有明显内出血体征或可疑脏器损伤时，应立即剖腹探查。

3. 宫颈锥切术后并发症的处理

（1）手术后出血：手术后即时出血都是因为手术时止血不善。手术后继发性出血往往发生于手术后 5～12 d，多见于深部切除病变以及合并感染者。可根据出血量采用纱布压迫、冷冻、电凝、重新缝合等方法止血。如术中估计患者出血较多，可在锥切前先缝合两侧子宫动脉下行支，锥切后宫颈创面行半荷包缝合。

（2）子宫颈狭窄：有 1%～5% 的发生率，文献报道，宫颈粘连的发生率与患者年龄超过 50 岁及锥切深度超过 2 cm 有关，患者可出现痛经、月经潴留以致闭经或月经期出现棕色或黑色阴道点滴出血。宫颈粘连的患者可采用子宫颈扩张器扩张宫颈。

（3）手术后盆腔感染：需用抗生素治疗。

（4）子宫穿孔或子宫颈穿孔：虽极为少见，但一发生就可能要将子宫切除。

第三节　性激素检查

一、适应证

月经疾患、不孕症、高危妊娠。

二、检查项目

尿促卵泡素（FSH）、黄体生成素（LH）、催乳素（PRL）、雌二醇（E_2）、雌三醇（E_3）、孕激素（P）、睾酮（T）等。

三、方法

（一）放射免疫测定法抽取静脉血测定（各项正常值见表3-1）。

表3-1　各项正常值

激素	卵泡期	排卵期	黄体期	绝经期
FSH（U/L）	1 ~ 9	6 ~ 26	1 ~ 9	30 ~ 118
LH（U/L）	1 ~ 12	16 ~ 104	1 ~ 12	16 ~ 66
PRL（nmol/L）	< 1.05		0.23 ~ 1.82	< 0.91
E_2（pmol/L）	110 ~ 1 830		690 ~ 880	37 ~ 110
P（nmol/L）	< 3.2		9.5 ~ 6.4	< 3.2
T（nmol/L）	< 1.4		< 2.1	< 1.2

（二）尿标本测定法

孕妇尿 E_3 的含量可反映胎儿、胎盘的功能状态。妊娠 36 周后孕妇尿 E_3 低于 10 mg/d 或骤减 30% 甚至 40% 以上，提示胎盘功能减退；E_3 低于 6 mg/d 或骤减 50% 以上，提示胎盘功能显著减退。

第四节　阴道后穹隆穿刺

子宫直肠陷凹是盆腔最低部位。腹腔中游离的血液、渗出液、脓液等常积聚在此处。它与阴道后穹隆仅一层之隔。临床常通过阴道后穹隆穿刺以辨明子宫直肠陷凹有无积液或邻近肿块的性质及原因，如异位妊娠或卵泡破裂等所引起的内出血、盆腔炎性积液和积脓等，借以明确诊断。

一、用物准备

妇科检查器械和用物，阴道后穹隆穿刺包（内有 18 号腰椎穿刺针头，10 mL 空针，弯盘，纱布及棉签）。

二、方法

1. 排空膀胱后，取膀胱截石位。

2. 消毒外阴、阴道，铺以无菌孔巾。用窥器暴露宫颈及阴道后穹隆部，并再次消毒，然后将宫颈钳夹持宫颈后唇向前牵引，充分暴露阴道后穹隆，再将注射器接上腰椎穿刺针头，在后穹隆中央部采取与宫颈平行稍后的方向刺入 2 ~ 3 cm 时，开始抽吸 5 ~ 10 mL 标本。

3. 拔出针头后观察有无渗血，若有渗血可用无菌纱布填塞压迫止血后，取出窥器。

三、注意事项

1. 穿刺过程中应严格观察病情变化，有无面色苍白、血压下降及剧烈腹痛等。

2. 穿刺时注意进针方向、深度，避免误伤子宫及直肠。

3. 肉眼观察取出之标本，将抽出血液留置针筒内静置观察 4 ~ 5 min，若血液凝固者为穿刺针误入血管。6 min 以上血流不凝固者，表示腹腔有内出血。也可立即注于纱布上，能见小颗粒血块者，说明腹腔内有积血。若抽出液为淡红色、稀薄，微混液，多为盆腔炎性渗出物；若为脓液，则表示盆腔内有积脓，应将脓液送检。

第五节　羊水检查

一、概述

妊娠期间，羊膜腔中的液体称为羊水。妊娠早期羊水来自两个途径，其一为母体血浆通过胎膜进入羊膜腔的透析液，其二为来自胎儿脐带和胎盘表面羊膜及尚未角化的胎儿皮肤产生的透析液。妊娠11 ～ 14周以后胎儿尿排入羊水，成为羊水的主要来源之一。羊水中，水分占98% ～ 99%，有机物和无机盐为1% ～ 2%。此外，尚有少量白细胞和胎儿脱落上皮细胞。

（一）适应证

由妇产科医生采集标本送实验室检查。

羊水检查的适应证：①高危妊娠有引产指征。②既往有多次原因不明的流产、早产或死胎史，疑有胎儿遗传性疾病者。③夫妇双方或一方有染色体异常或亲代患有代谢性缺陷病者及高龄孕妇。④性连锁遗传病携带者需确定胎儿性别时。⑤疑为母儿血型不合。⑥妊娠早期接受过大剂量电离辐射或患过严重病毒感染性疾病。⑦检查胎儿有无宫内感染。

（二）标本采集

穿刺时间的确定取决于羊水检查的目的。

1. 诊断胎儿是否患有遗传性疾病或进行胎儿性别的基因诊断，一般选择妊娠16 ～ 20周经羊膜穿刺，取羊水20 ～ 30 mL送检。

2. 判断胎儿成熟度及疑有母婴血型不合则在妊娠晚期抽取羊水10 ～ 20 mL送检。

抽出的羊水标本应立即送检，否则，应置4℃冰箱保存，但也不能超过24 h。采集的羊水标本经1 000 ～ 2 000 r/min、离心10 min后，取其上清液作生化检查。

二、羊水理化检查

（一）羊水理学检查

1. 外观

（1）正常：妊娠早期羊水为无色透明或淡黄色液体，妊娠晚期略显混浊。

（2）异常：①胎儿窘迫时，羊水中因混有胎粪而呈黄绿色或深绿色。②母儿血型不合时，羊水中因含有大量胆红素而成为金黄色。③羊膜腔内明显感染时，羊水呈脓性混浊且有臭味。④胎盘功能减退或过期妊娠，羊水为黄色、黏稠且能拉丝。

2. 比密及酸碱度

正常足月妊娠的羊水比密为1.007 ～ 1.025，pH为7.20 ～ 7.60。

3. 渗透压及黏度

妊娠后期羊水渗透压为230 ～ 270 mmol/kg，黏度为1.75 ～ 1.85。

4. 量

正常妊娠16周时约为250 mL，妊娠晚期约1 000 mL（800 ～ 1 200 mL），足月妊娠羊水量约为800 mL。羊水在胎儿与母体间不断交换，维持动态平衡。

（1）羊水过多：妊娠期羊水量超过2 000 mL为羊水过多。

临床意义：羊水过多见于胎儿畸形、胎盘脐带病变、孕妇及胎儿各种疾病、多胎妊娠、原因不明特发性羊水过多。

（2）羊水过少：妊娠晚期羊水量少于300 mL。

临床意义：羊水过少见于胎儿畸形、过期妊娠、胎儿宫内发育迟缓。

（二）羊水化学检查

1. 无机成分

主要有电解质钠、钾、氯、钙、镁；随着妊娠时间的增加而增加，足月妊娠羊水PCO_2为60 mmHg。

2. 有机成分

主要有蛋白质、胆红素、葡萄糖、肌酐、尿酸、尿素。

3. 羊水中的酶

有 γ–谷氨酰转移酶、肌酸激酶、胆碱酯酶、碱性磷酸酶、乳酸脱氢酶等，常用于胎儿遗传性代谢缺陷病产前诊断。

4. 甲胎蛋白（AFP）

妊娠 16 ~ 20 周，羊水中 AFP 为 40 mg/L，32 周为 25 mg/L；羊水中 AFP 增高，主要见于开放性神经管畸形。

三、胎儿成熟度检验

（一）胎儿肺成熟度检查

1. 羊水泡沫试验（振荡试验）

（1）检查方法：一般采用双管法，第 1 支试管羊水与 95% 乙醇的比例为 1 ∶ 1；第 2 支试管比例为 1 ∶ 2，用力振荡 15 ~ 20 s 后，静置 15 min 后观察结果。

（2）结果判断：①两管液面均有完整的泡沫环为阳性，意味着 L/S ≥ 2，提示胎儿肺成熟。②若第 1 管液面有完整的泡沫环，而第 2 管无泡沫环为临界值，提示 L/S < 2。③若两管均无泡沫环为阴性，提示胎儿肺未成熟。

（3）评价：本法是最常用的床边试验，操作简单、快速，无须特殊设备。

（4）临床意义：胎儿肺成熟度检查，对判定新生儿特发性呼吸窘迫综合征或称新生儿透明膜病具有重要意义。

2. 羊水吸光度测定

羊水吸光度（A）试验是以羊水中磷脂类物质的含量与其浊度之间的关系为基础。

（1）检测方法：测定波长为 650 nm 时羊水的吸光度值。

（2）结果判断：A650 > 0.15 为临界值。

3. 卵磷脂／鞘磷脂（L/S）测定

（1）检测方法：薄层色谱法（TLC）。

（2）结果判断：①正常 L/S ≥ 2。②L/S < 1 表示胎儿肺不成熟，易发生 IRDS。③L/S = 1.5 ~ 1.9 表示胎儿肺不够成熟，可能发生 IRDS。④L/S = 2.0 ~ 3.4 表示胎儿肺已成熟，一般不会发生 IRDS。⑤L/S = 3.5 ~ 3.9 表示胎儿肺肯定成熟。⑥L/S ≥ 4.0 表示过熟。

（3）临床意义：卵磷脂和鞘磷脂是肺泡表面活性物质的主要成分，可维持肺的稳定性。因此，通过检测卵磷脂和鞘磷脂的含量及其比值可判断胎儿肺的成熟度。

（二）胎儿肾成熟度检查

1. 肌酐测定

（1）结果判断：①妊娠 34 ~ 36 周时肌酐 ≥ 132.4 μmol/L，足月妊娠时肌酐 ≥ 176.5 μmol/L。②危险值为 < 132.4 μmol/L。③安全值为 > 176.5 μmol/L。④132.4 ~ 176.5 μmol/L 为临界值。

（2）临床意义：从妊娠中期起，羊水中肌酐逐渐增加。本试验主要反映胎儿肾小球的成熟度。

2. 葡萄糖的测定

妊娠 23 周羊水中葡萄糖浓度逐渐增加，24 周达高峰，以后随胎儿肾成熟，肾小管对葡萄糖重吸收作用增强，胎尿排糖量减少，加上胎盘通透性随胎龄增加而减低，羊水葡萄糖浓度逐渐减低。

结果判断：①临产时可减低至 0.40 mmol/L 以下。②羊水葡萄糖 < 0.56 mmol/L，提示胎儿肾发育成熟。③ > 0.80 mmol/L 为不成熟。

（三）胎儿肝成熟度检查

1. 改良 J-G 法测定法结果判断

（1）正常胎儿羊水胆红素应 < 1.71 μmol/L。

（2）1.71 ～ 4.61 μmol/L 为临界值，胎儿可能有不正常情况。

（3）4.61 μmol/L 胎儿安全受到威胁。

（4）8.03 μmol/L 多有胎儿窘迫。

（5）母胎血型不合溶血时，羊水中胆红素达 16.2 μmol/L 时，应采取终止妊娠措施，否则胎儿多难以存活。

2. 分光光度计测定法结果判断

（1）A_{450}：< 0.02，提示胎儿肝成熟。

（2）0.02 ～ 0.04，为胎儿肝成熟可疑。

（3）> 0.04，为胎儿肝未成熟。

（四）胎儿皮脂腺成熟度检查

1. 检测方法

脂肪细胞经 1 g/L 尼罗蓝溶液染色后为无核橘黄色细胞，而其他细胞则染成蓝色。计数 200 ～ 500 个细胞，计算出染橘黄色细胞百分率。

2. 结果判断

羊水中脂肪细胞出现率：> 20% 则认为胎儿皮肤已经成熟；10% ～ 20% 为临界值；< 10% 则认为胎儿皮肤不成熟；> 50% 表示过期妊娠。

（五）胎儿唾液腺成熟度检查

结果判断：羊水淀粉酶 > 300 U/L，为胎儿唾液腺成熟的指标；200 ～ 300 U/L 为临界值；< 200 U/L 为胎儿唾液腺不成熟；> 120 U/L 提示唾液腺成熟。

四、先天性遗传性疾病产前诊断

（一）产前诊断的概念

产前诊断即出生前诊断，又称为宫内诊断，是指在胎儿出生前采用影像学、生物化学、细胞遗传学及分子生物学技术，通过观察胎儿外形、分析胎儿染色体核型、检测羊水和胎儿细胞的生化项目和基因等，判断胎儿是否患有先天性遗传性疾病，以确定是否进行选择性流产。

（二）先天性遗传性疾病产前诊断的检查

先天性遗传性疾病产前羊水诊断项目见（表 3-2）。

表 3-2　先天性遗传性疾病产前羊水诊断项目

疾病产前诊断	检查项目
性连锁遗传病	羊水细胞性染色体检查：最常用 X 染色质检查和 Y 染色质检查
	性别基因诊断：最常用方法是 Y 特异 DNA 探针
神经管缺陷	甲胎蛋白（AFP）测定，羊水总胆碱酯酶测定，羊水中真性胆碱酯酶测定
黏多糖沉积病	甲苯胺蓝定性试验，糖醛酸半定量试验
胰腺纤维囊性变	γ-谷氨酰转移酶测定，碱性磷酸酶（ALP）测定

第四章

女性生殖系统炎症

第一节 外阴炎症

外阴部的皮肤或黏膜发炎称为外阴炎，分急性、慢性两种。由于解剖的特点，外阴部与尿道、阴道、肛门邻近，行动时受大腿摩擦，故外阴部是皮肤各种炎症的好发部位。

一、病因

（一）阴道分泌物刺激

由于种种原因阴道分泌物增多及月经垫刺激。

（二）其他刺激因素

糖尿病患者尿液直接刺激；尿瘘患者长期受尿液浸渍；粪瘘患者受粪便刺激。

（三）混合性感染

由于外阴皮肤不洁或其他原因刺激，常引起混合性感染，致病菌为葡萄球菌、链球菌、大肠杆菌等。

二、诊断

（一）临床表现

1. 症状

外阴皮肤瘙痒、疼痛和烧灼感，于活动、性交、排尿时加重。

2. 体征

炎症多发生于小阴唇内侧、外侧，急性期外阴肿胀、充血、糜烂，有时形成溃疡或湿疹。严重者腹股沟淋巴结肿大、压痛，体温可升高。糖尿病性外阴炎患者外阴皮肤发红、变厚，呈棕色，有抓痕，常并发白假丝酵母菌感染。慢性炎症时皮肤增厚，甚至破裂。

（二）实验室检查

检查分泌物有无特殊感染，如假丝酵母菌、滴虫、阿米巴等。必要时检查尿糖及分泌物细菌培养。

（三）鉴别诊断

1. 假丝酵母菌性外阴炎

外阴奇痒，灼热感，严重时患者坐卧不安，伴有尿频、尿痛及性交痛等；伴发假丝酵母菌性外阴炎时，阴道分泌物增多，呈白色凝乳状或豆渣样，外阴皮肤红肿，严重时发生溃疡。阴道分泌物涂片检查到假丝酵母菌，可明确诊断。

2. 滴虫性外阴炎

症状与假丝酵母菌性外阴炎相似，滴虫性外阴炎皮肤改变不明显。阴道分泌物为黄色或稀薄泡沫状，阴道分泌物涂片检查找到阴道毛滴虫可明确诊断。

3. 急性炎症的湿疹样改变

应与外阴的佩吉特病鉴别，慢性炎症应与慢性外阴营养不良鉴别。

三、治疗

1. 注意个人卫生，勤换内裤，保持外阴清洁、干燥。

2. 积极寻找病因，若发现糖尿病应及时治疗糖尿病，若有尿瘘、粪瘘应及时行修补术。

3. 药物治疗：① 0.1% 聚维酮碘或 1 : 5 000 高锰酸钾溶液坐浴，每天 2 次，每次 15 ~ 30 min。也可选用其他具有抗菌消炎作用的药物外用。坐浴后涂抗生素软膏或紫草油。急性期还可选用红外线局部物理治疗。②中药：无论急慢性期，可用清热利湿、解热止痒中药内服或熏洗。

四、预防

注意个人卫生，穿纯棉内裤并经常更换，保持外阴清洁、干燥。

第二节　外阴溃疡

外阴溃疡是以患者外阴皮肤溃烂、脓水淋漓为主要表现的妇科常见病，多见于外阴炎、结核、癌症早期的患者，约有 1/3 的外阴癌患者早期表现为外阴溃疡。临床分为急性和慢性两大类。急性外阴溃疡多为非接触传染性的良性溃疡，发病急，常发生于青中年妇女，溃疡发展迅速，可伴有全身症状。慢性外阴溃疡可见于结核及癌症患者，发病缓慢，经久不愈。

一、病因病理

1. 急性外阴溃疡可见于非特异性外阴炎、外阴脓疱病及化脓性汗腺炎的患者。由于外阴部皮肤黏膜充血水肿，加上外阴部易受大小便刺激和行动摩擦，致使局部黏膜发生糜烂和溃疡。此外，疱疹病毒感染和腹股沟淋巴结肉芽肿、梅毒等患者均可发生外阴溃疡。同时还可见于慢性节段性回肠炎并发外阴溃疡及脓窦形成者。

2. 慢性外阴溃疡可见于外阴结核和恶性肿瘤的患者。外阴结核罕见，偶可继发于严重的肺结核、胃肠道结核、内生殖器官结核、腹膜结核和胃结核，初起为局限的小结节，溃破后可形成浅溃疡。外阴肿瘤的早期患者可在大小阴唇、阴蒂和阴唇后联合处形成结节和溃疡，经久不愈。

二、临床表现

（一）症状与体征

1. 急性外阴溃疡

非特异性感染者，外阴灼热疼痛，排尿时症状加重，溃疡数目少且表浅，周围有明显的炎症浸润，伴有全身发热、不适等症状。疱疹病毒感染者，发病急，外阴疼痛明显，甚至剧烈，外阴黏膜充血水肿，溃疡大小不等，疱壁迅速破裂形成溃疡，伴有发热和腹股沟淋巴结肿大。性病性淋巴结肉芽肿者，一般无自觉症状，起初在阴唇系带或靠近尿道口处出现小疱疹，继之形成浅溃疡，短期内即消失，不留瘢痕。一至数周后伴有腹股沟淋巴结肿大的症状。少数患者可自愈，但多数患者形成淋巴结脓肿，破溃后形成瘘管。

2. 慢性外阴溃疡

结核性溃疡病变发展缓慢，初起常为一局限的小结节，不久即破溃成边缘软薄、不规则的浅溃疡，基底凹凸不平，表面覆盖以干酪样红苔。受尿液刺激和摩擦后，局部疼痛剧烈；溃疡经久不愈并向周围扩散。外阴癌的早期患者亦可表现外阴溃疡，病灶多位于大小阴唇、阴蒂和阴唇后联合处。可取活组织检查，以明确诊断。

（二）辅助检查

查血常规和血沉。取分泌物进行镜检或培养，查找致病菌。必要时可取活组织检查，以助诊断。

三、诊断与鉴别诊断

（一）诊断

应根据病史及溃疡的特点进行诊断，必要时做分泌物涂片、培养，血清学检查等，以明确诊断。对急性外阴溃疡的患者，应注意检查全身皮肤、眼及口腔黏膜等处有无病变。对久治不愈的患者应取病灶组织做活检，除外结核及癌症。

（二）鉴别诊断

本病应与外阴癌、外阴结核、软下疳、性病性淋巴肉芽肿、疱疹病毒感染等相鉴别。

1. 软下疳

潜伏期较短，一般 3 ~ 5 d。多处溃疡，不硬，易出血，剧痛，有脓性分泌物，渗出液培养可发现杜克氏嗜血杆菌。

2. 性病性淋巴肉芽肿

初起多为小丘疹、小溃疡，大多可自愈。数周后可有腹股沟淋巴结肿大、疼痛。形成脓肿、溃破和瘘管，赖氏试验和补体结合试验均呈阳性结果。

3. 疱疹病毒

感染病损部位红肿刺疼。继而出现多个大小不等的水泡，破溃后形成溃疡，小溃疡可相互融合成大溃疡，愈后不留瘢痕。伴全身不适、低热、头痛等。在水泡底部做细胞刮片，用直接用免疫荧光技术和常规染色法可找到病毒抗原和嗜酸性包涵体。

4. 外阴结核

病灶开始多为局限性小结节，破溃后形成浅溃疡，基面高低不平，内含黄色干酪样分泌物，局部淋巴结肿大。伴有低热盗汗、全身乏力、消瘦等症状。取溃疡渗出液进行抗酸染色可找到结核杆菌，厌氧培养和动物接种均可找到结核杆菌。

5. 外阴癌溃疡

多为菜花状或乳头状，经久不愈。病理检查可发现癌细胞。

四、治疗

（一）保持外阴清洁

避免摩擦，注意休息和饮食。

（二）局部治疗

对非特异性外阴炎引起者，局部用抗生素软膏涂搽患处；白塞氏病引起者，局部应用新霉素软膏或 1% 硝酸银软膏；病毒感染和性病性淋巴肉芽肿出现溃疡患者的治疗参考有关章节。

（三）抗生素

全身应用抗生素，可选用青霉素肌内注射。对白塞氏病急性期患者可用皮肤类固醇激素，以缓解症状。

五、预防与护理

保持外阴清洁，积极治疗原发病。急性期患者应卧床休息，多饮水，减少摩擦，注意隔离消毒，并及早明确诊断。

第三节　前庭大腺炎

前庭大腺位于两侧大阴唇后 1/3 深处，腺管开口于处女膜与小阴唇之间。因解剖部位的特点，在性交、分娩等情况污染外阴部时，病原体容易侵入而引起前庭大腺炎。主要病原体为葡萄球菌、大肠杆菌、链球菌、肠球菌等，随着性传播疾病发病率的增加，淋病奈瑟菌及沙眼衣原体已成为最常见的病原体。急性炎症发作时，病原体首先侵犯腺管，呈急性化脓性炎症变化，腺管开口往往因、肿胀或渗出物凝聚而阻塞，致脓液不能外流，积存而形成前庭大腺脓肿。

一、病因

（一）现病史

1. 炎症多发生于一侧。初起时局部肿胀、疼痛、灼热感，行走不便，有时会致大小便困难。

2. 检查见局部皮肤红肿、发热、压痛明显。若为淋病奈瑟菌感染，挤压局部可流出稀薄、淡黄色脓汁。

3. 有脓肿形成时，可触及波动感，脓肿直径可达 5 ~ 60 mm，患者常出现发热等全身症状。当脓肿内压力增大时，表面皮肤变薄，脓肿可自行破溃。若破孔大，可自行引流，炎症较快消退而痊愈；若破孔小，引流不畅，则炎症持续不消退，并可反复急性发作。

4. 严重时同侧腹股沟淋巴结可肿大。

（二）过去史

由于前庭大腺位置特殊，一般与其他疾病无明显关系，因此通常无慢性病史以及相关手术史。

（三）个人史

本病的发生与个人卫生有密切关系，需要了解患者是否经常换内裤、穿纯棉内裤，是否注意保持外阴清洁、干燥。

二、体格检查

发病常为单侧性，大阴唇下 1/3 处有硬块，表面红肿，压痛明显；当脓肿形成时，肿块迅速增大，有波动感，触痛明显；当脓肿增大，表皮变薄时可自行破溃，流出脓液，同侧腹股沟淋巴结肿大；若为双侧脓肿，淋球菌感染可能性大。

三、辅助检查

1. 脓液涂片检查白细胞内找到革兰阴性双球菌，即可诊断为淋球菌性前庭大腺炎。

2. 脓液细菌培养根据培养所得细菌及药敏试验决定下一步治疗。

四、诊断

（一）诊断要点

1. 病史

一侧大阴唇局部有肿胀、疼痛、灼热感，行走不便，有时会因疼痛而导致大小便困难。

2. 临床表现

检查见局部皮肤红肿、发热、压痛明显，脓肿形成时有明显的波动感。前庭大腺开口处充血，可有脓性分泌物。

3. 辅助检查

本病主要依靠临床症状和体征来做出诊断。在前庭大腺开口处或破溃处取脓液进行涂片检查、细菌培养和药敏试验，可便于指导临床用药。

（二）鉴别诊断

1. 尿道旁腺炎

尿道旁腺炎位置比较高，很少位于小阴唇的下方。

2. 腹股沟疝

嘱患者咳嗽，会感觉到肿块冲动，挤压局部时，肿块可消失，有时候肿块可突然增大，叩之呈鼓音。

3. 外阴疖

一般在皮肤的表面且较小，质硬，无脓液形成。

4. 外阴血肿

一般有明确的创伤史，血肿在短时间内迅速形成，疼痛不如脓肿明显，也无腹股沟淋巴结的肿大。

五、治疗

（一）一般治疗

急性炎症发作时须卧床休息。注意外阴部清洁，可用 1 ：5 000 高锰酸钾坐浴，其他溶液如肤阴洁、肤阴泰、皮肤康洗剂等也可选用。

（二）药物治疗

对前庭大腺炎可以使用全身性抗生素，治疗时应根据病原体选用抗生素。常用青霉素 80 万单位 / 次肌内注射（皮试阴性后用），2 次 /d，连用 3 ~ 5 d。或青霉素 800 万单位 / 次、甲硝唑 1 g/ 次静脉滴注，1 次 /d，连用 3 ~ 5 d。对青霉素过敏者，可选用林可霉素、克林霉素等其他抗生素。

（三）手术治疗

脓肿形成后，在应用抗生素同时，进行外科手术治疗。

1. 脓肿切开引流术

选择大阴唇内侧波动感明显部位，切口要够大，使脓液能全部彻底排出。为防止粘连，局部填塞碘附纱条。3 d 后高锰酸钾液坐浴。

2. 囊肿剥除术

此法适用于炎症反复发作、治疗效果不好及较大年龄患者。单纯使用抗生素是无效的，此类患者须切开引流并做造瘘术。

六、注意事项

1. 有时急性外阴炎表现为大小阴唇充血、肿胀，易与前庭大腺炎混淆。诊断时应注意病史及分泌物培养结果，根据肿块的部位、外形加以分辨。

2. 少数肛门周围疾病由于位置比较高，也可以表现为类似前庭大腺炎的症状，因此要注意检查以除外肛周疾病。

3. 术后保持外阴清洁，每日以 1 ：5 000 高锰酸钾坐浴，也可用肤阴洁、肤阴泰等洗液坐浴。每周随访 1 次，共 4 ~ 6 次，每次都应用血管钳探查囊腔，以保持通畅。

4. 对于多次反复感染的病例，最好取脓液做细菌培养加药敏试验，在切开排脓的同时应用抗生素，可以选用甲硝唑口服，0.2 g/ 次，3 次 /d，不要局部使用抗生素，以免发生耐药性。

5. 前庭大腺脓肿在形成过程中疼痛非常剧烈，患者往往难以行走，坐卧不宁，在脓肿未形成时，应以消炎治疗为主，医生应当注意告知患者疾病的情况，使其配合治疗。

第四节　前庭大腺囊肿

前庭大腺囊肿可因前庭大腺导管有炎症或非特异性炎症阻塞，腺腔内分泌液积存而形成，也可因前庭大腺脓肿脓液吸收而形成。

一、病因

前庭大腺炎在炎症消失后脓液吸收，可为黏液所代替，而成为前庭大腺囊肿。前庭大腺囊肿是前庭大腺导管因非特异性炎症阻塞；也有少数病例因分娩做会阴侧切术时将腺管切断；或分娩时阴道、会阴外侧部裂伤，形成严重的瘢痕组织所致。有的前庭大腺囊肿在长时期内毫无症状，生长较慢，以后突然发现，很难了解起因。

二、诊断要点

1. 无明显自觉症状，或仅外阴一侧略有不适感。

2. 外阴一侧或两侧可触及圆形囊性肿物，位于前庭大腺部位，单发多见，无压痛，可持续数年不变。

3. 继发性感染时，再次形成脓肿，有急性期症状。

4. 反复感染可使囊肿增大。

三、鉴别要点

前庭大腺囊肿应注意与大阴唇腹股沟疝相鉴别。大阴唇腹股沟疝与腹股沟包块有冲动感，向下进气肿块稍胀大，叩诊呈鼓音，一般都在过度用力后突然出现。根据这些特点，鉴别一般无困难。

四、规范化治疗

（一）一般治疗

囊肿小，无症状者可不予处理，但应密切观察。前庭大腺囊肿可继发感染形成脓肿反复发作，遇此情况时应先行抗感染，而后手术治疗。

（二）手术治疗

囊肿较大或反复发作增大者，行前庭大腺造口术或挖除前庭大腺囊肿。该手术方法简单，损伤小，术后可保留腺体功能。近年采用激光作囊肿造口术，效果良好，术中出血少，无须缝合。

五、预后评估

由于囊肿可继发感染，故应争取手术治疗，经过囊肿造口术后复发率低，且可保持腺体功能。

第五节 滴虫性阴道炎

一、病因

滴虫性阴道炎是常见的阴道炎，由阴道毛滴虫所引起。滴虫呈梨形，后端尖，约为多核白细胞的 2 ~ 3 倍大小。虫体顶端有 4 根鞭毛，体部有波动膜，后端有轴柱凸出。活的滴虫透明无色，呈水滴状，诸鞭毛随波动膜的波动而摆动。滴虫的生活史简单，只有滋养体而无包囊期，滋养体生命力较强，能在 3℃ ~ 5℃ 生存两日；在 46℃ 时生存 20 ~ 60 min；在半干燥环境中约生存 10 d 时间；在普通肥皂水中也能生存 45 ~ 120 min。在 pH5 以下或 7.5 以上的环境中则不生长，滴虫性阴道炎患者的阴道 pH 一般为 5.1 ~ 5.4。隐藏在腺体及阴道皱裂中的滴虫于月经前后，常得以繁殖，引起炎症的发作。它能消耗或吞噬阴道上皮细胞内的糖原，阻碍乳酸生成。滴虫不仅寄生于阴道，还常侵入尿道或尿道旁腺，甚至膀胱、肾盂以及男性的包皮褶、尿道或前列腺中。

二、传染方式

有两种传染途径：①直接传染：由性交传播。滴虫常寄生于男性生殖道，可无症状，或引起尿道炎、前列腺炎或附睾炎。多数滴虫性阴道炎患者的丈夫有生殖器的滴虫病，滴虫常见于精液内。②间接传染：通过各种浴具如浴池、浴盆、游泳池、衣物、污染的器械等传染。

三、临床表现

主要症状为白带增多。分泌物呈灰黄色、乳白色或黄白色稀薄液体，或为黄绿色脓性分泌物，常呈泡沫状，有腥臭。严重时，白带可混有血液。多数患者有外阴瘙痒、灼热、性交痛等。有尿道感染时，可有尿频、尿痛甚至血尿。约有半数带虫者无症状。

检查可见阴道及宫颈黏膜红肿，常有散在红色斑点或草莓状突起。后穹窿有多量液性或脓性泡沫状分泌物。带虫而无症状者，阴道黏膜可无异常，但由于滴虫能消耗阴道内的糖原，改变阴道酸碱度，破坏防御机制而引起继发性细菌感染。妊娠期、月经期前后或产后，阴道 pH 增高，滴虫繁殖快，炎症易发作。

四、诊断

根据患者的病史、体征中特有的泡沫状分泌物，可以做出临床诊断。

五、辅助检查

阴道分泌物镜下检查找到滴虫，即可确诊。常用的检查方法是悬滴法：加一小滴生理盐水于玻片上，取少许阴道后穹窿处的分泌物，混于温盐水中，即可在低倍镜下找滴虫。滴虫离体过久，或标本已冷却，则滴虫活动差或不动，将影响对滴虫的识别。或用棉签蘸取阴道分泌物置于装有 2 mL 温生理盐水的小瓶中混匀，再取一小滴涂在玻片上检验。此项检查应在双合诊前进行，检查前不做阴道灌洗或局部用药，前 24 ~ 48 h 避免性生活。临床疑有滴虫性阴道炎而多次悬滴法未发现滴虫时，可作滴虫培养。

六、预防

加强卫生宣传，消灭传染源，开展普查普治。发现滴虫性阴道炎患者或无症状的带虫者均应积极治疗。患者的配偶也应同时治疗。

切断传播途径，严格管理制度，禁止患者及带虫者进入游泳池，应废除公共浴池，提倡淋浴，废除出租游泳裤及浴巾，改坐式便所为蹲式。医疗单位要做好器械的消毒及隔离，防止交叉感染。

七、治疗

（一）全身用药

滴虫性阴道炎患者常伴发泌尿系统及肠道内滴虫感染，又因滴虫不仅寄存于阴道黏膜的皱褶内，还可深藏于宫颈腺体中以及泌尿道下段，单纯局部用药不易彻底消灭滴虫，应结合全身用药获得根治。灭滴灵为高效口服杀滴虫药物，口服每次 200 mg，每日 3 次，连用 7 d。治疗后查滴虫转阴时，应于下次月经后继续治疗一疗程，以巩固疗效，配偶应同时治疗。近年来，有人主张用大剂量灭滴灵，口服 2 g/ 次，与 7 d 法有相同疗效，较 7 d 法方便、价廉。一次大剂量治疗无效者，可改用 0.5 ~ 1.0 g，2 次 /d 连用 7 d。未婚妇女阴道用药困难，口服灭滴灵即可。服灭滴灵，特别是大剂量一次用药后，个别病例可发生恶心、呕吐、眩晕及头痛等。早孕期服用，有导致胎儿畸形的可能，故在妊娠 20 周以前，应以局部治疗为主，不建议口服灭滴灵。

（二）局部治疗

1. 1：5 000 高锰酸钾溶液冲洗阴道或坐浴，每日 1 次。

2. 甲硝唑栓 500 mg/ 次，每晚 1 次，塞阴道深部，10 d 为一疗程；或甲硝唑阴道泡腾片 200 g/ 次，每晚 1 次塞阴道深部，7 ~ 10 d 为一疗程。

八、预防与随访

1. 治疗结束后，于下次月经干净后复查，如阴性，再巩固 1 ~ 2 疗程，方法同前。经 3 次月经后复查滴虫均为阴性者方为治愈。

2. 滴虫可通过性交直接传染，故夫妇双方应同时服药，治疗期间应避免性生活或采用阴茎套。

3. 注意防止厕所、盆具、浴室、衣物等交叉感染。

第五章

女性生殖内分泌疾病

第一节 女性性分化和性发育异常

一、女性生殖系统的分化

生殖系统的分化是一个复杂的过程，它包括三个方面：即性腺、生殖道和外生殖器的分化。下面介绍女性生殖系统的分化。

（一）卵巢的发生

女性的性腺是卵巢，它和睾丸一样均起源于原始性腺。在胚胎的第 4 周，卵黄囊后壁近尿囊处出现原始生殖细胞（primordial germ cell），原始生殖细胞体积较大。起源于内胚层。在胚胎的第 5 周，中肾内侧的体腔上皮及其下面的间充质细胞增殖，形成一对纵形的生殖腺嵴（gonadal ridge）。生殖腺嵴表面上皮向其下方的间充质内增生，形成许多不规则的细胞索，我们称为初级性腺索（primitive gonadal cord）。在胚胎的第 6 周原始生殖细胞经背侧肠系膜移行至初级性腺索内，这样就形成了原始性腺。原始性腺无性别差异，将来既可以分化成卵巢，也可以分化成睾丸，因此我们又称之为未分化性腺。

目前认为决定原始性腺分化方向的因子是位于 Ypll.3 的 Y 染色体性别决定区（sex-determining region of the Y，SRY）。在 SRY 不存在时，原始性腺自然向卵巢方向分化。DAX-1（DSS-AHC critical region on the X genel）是卵巢发生的关键基因，DAX-1 编码的蛋白是核受体大家族中的一员，当该基因发生突变时，患者会发生性反转（与剂量有关，故称为剂量敏感性反转 dosage-sensitive reversal，DSS）和先天性肾上腺发育不良（adrenalhypoplasia congenita，AHC）。

在胚胎的第 10 周，初级性索向原始性腺的深部生长，形成不完善的卵巢网，以后初级性索与卵巢网均退化，被血管和间质所替代，形成卵巢的髓质。此后，原始性腺表面上皮再次增生形成新的细胞索，称为次级性索（secondary sex cord）。次级性索较短，分布于皮质内，故又被称为皮质索（cortical cord）。在胚胎的第 16 周，皮质索断裂成许多孤立的细胞团，这些细胞团就是原始卵泡（primordial follicle）。原始卵泡中央是一个由原始生殖细胞分化来的卵原细胞，周围是一层由皮质索细胞分化来的卵泡细胞（follicular cell）。胚胎期的卵原细胞可以分裂增生，它们最终分化成初级卵母细胞，初级卵母细胞不具备增生能力。卵泡之间的间充质形成卵巢的间质。在妊娠 17 ~ 20 周，卵巢分化结束。

（二）女性内生殖器的发生

女性内生殖器起源于副中肾管，副中肾管又称米勒管（müllerian duct）。男性内生殖器起源于中肾管，中肾管又称沃夫管（wolffian duct）。在胚胎期，胎儿体内同时存在中肾管和副中肾管。决定内生殖器分化的因子是睾丸支持细胞分泌的抗米勒管激素（anti-müllerianhormone，AMH）和睾丸间质细胞分泌的雄激素，AMH 抑制米勒管的分化，中肾管的分化依赖雄激素。

卵巢分泌的雄激素量不能满足中肾管发育的需要，因此中肾管逐渐退化。另外卵巢不分泌 AMH，米勒管便得以发育。米勒管的上段分化成输卵管，中段发育成子宫，下段发育成阴道的上 1/3。阴道的下 2/3 起源于尿生殖窦。

（三）外生殖器的发生

外生殖器起源于尿生殖窦。在胚胎的第 8 周，尿生殖窦的颅侧中央出现一个突起，称为生殖结节；尾侧有一对伸向原肛的皱褶，称为生殖皱褶，生殖皱褶的两侧还有一对隆起，称为生殖隆起。生殖结节、生殖皱褶和生殖隆起是男女两性外生殖器的始基，它们具有双相分化潜能。决定胎儿外阴分化方向的决定因子是雄激素。胎儿睾丸分泌的睾酮在 5α-还原酶作用下转化成二氢睾酮，二氢睾酮使尿生殖窦向男性外生殖器方向分化。如果尿生殖窦未受雄激素的影响，则向女性外生殖器方向分化。

对女性胎儿来说，由于体内的雄激素水平较低，尿生殖窦将发育成女性外阴。生殖结节发育成阴蒂，生殖皱褶发育成小阴唇，生殖隆起发育成大阴唇。另外，阴道的下 2/3 也起源于尿生殖窦。

二、性发育异常

性发育异常（disorders of sex development, DSD）包括一大组疾病，这些疾病的患者在性染色体、性腺、外生殖器或性征方面存在一种或多种先天性异常或不一致，临床上最常见的表现是外生殖器模糊和青春期后性征发育异常。在诊断性发育异常时，既往使用的一些术语，如两性畸形、真两性畸形、假两性畸形、睾丸女性化综合征等，由于具有某种歧视性意味，现已废弃不用。

（一）分类

DSD 的分类较为复杂，目前倾向于首先根据染色体核型分成 3 大类，即染色体异常型 DSD、46，XX 型 DSD 和 46，XY 型 DSD，然后再根据性腺情况和激素作用情况进行具体诊断。

（二）诊断

性发育异常的诊断较为复杂，临床上根据体格检查、内分泌测定、影像学检查、染色体核型分析进行诊断，必要时可能需要腹腔镜检查或剖腹探查。

1. 体格检查

体格检查重点关注性征的发育和外阴情况。

（1）无性征发育：幼女型外阴、乳房无发育，说明体内雌激素水平低下，卵巢无分泌功能。这有两种可能：卵巢发育不全或者下丘脑或垂体病变导致卵巢无功能。

多数先天性性腺发育不全是由 Turner 综合征和单纯性性腺发育不全引起的。Turner 综合征除了有性幼稚外，往往还有体格异常，如身材矮小、蹼颈、后发际低、皮肤多黑痣、内眦赘皮、眼距宽、盾形胸、肘外翻、第四和第五掌（跖）骨短等表现。单纯性性腺发育不全患者没有体格异常。

先天性低促性腺激素性性腺功能低下也没有体格发育异常。极个别可伴有嗅觉的丧失，我们称之为 Kallmann 综合征。

（2）有性征发育，无月经来潮：提示有生殖道发育异常可能。青春期有第二性征的发育，说明卵巢正常，下丘脑-垂体-卵巢轴已启动。如生殖道发育正常，应该有月经的来潮；如无月经的来潮则提示有生殖道发育异常可能。当检查发现子宫大小正常，且第二性征发育后出现周期性腹痛，应考虑为处女膜或阴道发育异常如处女膜闭锁、先天性无阴道或阴道闭锁。子宫未发育或子宫发育不全时，往往无周期性腹痛，如先天性无子宫、始基子宫和实质性子宫等米勒管发育异常等。

（3）外生殖器异常：又称外阴模糊，提示可能有性腺发育异常、雄激素分泌或作用异常等。如果患者性腺为卵巢，有子宫和阴道，外阴有男性化表现，则可能为 46，XX 型 DSD 中的雄激素过多性性发育异常，如 21-羟化酶缺陷等。如果患者性腺为睾丸，没有子宫和阴道，外阴有女性化表现，则很可能是 46，XY 型 DSD，如雄激素不敏感综合征等。

临床上一般采用 Prader 方法对异常的外生殖器进行分型：Ⅰ型，阴蒂稍大，阴道与尿道口正常；Ⅱ型，阴蒂增大，阴道口变小，但阴道与尿道口仍分开；Ⅲ型，阴蒂显著增大，阴道与尿道开口于一个共同的尿生殖窦；Ⅳ型表现为尿道下裂；Ⅴ型，阴蒂似正常男性。

2. 影像学检查

包括超声、CT 和 MRI 等，通过影像学检查可了解性腺和生殖道的情况。

3. 内分泌测定

测定的激素包括 FSH、LH、PRL、雌二醇、孕烯醇酮、黄体酮、17α-羟孕酮、睾酮、雄烯二酮、二氢睾酮、硫酸脱氢表雄酮和去氧皮质酮（DOC）等。

性腺发育不全时，FSH 和 LH 水平升高，先天性低促性腺激素性性腺功能低下者的促性腺激素水平较低，米勒管发育异常和尿生殖窦发育异常者的促性腺激素水平处于正常范围。

雄激素水平较高时应考虑 46，XX 型 DSD 中的 21-羟化酶缺陷和 11β-羟化酶缺陷、46，XY 型 DSD 和染色体异常型 DSD。黄体酮、17-羟孕酮和 DOC 对诊断先天性肾上腺皮质增生症引起的 DSD 很有帮助。睾酮/二氢睾酮比值是诊断 5α-还原酶缺陷的重要依据，雄烯二酮/睾酮比值升高是诊断 17β-脱氢酶的依据之一。

4. 染色体检查

对所有怀疑 DSD 的患者均应做染色体检查。典型的 Turner 综合征的染色体为 45，X，其他核型有 45，X/46，XX、46，xxp-、46，xxq-、46，XXp-/46，xx、46，XXq-/46，XX 等。单纯性性腺发育不全的核型为 46，XX 或 46，XY。女性先天性肾上腺皮质增生症的染色体为 46，XX，雄激素不敏感综合征的染色体为 46，XY。卵睾型 DSD 的染色体核型有三种：46，XX、46，XX/46，XY 和 46，XY；其中最常见的是 46，XX。

5. 性腺探查

卵睾型 DSD 的诊断依赖性腺探查，只有组织学证实体内同时有卵巢组织和睾丸组织才能诊断。卵睾型 DSD 的性腺有三种：一侧为卵巢或睾丸，另一侧为卵睾；一侧为卵巢，另一侧为睾丸；两侧均为卵睾。其中最常见的为第一种。对含有 Y 染色体的 DSD 者来说，性腺探查往往是诊断或治疗中的一个必不可少的步骤。

（三）治疗

性发育异常处理的关键是性别决定。婴儿对性别角色还没有认识，因此在婴儿期改变性别产生的心理不良影响很小，甚至没有。较大的孩子在选择性别时应慎重，应根据外生殖器和性腺发育情况、患者的社会性别及患者及其家属的意愿选择性别。

1. 外阴整形

外阴模糊者选择做女性时往往需要做外阴整形。

手术的目的是使阴蒂缩小，阴道口扩大、通畅。阴蒂头有丰富的神经末梢，对保持性愉悦感非常重要，因此现在都做阴蒂体切除术，以保留阴蒂头及其血管和神经。

2. 性腺切除

体内存在睾丸组织或 Y 染色体的患者在选择做女性后，首要的治疗是切除双侧睾丸组织或性腺组织，因为性腺组织可能发生癌变。

3. 性激素治疗

包括雌激素治疗和孕激素治疗。原则是有子宫者需要雌孕激素治疗，无子宫者单用雌激素治疗。

性激素治疗的目的是促进并维持第二性征的发育、建立规律月经、防止骨质疏松的发生。常用的雌激素有戊酸雌二醇和妊马雌酮，孕激素有醋酸甲羟孕酮等。

4. 皮质激素治疗

先天性肾上腺皮质增生症者需要皮质激素治疗。

三、Turner 综合征

Turner 综合征（Turner syndrome）是最常见的先天性性腺发育不全，大约每 2 000 个女性活婴中有 1 例。1938 年 Turner 对 7 例具有女性表型，但有身材矮小、性幼稚、肘外翻和蹼颈的患者做了详细的描述，这是历史上第一次对该疾病的临床表现做详尽的描述，故该疾病后来被命名为 Turner 综合征。

（一）临床表现

Turner 综合征最典型的临床表现是身材矮小和性幼稚。另外部分患儿还可能有一些特殊的体征，如皮肤较多的黑痣、蹼颈、后发际低、盾状胸、肘外翻和第 4、5 掌（跖）骨短等。

1. 身材矮小

许多 Turner 综合征患儿出生身高就偏矮，儿童期身高增长较慢，比正常同龄人的平均身高低 2 个标准差以上。到青春期年龄后，无生长加速。典型的 Turner 综合征者的身高一般不超过 147 cm。

以前认为 Turner 综合征者的身材矮小与生长激素缺乏有关，目前多数认为患儿体内不缺少生长激素。研究已证实 Turner 综合征者的身材矮小是由 X 染色体短臂上的身材矮小同源盒基因（short-stature homeobox-containing gene，SHOX）缺失所致。如果 SHOX 基因不受影响，患儿就不会出现身材矮小。

2. 骨骼发育异常

许多 Turner 综合征者存在骨骼发育异常，临床上表现为肘外翻、不成比例的腿短、盾状胸、颈椎发育不良导致的颈部较短、脊柱侧凸和第 4、5 掌（跖）骨短等。

Turner 综合征者异常的面部特征也是由骨骼发育异常造成的，这些异常特征包括：下颌过小、上腭弓高、内眦赘皮等。

Turner 综合征的骨骼发育异常是骨发育不全的结果，目前尚不清楚 Turner 综合征者骨发育不全的具体机制，推测可能与 X 染色体缺陷导致的结缔组织异常有关。

3. 淋巴水肿

Turner 综合征者存在淋巴管先天发育异常，从而发生淋巴水肿。有的患儿出生时就有手、足部的淋巴水肿，往往经过数日方可消退。颈部淋巴水肿消退后就表现为蹼颈，眼睑下垂和后发际低也是由淋巴水肿引起的。

4. 内脏器官畸形

20%～40% 的 Turner 综合征患者有心脏畸形，其中最常见的是二叶式主动脉瓣、主动脉缩窄和室间隔缺损等。约 1/4 的患者有肾脏畸形，如马蹄肾以及肾脏结构异常等。许多研究提示 Turner 综合征者的心脏畸形和肾脏畸形可能与这些部位的淋巴管发育异常有关。

5. 生殖系统

患儿为女性外阴，有阴道、子宫。性腺位于正常卵巢所在的部位，呈条索状。典型的 Turner 综合征患者到青春期年龄后，没有乳房发育，外阴呈幼女型，但患者可以有阴毛。有些 Turner 综合征患者（染色体核型为嵌合型者）可以有第二性征的发育，但往往来过几次月经后就发生闭经。

条索状性腺由结缔组织组成，不含卵泡。在胚胎期，Turner 综合征患者的原始性腺分化为卵巢。但是由于没有两条完整的 X 染色体，结果在胎儿阶段卵巢内的卵泡就被耗竭，到出生时，两侧卵巢已被结缔组织所替代。

6. 其他内分泌系统异常

Turner 综合征患者甲状腺功能低下的发生率比正常人群高，一项对平均年龄为 15.5 岁的 Turner 综合征者的调查发现，约 22% 的患者体内有甲状腺自身抗体，其中约 27% 的患者有甲状腺功能减退。另外，胰岛素拮抗在 Turner 综合征患者中也常见，随着患者的年龄增加，她们发生糖尿病的风险也增加，肥胖和生长激素治疗会使糖尿病发病风险进一步增加。

7. 其他临床表现

许多患者的皮肤上有较多的黑痣，这些黑痣主要分布在面、颈胸和背部。大部分患儿智力发育正常，但也有部分患者有不同程度的智力低下。

肝功能异常较常见，有研究发现 44% 的患者有肝酶升高。儿童期患者常有中耳炎反复发作，这与有关骨骼发育异常有关，许多患者因此出现听力障碍。

（二）内分泌检查

常规测定血 FSH、LH、PRL、睾酮和雌二醇水平。

Turner 综合征患者的激素测定结果如下：

FSH　　↑达到绝经后妇女水平

LH　　↑达到绝经后妇女水平

PRL　　正常范围

睾酮　　比正常女性正常平均水平低

雌二醇　↓比正常青春期女孩的卵泡早期水平低

（三）染色体核型分析

对疑似 Turner 综合征者，常规做染色体核型分析，目的有两个：①明确诊断。②了解有无 Y 染色体以指导治疗。

（四）治疗

Turner 综合征治疗的目的是治疗先天性畸形、改善最终身高、促进第二性征的发育、建立规律月经、减少各种并发症的发生。

1. 先天性畸形的治疗

有些先天性畸形，如心血管系统。患者如有心血管方面的畸形，需要外科医生进行评价和治疗。在外科医生认为不需要特殊治疗后，再给予相应的内分泌治疗。

2. 性激素治疗

目的是促进并维持第二性征的发育，维护正常的生理状况，避免骨质丢失。为最大限度改善患者的身高，一般在开始的 2~3 年采用小剂量的雌激素，这样可以避免骨骺过早愈合。以后再逐步加大雌激素剂量，一般要维持治疗二三十年。单用雌激素会导致子宫内膜增生症，增加子宫内膜癌的发病风险，加用孕激素可消除该风险。第一次加用孕激素往往在使用雌激素 6 ~ 12 个月以后或第一次有阴道出血（未使用孕激素）后。以后定期加用孕激素，每周期孕激素使用的天数为 7 ~ 14 d。

3. 生长激素治疗

虽然 Turner 综合征患者的身材矮小不是由生长激素缺乏引起，但是在骨骺愈合前及时给予生长激素治疗对改善身高还是有益的。一般说来，生长激素治疗可以使患者的最终身高增加 5 ~ 10 cm。

4. 其他治疗

含 Y 染色体的 Turner 综合征患者的性腺容易恶变为性腺母细胞瘤和无性细胞瘤，恶变率为 20% ~ 25%，恶变通常发生在儿童期和青春期。因此建议这些患者及时手术切除两侧的性腺组织。

四、45，X/46，XY 综合征

染色体核型为 45，X/46，XY 的性腺发育不全者最初被称为混合性性腺发育不全，因为这些患者体内的性腺一侧为条索状性腺，另一侧为发育不全的睾丸。后来发现染色体核型为 45，X/46，XY 患者的临床表现差别很大，从类似典型的 Turner 综合征到类似正常男性、从混合性性腺发育不全到真两性畸形都有可能出现，这些表现千差万别的疾病唯一的共同点是染色体核型，故它们被统称为 45，X/46，XY 综合征（一般不包括真两性畸形）。

（一）临床表现

染色体核型异常导致性腺发育异常。根据性腺发育情况，内生殖器可有不同表现。如果两侧均为条索状性腺，那么患者就表现为 Turner 综合征；如果只有发育不全的睾丸，就表现为两性畸形；如果有发育较好的睾丸，患者多数按男孩抚养，此类患者往往因男性不育而在男性科就诊。

（二）诊断和鉴别诊断

根据体格检查、影像学检查、内分泌测定和核型分析不难诊断。

（三）治疗

来妇产科就诊的患者往往从小按女性抚养，性腺为条索状性腺或发育不良的睾丸，因此治疗的目的是切除性腺，使患者按女性正常生活。

1. 切除性腺

无论是条索状性腺还是发育不全的睾丸均容易发生恶变，因此不管性腺发育程度，均予以切除。

2. 外阴矫形术

对外阴模糊者，予以整形，使之成为女性外阴。

3. 激素替代治疗

激素替代治疗的方案与 Turner 综合征类似。要强调的是如果患者体内没有子宫，就不需要补充孕激素。

五、卵睾型性腺发育异常

当体内同时有卵巢组织和睾丸组织时，称为卵睾型 DSD。

（一）发病机制

患者的染色体核型有 46，XX、46，XY 和 46，XX/46，XY，其中最常见的核型是 46，XX，其次是 46，XY 和 46，XX/46. XY。在睾丸分化过程中起重要作用的基因是 SRY，如果 X 染色体上携带 SRY 基因，就很容易解释发病机制。但是大多数核型为 46，XX 的卵睾型 DSD 患者体内并未找到 SRY 基因，目前认为可能的机制有：

1. 常染色体或 X 染色体上与性别决定有关的其他基因发生了突变。

2. 性腺局部存在染色体嵌合。

3. SRY 基因调控的下游基因发生了突变。

46，XX/46，XY 嵌合型可能是双受精或两个受精卵融合的结果，46，XX 核型使部分原始性腺组织向卵巢组织方向分化，46，XY 核型使部分性腺组织向睾丸组织方向分化，因此患者表现为卵睾型 DSD。核型为 46，XY 的卵睾型 DSD 的卵巢发生机制还没有很满意的解释，有作者认为原始性腺组织的 SRY 突变是主要原因。SRY 突变导致了原始性腺组织上既有 SRY 正常的细胞，又有 SRY 突变的细胞，前者使部分原始性腺组织分化成睾丸组织，后者使部分原始性腺组织分化成卵巢组织。

（二）诊断和鉴别诊断

诊断卵睾型 DSD 需要有组织学证据，因此性腺探查是必需的手段。另外，一些辅助检查对诊断也有帮助。如超声发现卵泡样回声时，可以提示卵巢组织的存在。注射 HMG 后，如果雌激素水平升高，提示存在卵巢组织。注射 HCG 后，如果睾酮水平升高，提示存在睾丸组织。

染色体为 46，XX 的卵睾型 DSD 主要与先天性肾上腺皮质增生症相鉴别。由于 95% 的先天性肾上腺皮质增生症为 21- 羟化酶缺陷，因此测定 17- 羟孕酮可以鉴别。染色体为 46，XY 的卵睾型 DSD 主要与雄激素不敏感综合征和 5α- 还原酶缺陷等 46，XY 型 DSD 相鉴别。

（三）治疗

卵睾型 DSD 处理的关键是性别决定。从纯粹的生理学角度上来讲，染色体为 46，XX 者，多建议选择做女性。对选择做女性的卵睾型 DSD 者，需要手术切除体内所有的睾丸组织。如果性腺为睾丸，则行睾丸切除术。如果性腺为卵睾，则切除卵睾的睾丸部分，保留卵巢部分。在有的卵睾中，睾丸组织与卵巢组织混在一起，没有界限，此时需要行卵睾切除术。术后需要做 HCG 试验，以了解是否彻底切除睾丸组织。

按女性抚养的患者，还要做外阴整形术，使外生殖器接近正常女性的外生殖器。选择做男性的患者，应切除卵巢组织、子宫和阴道，使睾丸位于阴囊内。如果睾丸发育不全，可能需要切除所有的性腺，以后补充雄激素。

六、21- 羟化酶缺陷

21- 羟化酶缺陷（21-hydroxylase deficiency）是最常见的先天性。肾上腺皮质增生症，约占 CAH 总数的 90% ~ 95%。21- 羟化酶缺陷既影响皮质醇的合成，也影响醛固酮的合成。由于 21- 羟化酶缺陷者的肾上腺皮质会分泌大量的雄激素，因此女性患者可出现性分化或性发育异常。根据临床表现 21- 羟化酶缺陷可分为 3 种：失盐型肾上腺皮质增生症、单纯男性化型和非典型肾上腺皮质增生症，后者又被称为迟发性肾上腺皮质增生症。

（一）临床表现

21- 羟化酶缺陷的临床表现差别很大，一般说来 21- 羟化酶缺陷的表现与其基因异常有关，基因突变越严重，酶活性受损越大，临床表现也越重。

1. 失盐型

失盐型患者的酶缺陷非常严重，体内严重缺少糖皮质激素和盐皮质激素。出生时已有外阴男性化，可表现为尿道下裂。患儿在出生后不久就会出现脱水、体重下降、血钠降低和血钾升高，需要抢救。目前能在患儿出生后 1 ～ 2 d 内明确诊断，进一步的治疗在儿科和内分泌科进行。

2. 单纯男性化型

21- 羟化酶缺陷较轻的女性患者，如果在胎儿期发病，就表现为性发育异常，临床上称为单纯男性化型。另外，儿童期过高的雄激素水平可以促进骨骼迅速生长，骨骺提前闭合，因此患者的最终身高往往较矮。许多患者往往是因为原发闭经来妇产科就诊，此时她们的骨骺已经闭合，因此任何治疗对改善身高都没有意义。

3. 迟发型

迟发型 21- 羟化酶缺陷在青春期启动后发病，临床表现不典型。患者在青春期启动前无异常表现。青春期启动后患者出现多毛、痤疮、肥胖、月经稀发、继发闭经和多囊卵巢等表现，易与多囊卵巢综合征相混淆。

（二）内分泌测定

患者典型的内分泌变化是血雄激素和 17- 羟孕酮水平升高。

1. 单纯男性化型

患者的促性腺激素在正常卵泡早期范围。黄体酮、睾酮、硫酸脱氢表雄酮（ DHEAS）和 17- 羟孕酮均升高。其中最有意义的是 17- 羟孕酮的升高。正常女性血 17- 羟孕酮水平不超过 2 ng/mL，单纯男性化型 21- 羟化酶缺陷者体内的血 17- 羟孕酮水平往往升高数百倍，甚至数千倍。

2. 迟发型

FSH 水平正常、LH 水平升高、睾酮水平轻度升高、DHEAS 水平升高。部分患者的 17- 羟孕酮水平明显升高，这对诊断有帮助。但是也有一些患者的 17- 羟孕酮水平升高不明显（ < 10 ng/mL），这就需要做 ACTH 试验。静脉注射 ACTH 60 min 后，迟发型 21-OHD 患者体内的血 17- 羟孕酮水平将超过 10 ng/mL。

（三）单纯男性化型 21- 羟化酶缺陷的治疗

应尽可能早地治疗单纯男性化型 21- 羟化酶缺陷。肾上腺皮质分泌的过多的雄激素可加速骨骺愈合，因此治疗越晚，患者的最终身高越矮。另外，早治疗还可避免男性化体征加重。

1. 糖皮质激素

糖皮质激素是治疗 21- 羟化酶缺陷的特效药。补充糖皮质激素可以负反馈地抑制 ACTH 的分泌，从而降低血 17- 羟孕酮、DHEAS 和睾酮水平。

常用的糖皮质激素有氢化可的松、强的松和地塞米松。儿童一般使用氢化可的松，剂量为每天 10 ～ 20 mg/m^2，分 2 ～ 3 次服用，最大剂量一般不超过 25 mg/（m^2·d）。由于强的松和地塞米松抑制生长作用较强，因此一般不建议儿童使用。成人每天使用氢化可的松 37.5mg，分 2 ～ 3 次服用；强的松 7.5 mg/d，分 2 次服用；或者地塞米松 0.40 ～ 0.75 mg，每天睡觉前服用 1 次。

在应激情况下，需要把皮质醇的剂量增加 1 ～ 2 倍。在手术或外伤时，如果患者不能口服，就改为肌肉注射或静脉给药。

患者怀孕后应继续使用糖皮质激素，此时一般建议患者使用氢化可的松或强的松，根据患者的血雄激素水平进行剂量调整，一般把雄激素水平控制在正常范围的上限水平。如患者曾行外阴整形术，分娩时应选择剖宫产，这样可以避免外阴损伤。分娩前后应该按应激状态补充糖皮质激素。

需要终身服用糖皮质激素。开始治疗时可采用大剂量的药物，在 17- 羟孕酮水平下降后逐步减量到最小维持量。不同的患者，最小维持量不同。

2. 手术治疗

外生殖器异常者可通过手术纠正。

3. 生育问题

绝大多数患者经糖皮质激素治疗后，可恢复正常排卵，因此可以正常受孕。对女性患者来说，需终身服药，怀孕期间也不可停药。因为如果孕期不治疗的话，即使怀孕的女性胎儿没有 21- 羟化酶缺陷，依然会发生女性外阴男性化。

经糖皮质激素治疗后，如果患者没有恢复排卵，可以使用氯米芬、HMG 和 HCG 诱发排卵。

七、11β - 羟化酶缺陷

11β- 羟化酶（cytochrome P450 11β-hydroxylase，CYP11B1）缺陷也会引起先天性肾上腺皮质增生症，但是其发病率很低，约为 210HD 发病率的 5%。

CYP11B1 基因位于 8 号染色体的长臂上，与编码醛固酮合成酶的基因（CYP1182）相邻。CYP11B1 的生理作用是把 11- 脱氧皮质醇转化成皮质醇，把 11- 去氧皮质酮转化成皮质酮。当 CYP11B1 存在缺陷时，皮质醇合成受阻，ACTH 分泌增加，结果肾上腺皮质增生，雄激素分泌增加。另外，醛固酮合成也受影响，但由于 11- 去氧皮质酮在体内积聚，11- 去氧皮质酮有盐皮质激素活性，因此患者不仅没有脱水症状，反而会出现高血压。

11β- 羟化酶缺陷的临床表现有雄激素水平升高、男性化和高血压等。11β- 羟化酶缺陷最容易与 21- 羟化酶缺陷相混淆，两者的血 17- 羟孕酮水平均升高。11β- 羟化酶缺陷患者体内的 11- 脱氧皮质醇和去氧皮质酮水平升高，有高血压；而 21- 羟化酶缺陷患者没有这些表现。

11β- 羟化酶缺陷的治疗与单纯男性化型 21- 羟化酶缺陷的治疗相似，以糖皮质激素治疗为主。如果使用糖皮质激素后，血压还不正常，就需要加用抗高血压药。

八、雄激素不敏感综合征

雄激素不敏感综合征（androgen insensitivity syndrome，AIS）又被称为雄激素抵抗综合征（androgen resistance syndrome），其发生的根本原因是雄激素受体（androger receptor，AR）基因发生了突变。由于雄激素受体位于 X 染色体上，因此 AIS 为 X- 连锁隐性遗传病。

（一）临床表现

完全性雄激素不敏感综合征的临床表现较单一，不同患者间的差别不大。部分性雄激素不敏感综合征的临床表现与雄激素受体缺陷程度有关，个体间的差异很大；

1. 完全性雄激素不敏感综合征

由于 AR 基因异常，导致胚胎组织对雄激素不敏感。中肾管分化受阻，最后退化。缺少雄激素的影响，尿生殖窦发育成女性外阴，有大阴唇、小阴唇和阴道，外观与正常女性没有差别。许多患者伴有单侧或双侧腹股沟疝，仔细检查疝囊时可发现睾丸。完全性雄激素不敏感综合征者的睾丸可位于腹腔、腹股沟管或阴唇内，病理学检查常可见大量无生精功能的曲细精管。无附睾和输精管，无子宫和输卵管，阴道为盲端。极少数患者有发育不良的输卵管和子宫，可能是睾丸功能不足造成的。

由于完全性雄激素不敏感综合征者为女性外阴，因此出生后按女孩抚养。进入青春期后，患者与正常女性的差异开始显现出来。完全性雄激素不敏感综合征者有正常发育的乳房，但没有阴毛、腋毛和月经。另外，患者的身高可能较一般女性高。

内分泌测定发现患者的血 FSH 水平正常，LH 水平升高，睾酮水平达到正常男性水平，雌激素水平可达到卵泡早、中期水平。雄激素不敏感综合征者体内的雌激素是由睾酮在周围组织转化而来的。雄激素不敏感综合征患者的睾丸分泌的大量睾酮虽然不能通过 AR 发挥生物学效应，但是它却可通过周围组织的芳香化酶转化为雌激素，在雌激素的作用下，患者表型为女性。

2. 部分性雄激素不敏感症

部分性雄激素不敏感综合征的临床表现差异非常大。外阴可以从类似于正常女性的外生殖器到类似于正常男性的外生殖器，跨度很大。与完全性雄激素不敏感综合征相比，部分性雄激素不敏感综合征最大的特点是有不同程度的男性化。男性化程度差的患者可表现为尿道下裂、阴蒂增大，甚至可有带盲端的阴道。男性化程度好的患者可仅表现为男性不育或男性乳房发育。

男性化程度差的 PAIS 患者出生后一般按女孩抚养，而男性化程度好的部分性雄激素不敏感症患者出生后一般按男孩抚养。因此前者一般来妇产科就诊，而后者则去泌尿外科就诊。按女孩抚养的部分性雄激素不敏感综合征患者进入到青春期以后，可有乳房发育，但没有月经来潮。此时患者男性化体征往往更明显，如声音较粗、可有喉结、皮肤较粗、体毛呈男性分布和阴蒂肥大等。

部分性雄激素不敏感综合征患者的激素水平与完全性雄激素不敏感综合征患者相似。

（二）治疗

雄激素不敏感综合征的治疗关键是性别选择。完全性雄激素不敏感综合征和男性化程度差的部分性雄激素不敏感综合征患者，从小按女孩抚养，社会和患者都认为她们是女孩（即社会性别和心理性别均为女性），因此她们中的绝大多数都选择将来做女性。完全性雄激素不敏感综合征患者在选择性别时一般不会遇到的心理障碍，而部分性雄激素不敏感症患者在选择性别时应注意其心理变化，尽量避免不良心理影响。

1. 手术治疗

在部分性雄激素不敏感症患者选择做女性后，首要的治疗是切除双侧睾丸，因为异位的睾丸尤其是位于腹腔内的睾丸由于长期受到体内相对较高的体温的作用可能发生癌变。

对完全性雄激素不敏感综合征患者来说，由于睾丸分泌的激素对青春期体格发育和女性第二性征发育均有重要意义，因此建议在青春期第二性征发育后再行睾丸切除术。

完全性雄激素不敏感综合征患者不存在外阴畸形，不需要做外阴整形术。部分性雄激素不敏感综合征患者往往有明显的外阴畸形，因此在切除性腺的同时还需要做外阴整形术。

2. 雌激素治疗

性腺切除后应给予雌激素替代治疗以维持女性第二性征。由于患者没有子宫，因此只需要补充雌激素，不需要补充孕激素。如戊酸雌二醇 1 ~ 2 mg，每天 1 次，连续服用；或者结合雌激素 0.625mg，每天 1 次，连续服用。在使用雌激素期间，应注意定期检查乳房和骨密度。

九、5α - 还原酶缺陷

5α - 还原酶位于细胞的内质网膜上，其生理作用是催化类固醇激素 △^{4,5} - 双键的加氢还原反应。睾酮（testosterone，T）在 5α - 还原酶的作用下转化成二氢睾酮（dihydrotestos-Lerone，DHT），二氢睾酮是人体内活性最强的雄激素。在胚胎期，尿生殖窦在二氢睾酮的作用下发育成男性外生殖器。对男性胎儿来说，如果 5α - 还原酶有缺陷，二氢睾酮生成不足，那么就会出现两性畸形，临床上表现为外阴模糊，该疾病称为 5α - 还原酶缺陷（5α-re-ductase deficiency）。

（一）临床表现

患者染色体均为 46，XY，有正常或基本正常的睾丸。患者没有子宫和卵巢。由于缺乏二氢睾酮，外阴发育异常。出生时阴茎很小，类似增大的阴蒂。阴囊呈分叉状，尿道开口于会阴，阴道呈一浅凹。睾丸位于腹股沟或分叉的阴囊内。

出生前绝大多数患者按男孩抚养，这些患者将来会去泌尿科就医，因此本文对这些患者将不多赘述。少数按女孩抚养的患者在青春期由于睾酮分泌增加，将出现男性的第二性征，如男性体毛生长、男性体态、阴蒂增大呈正常阴茎及无乳房发育等。

内分泌测定会发现患者的血促性腺激素水平和睾酮水平与正常男性相似。但是双氢睾酮水平明显下降，因此 T/DHT 比值升高。在青春期后，正常男性的 T/DHT 比值约为 10 左右，而 5α - 还原酶缺陷者可高达 30 以上。hCG 刺激后，T 明显升高，但 DHT 无改变，因此 T/DHT 比值将进一步升高，该试验对诊断有帮助。

（二）诊断与鉴别诊断

男性化程度差的、按女孩抚养的 5α-还原酶缺陷患者主要与部分性雄激素不敏感综合征患者相鉴别。测定 DHT 和 HCG 试验可以鉴别。

（三）处理

早期诊断最为重要。早期诊断可以避免按女孩抚养，因为患者在青春期后可发育为基本正常的男性。有许多按女孩抚养的患者在青春期后被迫改变社会性别为男性。

对选择社会性别为女性的患者，最好在青春期前切除睾丸，以免将来出现男性第二性征。青春期给予雌激素替代治疗。成年后如性生活有困难，可以做阴道成形术。

第二节　经前期综合征

经前期综合征（premenstrual syndromes，PMS）又称经前紧张症（premenstrual tension，PMS）或经前紧张综合征（premenstrual tension syndrome，PMTS），是育龄妇女常见的问题。PMS 是指月经来潮前 7～14 d（即在月经周期的黄体期），周期性出现的躯体症状（如乳房胀痛、头痛、小腹胀痛、水肿等）和心理症状（如烦躁、紧张、焦虑、嗜睡、失眠等）的总称。PMS 症状多样，除上述典型症状外，自杀倾向、行为退化、嗜酒、工作状态差甚至无法工作等也常出现于 PMS。由于 PMS 临床表现复杂且个体差异巨大，因此诊断的关键是症状出现的时间及严重程度。PMS 发生于黄体期，随月经的结束而完全消失，具有明显的周期性，这是区分 PMS 和心理性疾病的重要依据；上述心理及躯体症状只有达到影响女性正常的工作、生活、人际交往的程度才称为 PMS。

一、病因与发病机制

近年研究表明，PMS 病因涉及诸多因素的联合，如社会心理因素、内分泌因素及神经递质的调节等。但 PMS 的准确机制仍不明，一些研究结果尚有矛盾之处，进一步的深入研究是必要的。

（一）社会心理因素

情绪不稳定及神经质、特质焦虑者容易体验到严重的 PMS 症状。应激或负性生活事件可加重经前症状，而休息或放松可减轻之，均说明社会心理因素在 PMS 的发生或延续上发挥作用。

（二）内分泌因素

1. 孕激素

英国妇产科学家 Dalton 推断 PMS 是由于经前黄体酮不足或缺陷，而且应用黄体酮治疗可以获得明显效果。然而相反的报道则发现 PMS 妇女黄体酮水平升高。Hammarback 等对 18 例 PMS 妇女连续二月逐日测定血清雌二醇和黄体酮，发现严重 PMS 症状与黄体期血清这两种激素水平高相关。黄体酮常见的副反应如心境恶劣和焦虑等。

这一疾病仅出现于育龄女性，青春期前、妊娠期、绝经后期均不会出现，且仅发生于排卵周期的黄体期。给予外源性孕激素可诱发此病，在激素替代治疗（hormone replace thera-py，HRT）中使用孕激素建立周期引发的抑郁情绪和生理症状同 PMS 相似；曾患有严重 PMS 的女性，行子宫加双附件切除术后给予 HRT，单独使用雌激素不会诱发 PMS，而在联合使用雌孕激素时 PMS 复发。相反，卵巢内分泌激素周期消失，如双卵巢切除或给予促性腺激素释放激素激动剂（GnRHa）均可抑制原有的 PMS 症状。因此，卵巢激素尤其是孕激素可能与 PMS 的病理机制有关，孕激素可增加女性对甾体类激素的敏感性，使中枢神经系统受激素波动的影响增加。

2. 雌激素

（1）雌激素降低学说：正常情况下雌激素有抗抑郁效果，经前雌激素水平下降可能与 PMS，特别是经前心境恶劣的发生有关。Janowsky 强调雌激素波动（中期雌激素明显上升，继之降低）的作用。

（2）雌激素过多学说：持此说者认为雌激素水平绝对或相对高，或者对雌激素的特异敏感性可招致

PMS。Morton 报告给妇女注入雌激素可产生 PMS 样症状。Backstrom 和 carten-son 指出，具有经前焦虑的妇女，雌激素 / 黄体酮比值较高。雌孕激素比例异常可能与 PMS 发生有关。

3. 雄激素

Lahmeyer 指出，妇女雄激素来自卵巢和肾上腺。在排卵前后，血中睾酮水平随雌激素水平的增高而上升，且由于大部分来自肾上腺，故于围月经期并不下降，其时睾酮 / 雌激素及睾酮 / 孕激素之比处于高值。睾酮作用于脑可增强两性的性驱力和攻击行为，而雌激素和黄体酮可对抗之。经前期雌激素和黄体酮水平下降，脑中睾酮失去对抗物，这至少与一些人 PMS 的发生有关，特别是心境改变和其他精神病理表现。

（三）神经递质

研究表明在 PMS 女性中血清性激素的浓度表现为正常，这表明除性激素外还可能有其他因素作用。PMS 患者常伴有中枢神经系统某些神经递质及其受体活性的改变，这种改变可能与中枢对激素的敏感性有关。一些神经递质可受卵巢甾体激素调节，如 5- 羟色胺（5-HT）、乙酰胆碱、去甲肾上腺素、多巴胺等。

1. 乙酰胆碱（Ach）

Janowsky 推测 Ach 单独作用或与其他机制联合作用与 PMS 的发生有关。在人类 Ach 是抑郁和应激的主要调节物，引起脉搏加快和血压上升，负性情绪，肾上腺交感胺释放和止痛效应。Rausch 发现经前胆碱能占优势。

2. 5-HT 与 γ- 氨基丁酸

经前 5-HT 缺乏或胆碱能占优势可能在 PMS 的形成上发挥作用。选择性 5-HT 再摄取阻断剂（SSRLS）如氟西汀、舍曲林问世后证明它对 PMS 有效，而那些主要作用于去甲肾上腺素能的三环抗抑郁剂的效果较差，进一步支持 5-HT 在 PMS 病理生物学中的重要作用。PMDD 患者与患 PMS 但无情绪障碍者及正常对照组相比，5-HT 在卵泡期增高，黄体期下降，波动明显增大，因此 Inoue 等认为，5-HT 与 PMS、PMDD 出现的心理症状密切相关。5- 羟色胺能系统对情绪、睡眠、性欲、食欲和认知具有调节功能，在抑郁的发生发展中起到重要作用。雌激素可增加 5-HT 受体的数量及突触后膜对 5-HT 的敏感性，并增加 5-HT 的合成及其代谢产物 5- 羟吲哚乙酸的水平。有临床研究显示选择性 5-HT 再摄取抑制剂（SSRIs）可增加血液中 5-HT 的浓度，对治疗 PMS/PMDD 有较好的疗效。

另外，有研究认为在抑郁、PMS、PMDD 的患者中 γ- 氨基丁酸（GABA）活性下降，Epperson 等用磁共振质谱分析法测定 PMDD 及正常女性枕叶皮质部的 GABA、雌激素、孕激素等水平发现，PMDD 者卵泡期 GABA 水平明显低于对照组；同时 Epperson 等认为 PMDD 患者可能存在 GABA 受体功能的异常。PMS 女性黄体期异孕烷醇酮水平较低，而异孕烷醇酮有 GABA 激活作用，因此低水平的异孕烷醇酮使PMS 女性 GABA 活性降低，产生抑郁。此外，雌激素兼具增加 GABA 的功能及 GABA 受体拮抗剂的双重功能。

3. 类鸦片物质与单胺氧化酶

Halbreich 和 Endicott 认为内啡肽水平变化与 PMS 的发生有关。他们推测 PMS 的许多症状类似类鸦片物质撤出。目前认为在性腺类固醇激素影响下，过多暴露于内源性鸦片肽并继之脱离接触可能参与 PMS 的发生。持单胺氧化酶（MAO）说则认为 PMS 的发生与血小板 MAO 活性改变有关，而这一改变是受黄体酮影响的。正常情况下，雌激素对 MAO 活性有抑制效应，而黄体酮对组织中 MAO 活性有促进作用。MAO 活性增强被认为是经前抑郁和雌激素 / 孕激素不平衡发生的中介。MAO 活性增加可以减少有效的去甲肾上腺素，导致中枢神经元活动降低和减慢。MAO 学说可解释经前抑郁和嗜睡，但无法说明其他众多的症状。

4. 其他

前列腺素可影响钠潴留，以及精神、行为、体温调节及许多 PMS 症状，前列腺素合成抑制剂能改善PMS 躯体症状。一般认为此类非甾体抗炎药物可降低引起 PMS 症状的中介物质的组织浓度起到治疗作用。维生素 B_6 是合成多巴胺与五羟色胺的辅酶，维生素 B_6 缺乏与 PMS 可能有关，一些研究发现维生素 B_6 治疗似乎比安慰剂效果好，但结果并非一致。

二、临床表现

历来提出的症状甚为分散，可达200项之多，近年研究提出大约20类症状是常见的，包括躯体、心理和行为三个方面。其中恒定出现的是头痛、疼痛、肿胀、嗜睡、易激惹和抑郁，行为笨拙，渴望食物。但表现有较大的个体差异，取决于躯体健康状态，人格特征和环境影响。

（一）躯体症状

1. 水潴留

经前水潴留一般多见于踝、小腿、手指、腹部和乳房，可导致乳房胀痛、体重增加、面部虚肿和水肿，腹部不适或胀满或疼痛，排尿量减少。这些症状往往在清晨起床时明显。

2. 疼痛

头痛较为常见，背痛、关节痛、肌肉痛、乳房痛发生率亦较高。

3. 自主神经功能障碍

常见恶心、呕吐、头晕、潮热、出汗等。可出现低血糖，许多妇女渴望摄入甜食。

（二）心理症状

主要为负性情绪或心境恶劣：

1. 抑郁

心境低落、郁郁不乐、消极悲观、空虚孤独，甚至有自杀意念。

2. 焦虑、激动

烦躁不安，似感到处于应激之下。

3. 运动共济和认知功能改变

可出现行动笨拙、运动共济不良、记忆力差、自感思路混乱。

（三）行为改变

可表现为社会退缩，回避社交活动；社会功能减低，判断力下降，工作时失误；性功能减退或亢进等改变。

三、诊断与鉴别诊断

（一）诊断标准

PMS具有三项属性（经前期出现；在此以前无同类表现；经至消失），诊断一般不难。

美国国立精神卫生研究院的工作定义如下：一种周期性的障碍，其严重程度是以影响一个妇女生活的一些方面（如为负性心境，经前一周心境障碍的平均严重程度较之经后一周加重30%），而症状的出现与月经有一致的和可以预期的关系。这一定义规定了PMS的症状出现与月经有关，对症状的严重程度做出定量化标准。

（二）诊断方法

前瞻性每日评定计分法目前获得广泛应用，它在确定PMS症状的周期性方面是最为可信的，评定周期需患者每天记录症状，至少记录2至3个周期。

（三）鉴别诊断

1. 月经周期性精神病

PMS可能是在内分泌改变和心理社会因素作用下起病的，而月经周期性精神病则有着更为深刻的原因和发病机理。PMS的临床表现是以心境不良和众多躯体不适组成，不致发展为重性精神病形式，可与月经周期性精神病区别。

2. 抑郁症

PMS妇女有较高的抑郁症发生风险以及抑郁症患者较之非情感性障碍患者有较高的PMS发生率已如上述。根据PMS和抑郁症的诊断标准，可做出鉴别。

3. 其他精神疾病经前恶化

根据 PMS 的诊断标准与其他精神疾病经前恶化进行区别。

须注意疑难病例诊断过程中妇科、心理、精神病专家协作的重要性。

四、治疗

PMS 的治疗应针对躯体、心理症状、内在病理机制和改变正常排卵性月经周期等方面。此外，心理治疗和家庭治疗亦受到较多的重视。轻症 PMS 病例采取环境调整、适当膳食、身体锻炼、改善生活方式、应激处理和社会支持等措施即可，重症患者则需实施以下治疗。

（一）调整生活方式

包括合理的饮食与营养、适当的身体锻炼、戒烟、限制盐和咖啡的摄入。可改变饮食习惯，增加钙、镁、维生素 B_6、维生素 E 的摄入等，但尚没有确切、一致的研究表明以上维生素和微量元素治疗的有效性。体育锻炼可改善血液循环，但其对 PMS 的预防作用尚不明确，多数临床专家认为每日锻炼 20 ~ 30 min 有助于加强药物治疗和心理治疗。

（二）心理治疗

心理因素在 PMS 发生中所起的作用是不容忽视的。精神刺激可诱发和加重 PMS。要求患者日常保持乐观情绪，生活有规律，参加运动锻炼，增强体质，行为疗法曾用以治疗 PMS，放松技术有助于改善疼痛症状。生活在经前综合征妇女身边的人，如父母、丈夫、子女等，要多关心患者，对她们在经前出现的心境烦躁，易激惹等给以容忍和同情。工作周围的人也应体谅她们经前发生的情绪症状，在各方面予以照顾，避免在此期间从事驾驶或其他具有危险性的作业。

（三）药物治疗

1. 精神药物

（1）抗抑郁药：5- 羟色胺再摄取抑制剂（selective serotonergic reuptake inhibitors，SS-RIs）对 PMS 有明显疗效，达 60% ~ 70% 且耐受性较好，目前认为是一线药物。如氟西汀（百忧解）20 mg 每日一次，经前口服至月经第 3 d。减轻情感症状优于躯体症状。

舍曲林（sertraline）剂量为每日 50 ~ 150 mg。三环类抗抑郁药氯丙咪嗪（clomipramine）是一种三环类抑制 5- 羟色胺和去甲肾上腺素再摄取的药物，每天 25 ~ 75 mg 对控制 PMS 有效，黄体期服药即可。SSRIs 与三环类抗抑郁药物相比，无抗胆碱能、低血压及镇静等副作用，并具有无依赖性和无特殊的心血管及其他严重毒性作用的优点。SSRIs 除抗抑郁外也有改善焦虑的效应，目前应用明显多于三环类。

（2）抗焦虑药：苯二氮䓬类用于治疗 PMS 已有很长时间，如阿普唑仑为抗焦虑药，也有抗抑郁性质，用于 PMS 获得成功，起始剂量为 0.25 mg，1 天 2 ~ 3 次，逐渐递增，每日剂量可达 2.4 mg 或 4 mg，在黄体期用药，经至即停药，停药后一般不出现戒断症状。

2. 抑制排卵周期

（1）口服避孕药：作用于 H-P-O 轴可导致不排卵，常用以治疗周期性精神病和各种躯体症状。口服避孕药对 PMS 的效果不是绝对的，因为一些亚型用本剂后症状不仅未见好转反而恶化。就一般病例而论复方短效单相口服避孕药均有效。国内多选用复方炔诺酮或复方甲地孕酮。

（2）达那唑：一种人工合 17α- 乙炔睾酮的衍生物，对下丘脑 - 垂体促性腺激素有抑制作用。100 ~ 400 mg/d 对消极情绪、疼痛及行为改变有效，200 mg/d 能有效减轻乳房疼痛。但其雄激素活性及致肝功能损害作用，限制了其在 PMS 治疗中的临床应用。

（3）促性腺激素释放激素激动剂（GnRHa）：GnRHa 在垂体水平通过降调节抑制垂体促性腺激素分泌，造成低促性腺激素水平及低雌激素水平，达到药物切除卵巢的疗效。有随机双育安慰剂对照研究证明 GnRHa 治疗 PMS 有效。单独应用 GnRHa 应注意低雌激素血症及骨量丢失，故治疗第 3 个月应采用反加疗法（add-back therapy）克服其副作用。

（4）手术切除卵巢或放射破坏卵巢功能：虽然此方法对重症 PMS 治疗有效，但卵巢功能破坏导致绝经综合征及骨质疏松性骨折、心血管疾病等风险增加，应在其他治疗均无效时酌情考虑。对中、青年女性患者不宜采用。

3. 其他

（1）利尿剂：PMS 的主要症状与组织和器官水肿有关。醛固酮受体拮抗剂螺内酯不仅有利尿作用，对血管紧张素功能亦有抑制作用。剂量为 25 mg 每天 2 ～ 3 次，可减轻水潴留，并对精神症状亦有效。

（2）抗前列腺素制剂：经前子宫内膜释放前列腺素，改变平滑肌张力，免疫功能及神经递质代谢。抗前列腺素如甲芬那酸 250 mg 每天 3 次，于经前 12 d 起服用。餐中服可减少胃刺激。如果疼痛是 PMS 的标志，抗前列腺素有效。除对痛经、乳胀、头痛、痉挛痛、腰骶痛有效，对紧张易怒症状也有报告有效。

（3）多巴胺拮抗剂：高催乳素血症与 PMS 关系已有研究报道。溴隐亭为多巴胺拮抗剂，可降低 PRL 水平并改善经前乳房胀痛。剂量为 2.5 mg，每日 2 次，餐中服药可减轻副反应。

第三节 功能失调性子宫出血

调节女性生殖的神经内分泌功能紊乱引起的异常子宫出血称为功能失调性子宫出血（dysfunctional uterine bleeding，DUB），简称功血。根据有无排卵功血可分为两类：有排卵的称为排卵型功血，无排卵的称为无排卵型功血。临床上以无排卵型功血为主，约占总数的 85%，而排卵型功血只占 15%。排卵型功血包括黄体功能不足、子宫内膜不规则脱落和排卵期出血等。本节主要介绍无排卵型功血和黄体功能不足。

一、无排卵型功能失调性子宫出血

（一）病理生理机制

无排卵功血多发生在青春期和围绝经期，前者称为青春期功血，后者称为围绝经期功血。虽然青春期功血与围绝经期功血均为无排卵型功血，但它们的发病机制不同。青春期功血不排卵的原因在于患者体内的下丘脑－垂体－卵巢轴尚未成熟；围绝经期功血不排卵的原因是衰老的卵巢对促性腺激素不敏感，卵泡发育不良，卵泡分泌的雌激素达不到诱发雌激素正反馈的阈值水平。

由于不排卵，卵巢只分泌雌激素，不分泌孕激素。在无孕激素对抗的雌激素长期作用下，子宫内膜增生变厚。当雌激素水平急遽下降时，大量子宫内膜脱落，子宫出血很多，这种情况称为雌激素撤退性出血。在雌激素水平下降幅度小时，脱落的子宫内膜量少，子宫出血也少，这种出血称为雌激素突破性出血。另外，当增生的内膜需要更多的雌激素而卵巢分泌的雌激素却未增加时也会出现子宫出血，这种出血也属于雌激素突破性出血。

由于没有孕激素的作用，子宫螺旋动脉比较直，当子宫内膜脱落时螺旋动脉也不发生节律性收缩，血窦不容易关闭，因此无排卵型功血不容易止住。雌激素水平升高时，子宫内膜增生覆盖创面，出血才会停止。孕激素可以使增生的内膜发生分泌反应，子宫内膜间质呈蜕膜样改变，这是孕激素止血的机制。

（二）临床表现

临床上主要表现为月经失调，即月经周期、经期和月经量的异常变化。

1. 症状

无排卵型功血多见于青春期及围绝经期妇女，临床上表现为月经周期紊乱，经期长短不一，出血量时多时少。出血少时患者可以没有任何自觉症状，出血多时会出现头晕、乏力、心悸等贫血症状。

2. 体征

体征与出血量多少有关，大量出血导致继发贫血时，患者皮肤、黏膜苍白，心率加快；少量出血时无上述体征。妇科检查无异常发现。

（三）诊断

无排卵型功血为功能性疾病，因此只有在排除了器质性疾病时才能诊断。超声检查在功血的诊断中具有重要意义，如果超声发现有引起异常出血的器质性病变，则可排除功血。另外，超声检查对治疗也有指导意义。如果超声提示子宫内膜厚，那么孕激素止血的效果可能较好；如果内膜薄，雌激素治疗的效果可能较好。

（四）处理

1. 一般治疗

功血患者往往体质较差，因此应补充营养，改善全身情况。严重贫血者（Hb < 6 g/dl）往往需要输血治疗。

2. 药物止血

药物治疗以激素治疗为主，青春期功血的治疗原则是止血、调整周期和促进排卵。更年期功血的治疗原则是止血、调整周期和减少出血。

激素止血治疗的方案有多种，应根据具体情况如患者年龄、出血时间、出血量和子宫内膜厚度等来选择激素的种类和剂量。在开始激素治疗前必须明确诊断，排除器质性疾病，尤其是绝经前妇女更是如此。诊刮术和分段诊刮术既可以迅速止血，又可进行病理检查以了解有无内膜病变。对年龄较大的女性来说，建议选择诊刮术和分段诊刮术进行治疗。

（1）雌激素止血：机制是使子宫内膜继续增生，覆盖子宫内膜脱落后的创面，起到修复作用。另外雌激素还可以升高纤维蛋白原水平，增加凝血因子，促进血小板凝集，使毛细血管通透性降低，从而起到止血作用。雌激素止血适用于内膜较薄的大出血患者。

①己烯雌酚（diethylstibestrol, DES）：开始用量为 1 ~ 2 mg/ 次，每 8 h 一次，血止 3 d 后开始减量，每 3 d 减一次，每次减量不超过原剂量的 1/3。维持量为 0.5 ~ 1.0 mg/d。止血后维持治疗 20 d 左右，在停药前 5 ~ 10 d 加用孕激素，如醋酸甲羟孕酮 10 mg/d。停用己烯雌酚和醋酸甲羟孕酮 3 ~ 7 d 后会出现撤药性出血。由于己烯雌酚胃肠道反应大，许多患者无法耐受，因此现在多改用戊酸雌二醇或结合雌激素。

②戊酸雌二醇（estradiol valerate）：出血多时口服 2 ~ 6 mg/ 次，每 6 ~ 8 h 一次。血止 3 d 后开始减量，维持量为 2 mg/d。具体用法同己烯雌酚。

③苯甲酸雌二醇（estradiol benzoate）：为针剂，2 mg/ 支。出血多时每次注射 1 支，每 6 ~ 8 h 肌肉注射一次。血止 3 d 后开始减量，具体用法同己烯雌酚，减至 2 mg/d 时，可改口服戊酸雌二醇。由于肌肉注射不方便，因此目前较少使用苯甲酸雌二醇止血。

④结合雌激素片剂：出血多时采用 1.25 ~ 2.5 mg/ 次，每 6 ~ 8 h 一次。血止后减量，维持量为 0.625 ~ 1.25 mg/d。具体用法同己烯雌酚。

在使用雌激素止血时，停用雌激素前一定要加孕激素。如果不加孕激素，停用雌激素就相当于人为地造成了雌激素撤退性出血。围绝经期妇女是子宫内膜病变的高危人群，因此在排除子宫内膜病变之前应慎用雌激素止血。子宫内膜比较厚时，需要的雌激素量较大，使用孕激素或复方口服避孕药治疗可能更好。

（2）孕激素止血：孕激素的作用机制主要是转化内膜，其次是抗雌激素。临床上根据病情，采用不同方法进行止血。孕激素止血既可以用于青春期功血的治疗，也可以用于围绝经期功血的治疗。少量出血和中量出血时多选用孕激素；大量出血时既可以选择雌激素，也可以选择孕激素，它们的疗效相当。一般来讲内膜较厚时，多选用孕激素，内膜较薄时多选雌激素。

临床上常用的孕激素有醋酸炔诺酮、醋酸甲羟孕酮、醋酸甲地孕酮和黄体酮，止血效果最好的是醋酸炔诺酮，其次是醋酸甲羟孕酮和醋酸甲地孕酮，最差的是黄体酮，因此大出血时不选用黄体酮。

①少量子宫出血时的止血：孕激素使增殖期子宫内膜发生分泌反应后，子宫内膜可以完全脱落。通常用药后阴道流血减少或停止，停药后产生撤药性阴道流血，7 ~ 10 d 后出血自行停止。该法称为"药物性刮宫"，适用于少量长期子宫出血者。方法：黄体酮 10 mg/d，连用 5 d；或用甲羟孕酮（甲羟孕酮）10 ~ 12 mg/d，连用 7 ~ 10 d；或甲地孕酮（妇宁片）5 mg/d，连用 7 ~ 10 d。

②中多量子宫出血时的止血：炔诺酮（norethindrone, norethisteron, noilutin）属 19- 去甲基睾酮类衍生物，止血效果较好，临床上常用。每片剂量为 0.625 mg，每次服 5 mg，每 6 ~ 12 h 一次（大出血每 6 ~ 8 h 一次，中量出血每 12 h 一次）。阴道流血多在半天内减少，3 d 内血止。血止 3 d 后开始减量，每 3 d

减一次，每次减量不超过原剂量的1/3，维持量为5mg/d，血止20d左右停药。如果出血很多，开始可用5～10mg/次，每3h一次，用药2～3次后改8h一次。治疗时应叮嘱患者按时、按量用药，并告知停药后会有撤药性出血，不是症状复发，用药期间注意肝功能。

甲地孕酮（megestrol acetate）：属黄体酮类衍生物，1mg/片，中多量出血时每次口服10mg，每6～12h一次，血止后逐步减量，减量原则同上。与炔诺酮相比，甲地孕酮的止血效果差，对肝功能的影响小。

醋酸甲羟孕酮（medroxyprogesterone acetate）：属黄体酮衍生物，对子宫内膜的止血作用逊于炔诺酮，但对肝功能影响小。中多量出血时每次口服10～12mg，每6～12h一次，血止后逐渐减量，递减原则同上，维持量为10～12mg/d。

（3）复方口服避孕药：是以孕激素为主的雌孕激素联合方案。大出血时每次口服复方口服避孕药1～2片，每8h一次。血止2～3d后开始减量，每2～3d减一次，每次减量不超过原剂量的1/3，维持量为1～2片/d。

大出血时国外最常用的是复方口服避孕药，24h内多数出血会停止。

（4）激素止血时停药时机的选择：一般在出血停止20d左右停药，主要根据患者的一般情况决定停药时机。如果患者一般情况好、恢复快，就可以提前停药，停药后2～5d，会出现撤药性出血。如果出血停止20d后，贫血还没有得到很好的纠正，可以适当延长使用激素时间，以便患者得到更好的恢复。

（5）雄激素：既不能使子宫内膜增殖，也不能使增生的内膜发生分泌反应，因此它不能止血。虽然如此，可是雄激素可以减少出血量。雄激素不可单独用于无排卵型功血的治疗，它需要与雌激素或（和）孕激素联合使用。临床上常用丙酸睾酮（testosterone propio-nate），25mg/支，在出血量多时每天25～50mg肌肉注射，连用2～3d，出血明显减少时停止使用。注意为防止发生男性化和肝功能损害，每月总量不宜超过300mg。

（6）其他止血剂：如巴曲酶、6-氨基己酸、氨甲苯酸、氨甲环酸（止血环酸）和非甾体抗炎药等。由于这些药不能改变子宫内膜的结构，因此他们只能减少出血量，不能从根本上止血。

大出血时静脉注射巴曲酶1kU后的30min内，阴道出血会显著减少，因此巴曲酶适于激素止血的辅助治疗。6-氨基己酸、氨甲苯酸和氨甲环酸属于抗纤维蛋白溶解药，它们也可减少出血。

3. 手术治疗

围绝经期妇女首选诊刮术，一方面可以止血，另一方面可用于明确有无子宫内膜病变。怀疑有子宫内膜病变的妇女也应做诊断性刮宫。

少数青春期功血患者药物止血效果不佳时，也需要刮宫。止血时要求刮净，刮不干净就起不到止血的作用。刮宫后7d左右，一些患者会有阴道流血，出血不多时可使用抗纤维蛋白溶解药，出血多时使用雌激素治疗。

由于刮宫不彻底造成的出血则建议使用复方口服避孕药治疗，或者选择再次刮宫。

4. 调整周期

对无排卵型功血来说，止血只是治疗的第一步，几乎所有的患者都还需要调整周期。青春期功血发生的根本原因是下丘脑－垂体－卵巢轴功能紊乱，正常的下丘脑－垂体－卵巢轴调节机制的建立可能需要很长的时间。在正常调节机制未建立之前，如果不予随访、调整周期，患者还会发生大出血。

围绝经期功血发生的原因是卵巢功能衰退，随着年龄的增加，卵巢功能只能越来越差。因此，理论上讲围绝经期功血不可能恢复正常，这些患者需要长期随访、调整周期，直到绝经。

二、黄体期缺陷

排卵后，在黄体分泌的孕激素的作用下子宫内膜发生分泌反应。在整个黄体期，子宫内膜的组织学形态（子宫内膜分泌反应）是持续变化的；分泌期时不相同，子宫内膜组织学形态也不同。若排卵后子宫内膜组织学变化比黄体发育晚2d以上，则称为黄体期缺陷（luteal phase deficiency or luteal phase defect，LPD）。目前，国内常把黄体期缺陷称为黄体功能不足或黄体功能不全。导致黄体期缺陷的原因有两个：黄体内分泌功能不足和子宫内膜对孕激素的反应性下降。前者是名副其实的黄体功能不足，后者又被称为孕激素抵抗。

（一）发病机制

目前认为黄体期缺陷的发病机制如下：

1. 卵泡发育不良

黄体是由卵泡排卵后演化而来的，卵泡的颗粒细胞演变成黄体颗粒细胞，卵泡膜细胞演变成黄体卵泡膜细胞。当促性腺激素分泌失调或卵泡对促性腺激素的敏感性下降时，卵泡发育不良，颗粒细胞的数量和质量下降。由发育不良的卵泡生成的黄体质量也差，其分泌孕激素的能力下降。

2. 黄体功能不良

黄体的形成和维持与 LH 有关。当 LH 峰和黄体期 LH 分泌减少时，会发生黄体功能不足。另外，如前所述即使 LH 峰和 LH 分泌正常，如果卵泡发育不良也会出现黄体功能不足。黄体功能不足体现在两个方面：

（1）黄体内分泌功能低下，分泌的黄体酮减少。

（2）黄体生存时间缩短，正常的黄体生存时间为 12 ~ 16 d，黄体功能不足时 ≤ 11 d。

3. 子宫内膜分泌反应不良

黄体功能不足时孕激素分泌减少，子宫内膜分泌反应不良，子宫内膜形态学变化比应有的组织学变化落后 2 d 以上。子宫内膜存在孕激素抵抗时，虽然孕激素水平正常，但由于子宫内膜对孕激素的反应性下降，因此也将出现子宫内膜分泌反应不良。

（二）临床表现

黄体期缺陷属于亚临床疾病，其对患者的健康危害不大。患者往往因为不孕不育来就诊。

1. 月经紊乱

由于黄体生存期缩短，黄体期缩短，所以表现为月经周期缩短、月经频发。如果卵泡期延长，月经周期也可在正常范围。

2. 不孕或流产

由于黄体功能不足，患者不容易受孕。即使怀孕，也容易发生早期流产。据报道约 3% ~ 20% 的不育症与黄体期缺陷有关，另外诱发排卵时常出现黄体功能不足。

（三）辅助检查

临床表现只能为黄体期缺陷的诊断提供线索，明确诊断需要一些辅助检查。

1. 子宫内膜活检

是诊断黄体期缺陷的金标准。Noyes 和 Shangold 对排卵后每日的子宫内膜特征进行了描述，如果活检的内膜比其应有的组织学变化落后 2 d 以上，即可诊断。活检的关键是确定排卵日，有条件者可通过 B 超监测和 LH 峰测定确定排卵日。临床上多选择月经来潮前 1 ~ 3 d 活检，但该方法的误差较大。

2. 基础体温（BBT）测定

孕激素可以上调体温调定点，使基础体温升高。一般认为基础体温升高天数 ≤ 11 d、上升幅度 ≤ 3℃ 或上升速度缓慢时，应考虑黄体功能不足。需要注意的是，单单测定基础体温对诊断黄体功能不足是不够的。

3. 黄体酮测定

黄体酮是黄体分泌的主要因素，因此黄体酮水平可反映黄体功能。黄体中期血黄体酮水平 < 10 ng/mL 时，可以诊断黄体功能不足。由于黄体酮分泌变化很大，因此单靠一次黄体酮测定进行诊断很不可靠。

4. B 超检查

可以从形态学上了解卵泡的发育、排卵情况和子宫内膜的情况，对判断黄体功能有一定的帮助。

（四）诊断和鉴别诊断

明确诊断需要子宫内膜活检。另外，应性下降。

（五）处理

目前的处理仅仅针对黄体功能不足。的治疗方法。根据常规检查很难明确诊断子宫内膜对孕激素的

反如果子宫内膜对孕激素的反应性下降，则没有有效

1. 黄体支持

因为人绒毛膜促性腺激素（HCG）和 LH 的生物学作用相似，因此可用于黄体支持治疗。用法：黄体早期开始肌肉注射 HCG，1 000 IU/ 次，每天 1 次，连用 5 ~ 7 d；或 HCG2 000 IU/ 次，每 2 d 一次，连用 3 ~ 4 次。

在诱发排卵时，如果有发生卵巢过度刺激综合征（OHSS）的风险，则应禁用 HCC，因为 HCG 可以引起 OHSS 或使 OHSS 病情加重。

2. 补充黄体酮

治疗不孕症时选用黄体酮制剂，因为天然孕激素对胎儿最安全。如果不考虑生育，而是因为月经紊乱来治疗，可以选择人工合成的口服孕激素，如醋酸甲羟孕酮和醋酸甲地孕酮等。

（1）黄体酮针剂：在自然周期或诱发排卵时，每日肌肉注射黄体酮 10 ~ 20 mg；在使用 GnRH 激动剂和拮抗剂的周期中，需要加大黄体酮剂量至 40 ~ 80 mg/d。

（2）微粒化黄体酮：口服利用度低，因此所需剂量大，根据情况每天口服 200 ~ 600 mg。

（3）醋酸甲羟孕酮：下次月经来潮前 7 ~ 10 d 开始用药，每天 8 ~ 10 mg，连用 7 ~ 10 d。

（4）醋酸甲地孕酮：下次月经来潮前 7 ~ 10 d 开始用药，每天 6 ~ 8 mg，连用 7 ~ 10 d。

3. 促进卵泡发育首选氯米芬，从月经的第 3 ~ 5 d 开始，每天口服 25 ~ 100 mg，连用 5 d，停药后监测卵泡发育情况。氯米芬疗效不佳者，可联合使用 HMG 和 HCG 治疗。

第四节　痛经

痛经（dysmenorrhea）是指伴随着月经的疼痛，疼痛可以出现在行经前后或经期，主要集中在下腹部，常呈痉挛性，通常还伴有其他症状，包括腰腿疼、头痛、头晕、乏力、恶心、呕吐、腹泻、腹胀等。痛经是育龄期妇女常见的疾病，发生率很高，文献报道为 30% ~ 80% 不等，每个人的疼痛阈值差异及临床上缺乏客观的评价指标使得人们对确切的发病率难以评估。我国 1980 年全国抽样调查结果表明：痛经发生率为 33.19%，其中原发性痛经占 36.06%，其余为继发性痛经。不同年龄段痛经发生率不同，初潮时发生率较低，随后逐渐升高，16 ~ 18 岁达顶峰，30 ~ 35 岁时下降，生育期稳定在 40% 左右，以后更低，50 岁时约为 20% 左右。

痛经分为原发性和继发性两种。原发性痛经（primary dysmenorrhea）是指不伴有其他明显盆腔疾病的单纯性功能性痛经；继发性痛经（secondary dysmenorrhea）是指因盆腔器质性疾病导致的痛经。

一、原发性痛经

青春期和年轻的成年女性的痛经大多数是原发性痛经，是功能性的，与正常排卵有关，没有盆腔疾患；但有大约 10% 的严重痛经患者可能会查出有盆腔疾患，如子宫内膜异位症或先天性生殖道发育异常。原发性痛经的发病原因和机制尚不完全清楚，研究发现原发性痛经发作时有子宫收缩的异常，而造成收缩异常的原因有局部前列腺素、白三烯类物质、血管升压素、催产素的增高等。

（一）病因和病理生理

1. 子宫收缩异常正常月经期子宫的基础张力 < 1.33 kPa，宫缩时可达 16 kPa，收缩频率为 3 ~ 4 次 /min。痛经时宫腔的基础压力提高，收缩频率增高且不协调。因此原发性痛经可能是子宫肌肉活动增强、过渡收缩所致。

2. 前列腺素（PG）的合成和释放过多

子宫内膜是合成前列腺素的主要场所，子宫合成和释放前列腺素过多可能是导致痛经的主要原因。PG 的增多不仅可以刺激子宫肌肉过度收缩，导致子宫缺血，并且使神经末梢对痛觉刺激敏感化，使痛觉阈值降低。

3. 血管紧张素和催产素过高

原发性痛经患者体内的血管紧张素增高，血管紧张素可以引起子宫肌层和血管的平滑肌收缩加强，

因此，被认为是引起痛经的另一重要因素。催产素是引起痛经的另一原因，临床上应用催产素拮抗剂可以缓解痛经。

4. 其他因素

主要是精神因素，紧张、压抑、焦虑、抑郁等都会影响对疼痛的反应和主观感受。

（二）临床表现

原发性痛经主要发生在年轻女性身上，初潮或初潮后数月开始，疼痛发生在月经来潮前或来潮后，在月经期的 48 ~ 72 h 持续存在，疼痛呈痉挛性，集中在下腹部，有时伴有腰痛，严重时伴有恶心、呕吐、面色苍白、出冷汗等，影响日常生活和工作。

（三）诊断与鉴别诊断

诊断原发性痛经，首先要排除器质性盆腔疾病的存在。全面采集病史，进行全面的体格检查，必要时结合辅助检查，如 B 超、腹腔镜、宫腔镜、子宫输卵管碘油造影等，排除子宫器质性疾病。鉴别诊断主要排除子宫内膜异位症、子宫腺肌症、盆腔炎等疾病，并区别于继发性痛经，还要与慢性盆腔痛相区别。

（四）治疗

1. 一般治疗

对痛经患者，尤其是青春期少女，必须进行有关月经的生理知识教育，消除其对月经的心理恐惧。痛经时可卧床休息，热敷下腹部，还可服用非特异性的止痛药。研究表明，对痛经患者施行精神心理干预可以有效减轻症状。

2. 药物治疗

（1）前列腺素合成酶抑制剂：非甾体抗炎药是前列腺素合成酶抑制剂，通过阻断环氧化酶通路，抑制前列腺素合成，使子宫张力和收缩力下降，达到止痛的效果。有效率 60% ~ 90%，服用简单，副作用小，还可以缓解其他相关症状，如恶心、呕吐、头痛、腹泻等。用法：一般于月经来潮、痛经出现前开始服用，连续服用 2 ~ 3 d，因为前列腺素在月经来潮的最初 48 h 释放最多，连续服药的目的是减少前列腺素的合成和释放。因此疼痛时临时间断给药效果不佳，难以控制疼痛。

（2）避孕药具：短效口服避孕药和含左炔诺孕酮的宫内节育器（曼月乐）适用于需要采用避孕措施的痛经患者，可以有效地治疗原发性痛经。口服避孕药可以使 50% 的患者疼痛完全缓解，40% 明显减轻。曼月乐对痛经的缓解的有效率也高达 90% 左右。避孕药的主要作用是抑制子宫内膜生长、抑制排卵、降低前列腺素和血管升压素的水平。各类雌、孕激素的复合避孕药均可以减少痛经的发生，它们减轻痛经的程度无显著差异。

（3）中药治疗：中医认为痛经是由于气血运行不畅引起，因此一般以通调气血为主，治疗原发性痛经一般用当归、川芎、茯苓、白术、泽泻等组成的当归芍药散，效果明显。

3. 手术治疗

以往对原发性痛经药物治疗无效者的顽固性病例，可以采用骶前神经节切除术，效果良好，但有一定的并发症。近年来主要用子宫神经部分切除术。无生育要求者，可进行子宫切除术。

二、继发性痛经

继发性痛经是指与盆腔器官的器质性病变有关的周期性疼痛。常在初潮后数年发生。

（一）病因

有许多妇科疾病可能引起继发性痛经，它们包括：

1. 典型周期性痛经的原因

处女膜闭锁、阴道横隔、宫颈狭窄、子宫异常（先天畸形、双角子宫）、子宫腔粘连（Asherman 综合征）、子宫内膜息肉、子宫平滑肌瘤、子宫腺肌病、盆腔瘀血综合征、子宫内膜异位症、IUD 等。

2. 不典型的周期性痛经的原因

子宫内膜异位症、子宫腺肌病、残留卵巢综合征、慢性功能性囊肿形成、慢性盆腔炎等。

（二）病理生理

研究表明，子宫内膜异位症和子宫腺肌症患者体内产生过多的前列腺素，可能是痛经的主要原因之一。前列腺素合成抑制制剂可以缓解该类疾病的痛经症状。环氧化酶（COX）是前列腺素合成的限速酶，在子宫内膜异位症和子宫腺肌症患者体内表达量过度增高。这些均说明前列腺素合成代谢异常与继发性痛经的疼痛有关。

宫内节育器（IUD）的副作用主要是月经过多和继发痛经，其痛经的主要原因可能是子宫的局部损伤和 IUD 局部的白细胞浸润导致的前列腺素合成增加。

（三）临床表现

痛经一般发生在初潮后数年，生育年龄妇女较多见。疼痛多发生在月经来潮之前，月经前半期达到高峰，此后逐渐减轻，直到结束。继发性痛经症状常有不同，伴有腹胀、下腹坠痛、肛门坠痛等。但子宫内膜异位症的痛经也有可能发生在初潮后不久。

（四）诊断和鉴别诊断

诊断继发性痛经，除了详细询问病史外，主要通过盆腔检查，相关的辅助检查，如 B 超、腹腔镜、宫腔镜及生化指标的化验等，找出相应的病因。

微信扫码
- 临床科研
- 医学前沿
- 临床资讯
- 临床笔记

第六章

多囊卵巢综合征研究进展

第一节　多囊卵巢综合征的历史

对多囊卵巢综合征（polycystic ovary syndrome，PCOS）认识历史悠久，1844 年，研究者首先描述了增大的、多囊的、周围由一个光滑囊包绕的卵巢 1935 年 Stein 和 Leventhal 在美国妇产科杂志发表论文，报道了 7 例双侧卵巢多囊性增大病例和卵巢的病理学改变。这些病例的临床症状包括：①闭经或月经稀发。②与慢性无排卵相关的不孕。③男性型多毛。④肥胖等。此后，双卵巢多囊性增大合并上述临床表现，被称为 Stein-Leventhal 综合征。

在 20 世纪，Stein 和 Leventhal 利用充气造影术或是剖腹探查发现了增大的硬化囊性卵巢，并以此及伴有无排卵或多毛症来诊断这种疾病。

1962 年 Goldzicher 和 Green 对 187 篇 Pcos 的相关文献总结后认识到，该疾病存在许多非典型表现，如有的患者不出现多毛表现或具有排卵功能等，提出将病名改为多囊卵巢综合征。随着研究的深入，发现了 PCOS 患者血清中的 LH 显著增高，而 FSH 常处于正常范围，两者的比值增加，并一度将此也纳入诊断标准，一开始是 2：1，后来是 3：1 及 2.5：1。最终，这一比值还是被废弃了，PCOS 的诊断只依据 LH 的确切值。

20 世纪 70 年代盆腔超声（腹部超声和阴道超声）的出现，成为诊断 PCOS 的一个有效工具。它可以观察到卵巢表面下的卵泡结构以及致密增厚的间质。以腹腔镜检查的结果来做对照，超声检查的敏感性是 97%，特异性是 100%。

1990 年，美国国立卫生研究院（National Institutes of Health，NIH）给出了 PCOS 的诊断标准，在排除其他可引起慢性无排卵和高雄激素血症的疾病之后，符合以下两项内容：①慢性无排卵。②高雄激素血症的临床表现或生化改变，即可诊断为 PCOS，而不一定需要超声显示多囊卵巢的形态学改变。这个标准是向着诊断规范化的重大进步，许多重要的随机的多中心临床试验因此得以进行。

2002 年，美国妇产科学会提出的诊断指南，建议对 PCOS 的诊断还需考虑肥胖和胰岛素抵抗等因素。但大部分欧洲国家在诊断 PCOS 时，以卵巢超声形态学多囊卵巢的改变为必要条件，同时结合临床表现或生化改变。

2003 年，由欧洲人类生殖与胚胎学协会（the European Society for Human Reproduction and Embryology，ESHRE）和美国生殖医学协会（theAmerican Society forReproductive Medicine，ASRM）发起的鹿特丹 PCOS 专题会议（Rotterdam 会议）对以上诊断标准进行了修订。PCOS 目前的诊断标准为，在排除其他引起高雄激素血症的疾病（如先天性肾上腺皮质增生、分泌雄激素的肿瘤和库欣综合征等）后，符合以下 3 项中任何 2 项，则可确诊为 PCOS：①稀发排卵和（或）无排卵。②有高雄激素血症的临床表现和（或）生化改变。③超声检查时发现多囊性卵巢。

2006年雄激素过多协会（Androgen Excess Society，AES）提出PCOS的诊断标准是：①多毛和（或）高雄激素血症（hirsutism and/or hyperandrogenism）。②稀发排卵或无排卵和（或）多囊卵巢（oligo-ovulation and/or polycystic ovaries）。③排除其他雄激素过多的相关疾病，如CAH、库欣综合征、高泌乳素血症、严重的胰岛素抵抗综合征、分泌雄激素的肿瘤、甲状腺功能异常等。

鹿特丹会议后，我国学者基本达成共识，在我国没有自己的PCOS诊断标准的情况下，推荐采用鹿特丹标准，以便临床诊治和研究。组织全国性的大样本研究，尽快建立起适合我国实际情况的标准化诊断及治疗规范势在必行。

第二节　多囊卵巢综合征的病理生理

多囊卵巢综合征（PCOS）是一种累及多系统的生殖-代谢紊乱综合征，主要的病理生理改变为高雄激素血症，并常伴有胰岛素抵抗、代偿性高胰岛素血症、低纤溶、高甘油三酯血症、高低密度脂蛋白血症等，其基本病理生理过程涉及包括HPO轴、肾上腺、胰腺、脂肪组织及胃肠道等多种因子的效应和相互影响，多囊卵巢综合征的病因不确切，研究表明它可能是由遗传、内分泌、代谢与环境因素引起的。

正常月经周期的排卵功能需要参与月经周期调节的各系统间协调一致，包括中枢下丘脑-垂体-卵巢轴（hypothalamo-pituitary-ovarian axis，HPOA）功能的健全、反馈系统和卵巢局部的反应性。PCOS患者的FSH血清浓度较正常妇女的卵泡期FSH水平显著降低，并具有较高的基础LH水平和缺乏周期性变化的FSH水平，表现在LH/FSH比值上升，通常≥2。有学者认为，由于稀发排卵甚至无排卵导致的持续血清低黄体酮水平，缺乏对雌激素负反馈作用的拮抗是引起PCOS患者FSH分泌减少的一种机制。在卵巢的各期卵泡中，从小窦卵泡（直径0.2~0.3 mm）开始就具有合成甾体激素的能力。在月经周期第7 d，卵泡簇达到7~10 mm时，卵泡膜—间质细胞转化为次级间质细胞，黄体酮合成增加，在胞内P450C17α-羟化酶的协同作用下合成雄烯二酮（androstenedione，A），在17α-羟固醇脱氢酶的作用下和睾酮相互转化。雄烯二酮和睾酮是合成雌酮和雌二醇的前体，当雄激素产生增加和（或）向雌激素转化过程受抑，则出现卵巢和血清雄激素水平升高。PCOS患者的卵泡膜细胞的数目和功能上都高于正常妇女，甾体激素的生成异常也是PCOS病生理基础之一。

对PCOS患者的囊状卵泡进行病理检测，从外观上看颗粒细胞像是处于不同的退化时期，颗粒细胞实际上是有活力的，具备完整的甾体激素生成潜力，而且表达高水平的FSH受体，体内体外实验均表明该类颗粒细胞对FSH的反应增强。由于颗粒细胞对FSH的高度敏感性，PCOS妇女在使用促性腺激素刺激时容易发生卵巢过度刺激，但颗粒细胞对FSH的高度敏感性是原发的还是继发于其他因素尚未明确。

Hughesdon提出PCOS患者的窦前卵泡的数目是正常卵巢的2~3倍，多囊卵巢的病因可能包括原发性卵巢功能障碍。PCOS患者的高雄激素状态本身就是维持其高雄激素血症的重要因素，大量窦卵泡被募集和选择的后果是所有的卵泡在相互抑制的环境中都不能发育到优势卵泡阶段，导致排卵稀发或无排卵。

第三节　多囊卵巢综合征的分子遗传学

多囊卵巢综合征（PCOS）是育龄妇女常见的一种内分泌紊乱性疾病，以高雄激素血症和长期不排卵为主要临床特征。PCOS的病因迄今尚不清楚，它的家族聚集现象提示遗传因素在其发病机制中起重要作用，PCOS复杂的生化特征如卵巢和肾上腺来源的高雄激素血症、胰岛素抵抗和胰腺B细胞功能异常等亦显示可能有多种基因参与，因此，学者们对其候选基因进行了大量研究，探索PCOS的病因。

一、家系研究

PCOS发生所显示的家族高度聚集性提示其病因学上一个重要因素可能为遗传因素。Carey等用经典的分离分析法研究了 10 个家族的发病情况，女性以多囊卵巢（PCO）为表型，以早秃（男性 40 岁之前发生的前项部、颞部脱发）作为男性表型。结果表现为常染色体显性遗传特征，其外显率大于 90%，推测女性 PCO 和男性早秃是由影响雄激素产生和活动的同一基因所引起，PCOS 和男性早秃的不同基因频率源于男女各自表型的不同阈值，一些不同的表型最可能的解释是基因的不同作用所致。PCOS 众多的临床和生化变异性，表明其具有遗传异质性这一特征。对其遗传方式的研究尚未得出肯定的结论。普遍认为对其遗传学研究有几个较为明显的困难：①一直被讨论的临床异质性和缺乏普遍的可被接受的生化标准。②该综合征一开始即表现为影响育龄妇女，因此较难进行跨一代以上的分离研究。③没有被普遍接受的男性表型。④该病的高发病率意味着家谱较大。⑤患病率和临床表现存在着种族差异，将不同种族的人列入同一研究不合适。

二、分子遗传学研究

鉴于 PCOS 临床表现和生化特征的复杂性，单一病因的可能性较小，而是多个或几个主要基因以及环境因素的共同作用。迄今为止被研究的候选基因包括参与甾体激素合成、糖代谢、促性腺激素作用和调节等的诸多基因。

（一）参与甾体激素合成与作用的基因

1. 17- 羟化酶和 17、20 裂解酶（CYP17）基因

17- 羟化酶和 17、20 裂解酶是雄激素生物合成的限速酶，受 CYP17 基因编码 P450（17α）的调节。在 CYP17 的 5'端未翻译区一个 459bp 片段，由聚合酶链反应扩增后，发现从翻译起始点 –34bp 处存在单个碱基突变，即 T → C。这种变异的等位基因包含一个限制性内切酶 Msp-I 的酶切位点，利用贴近基因的多态标记进行 PCOS 家族的连锁研究以判断 CYP17 是否为 PCOS 的病原基因。Liovic 等发现 CYP17 的多态性在 PCOS 患者与对照中分布相等；但对希腊 PCOS 患者的研究中发现，CC 基因型比 TT、TC 型加重临床高雄激素血症。因此，尚不能肯定 CYP17 多态性对 CYP17 的调节异常方面有明显作用。

2. 胆固醇侧链裂解酶（CYP11α）基因

CYP11α 是雄激素合成代谢的关键酶。CYP11α 基因翻译起始点的 AGT 起点 –528bp 处有一核苷酸重复（ttt）n。Gharani 等研究 CYP11α 微卫星多态性与 PCOS 的关系，女性 PCOS 分为 216+（至少一个拷贝）及 216-（无 216 等位基因）两组，结果显示 216- 基因型有更高的血清睾酮，CYP11α 基因型的分布有显著不同。并研究发现在 CYP11α 位点上过多等位基因共享（连锁）的证据。相关和连锁研究提示 CYP11α 基因是 PCOS 的一个主要的遗传易感位点。

3. 芳香化酶（CYP19）基因

芳香化酶亦是雄激素合成和代谢的关键酶。PCOS 特征之一为卵泡发育障碍，以致不能形成优势卵泡，芳香化酶能将卵泡膜细胞分泌的雄激素转化为雌激素。研究发现 PCOS 患者卵泡缺乏刺激 P450 芳香化酶 mRNA 的激活物，以致雌激素水平低，不能维持卵泡的正常发育，导致不孕症。亦有报道一例芳香化酶点突变的 PCOS 患者，突变点为 P408（CCC，外显子 9）处的一碱基（C）缺失，造成框移。另一突变点为外显子和内显子 3 间的 G → A 的点突变，此患者血清雌激素明显低，需终身服用雌二醇以维持正常的生长发育。以上说明芳香化酶基因为 PCOS 的重要候选基因。

（二）参与胰岛素分泌和作用的基因

早在 20 世纪 80 年代，Burghan 等就提出 PCOS 存在胰岛素抵抗（IR）和高胰岛素血症现象，无论肥胖与否，PCOS 均较相同年龄和体重正常的妇女表现出一定程度的 IR 和代偿性胰岛素水平升高，而且，PCOS 的高胰岛素血症独立于肥胖、脂肪分布等影响胰岛素敏感性的因素。因此，参与胰岛素分泌和作用的基因在 PCOS 的发病机制中可能起一定的作用。

1. 胰岛素基因

肥胖的 PCOS 患者通过减轻体重能够改善其胰岛素敏感性，但胰腺初相胰岛素分泌异常却持续存在，提示胰腺 B 细胞功能紊乱。胰岛素基因位于染色体 11q15.5，现已证实其 5'端可变数串连重复序列（VNTR）的变异能够调节胰岛素基因的转录从而调节胰岛素的分泌，与 2 型糖尿病等相关。胰岛素 VNTR 重复序列数范围为 26 ~ 200，并根据重复数分为 3 型：Ⅰ型平均重复数量单位为 40，Ⅱ型、Ⅲ型分别为 80 和 157 重复数量单位。Ⅲ型胰岛素 VNTR 胰岛素基因比Ⅰ型、Ⅱ型增强了转录能力。此外胰岛素 VNTR 有转录因子 Pur-1 的高亲和位点，而 Pur-1 与胰岛素 VNTR 结合后亦能够增强胰岛素基因的转录。病例对照研究提示，胰岛素 VNTR Ⅲ/Ⅲ 纯合子基因型与 PCOS 尤其是排卵障碍的 PCOS 连锁相关，多位点连锁不平衡图谱亦显示 VNTR 本身即是 PCOS 的易感位点，因此，排卵障碍的 PCOS 较高雄激素但月经正常的 PCOS 更易表现出胰岛素水平升高，而且母代尤其是父亲Ⅰ/Ⅲ 杂合子基因型往往优先将Ⅲ型等位基因传给女性子代，提示这是一种遗传印记现象，而多点连锁程序在染色体 11q15.5 区域利用多态性标记进行的非参数连锁分析则表明胰岛素基因 VNTR 位点有过多的等位基因分享，其最大的非参数连锁值为 3.250（P = 0.002），约有 60% 的家庭表现这种位点的连锁。近年学者们认为，2 型糖尿病是 PCOS 的远期危险因素之一，也可以通过胰岛素 VNTR 的基因型来解释这一现象。这些胰岛素基因 5'端 VNTR 和 PCOS 相关和连锁的证据表明胰岛素基因可能是 PCOS 的一个主要易感位点，而胰岛素 VNTR 调节多态性则是 PCOS 的重要遗传因素。当然也有持不同看法者，他们的研究显示，胰岛素 VNTR 基因型、表现型在 PCOS 和健康对照组之间无差异，胰岛素 VNTR 多态性对胰岛素的分泌和功能以及其他参数亦无影响，否认它与 PCOS 的连锁相关性。

2. 胰岛素受体基因

1980 年，Burghen 等首次提出 PCOS 患者有血胰岛素水平升高现象，且胰岛素与血睾酮、雄烯二酮水平呈显著正相关。此前的研究者通过对 24 例 PCOS 患者的 DNA 样本的胰岛素受体基因整个密码区的分子进行扫描，发现了普遍的多态性，但没有发现误义或无意义突变（即受体功能削弱的突变），认为胰岛素受体基因非 PCOS 的病原基因。而 EL-Mkadem 等却发现胰岛素受体的两种变异 lRS-1（Gly972Arg）和 IRS-2（Gly1057Asp）单独存在或合并存在和 PCOS 的 IR 都有显著的相关性。Tucci 等通过对 87 对 PCOS 患者及对照组四个候选基因（FSH 受体基因、芳香化酶基因、17α 羟化酶基因及胰岛素受体基因）的研究，采用贴近基因的微卫星标记，也发现仅胰岛素受体基因标记 D19S884 与 PCOS 显著相关。认为 PCOS 的易感基因位于染色体 19p13.3 的胰岛素受体基因区，但尚需决定的是这个易感基因是胰岛素受体本身或是其附近区。

3. 胰岛素受体底物蛋白基因

胰岛素受体底物（IRS）蛋白在胰岛素信号传递途径中起重要作用，编码 IRS 蛋白基因的多态性，尤其是 IRS-1（Gly972Arg）和 IRS-2（Gly1057Asp）的变异与 2 型糖尿病的易感性有关。野生型 IRS-lGly972 与杂合子 Gly972Arg 相比，在空腹胰岛素水平上呈现基因剂量效应（gene dosage effect），空腹胰岛素水平升高的 PCOS，其 IRS-1Gly972Arg 突变的发生率要比空腹胰岛素水平正常的 PCOS 高近 10 倍，即 IRS-lGly972Arg 的突变与 IR 相关，而 IRS-2Glyl057Asp 变异则与 OGTT 2h 血糖和胰岛素水平呈现基因剂量效应，IRS-2Gly/Gly 基因型 PCOS 的 OGTT 2 h 血糖和胰岛素水平高于 IRS-2Gly/Asp 或 Asp/Asp 基因型的 PCOS，并且体重指数（BMI）是显著影响 IRS-2Gly1057Asp 突变对 IR 效应的变量。如果根据基因型进一步分类，Ⅰ型为野生型 IRS 携带者，Ⅱ型、Ⅲ型分别为仅有 IRS-2 突变和 IRS-1、IRS-2 均有突变的携带者，Ⅱ型比Ⅰ型表现更显著的 IR 和糖耐量异常，而Ⅲ型的 IR 表现最为显著，提示 IRS-1 和 IRS-2 可能通过单独或共同作用影响 PCOS 的 IR。

4. Calpainlo

Calpain10 是一种编码半胱氨酸蛋白酶的基因，现已证实与 IR 相关并影响 2 型糖尿病的遗传易感性，PCOS 的 Calpainl0 单核苷酸多态性（SNP-43，19，63）并不影响其临床表现、激素水平以及糖代谢状况，但是，以 SNP-43/19/63 定义的 4 种主要单倍体中（即 111，112，121，221），112/121 型者 BMI 较低但在胰岛素释放试验中胰岛素水平却明显升高，其 PCOS 的易感性要比其他类型高两倍（OR ≐ 2.28）。即使是 BMI 正常甚至偏低的 PCOS 亦有近 20% 的患者表现 IR，是否与 Calpainl0 基因型有关值得进一步探讨。

（三）参与促性腺激素作用及调节的基因

PCOS 往往表现黄体生成素（LH）水平升高而尿促卵泡素（FSH）则维持在相当或低于卵泡早期水平。

LH 可直接作用于卵泡膜细胞，增加 P450c17α 的活性，使卵泡膜产生过多的雄激素，而高雄激素环境又可增加 GnRH 促垂体分泌 LH 的敏感性。PCOS 合成过多的抑制素，选择性抑制垂体释放 FSH。

1. LH 基因

LH 是启动排卵和使排卵后卵泡成为黄体的重要的促性腺激素，异常的 LH 水平会导致排卵障碍和黄体功能异常。调控 LH 的基因存在分子变异，从而形成了 LH 的 B 亚单位。Ramanujam 等用 PCR-RFLP 有法研究 LH 两种变异（色氨酸 8→精氨酸 8 和异亮氨酸 15→苏氨酸 15）的 LHB 亚单位与月经紊乱和不育的关系。结果显示，第一种变异（色氨酸 8→精氨酸 8）与月经紊乱和排卵无关，而第二种变异则与月经紊乱有关。

2. FSH 基因

FSH 结构与 LH 相似，由 α 和 β 亚基组成，其中 β 亚基具有生物活性。利用单链构象多态和 DNA 直接测序法对 PCOS 进行基因分析，并未发现 FSHβ 基因的功能单位存在有意义的突变，外显子 3 的一个点突变 TAT-TAC 产生了 AccⅠ的消化位点，而 AccⅠ多态性在 PCOS 中的分布与对照组有显著差异，并且在肥胖患者中出现的频率特别高，再是月经紊乱，故 FSHAccⅠ多态性与肥胖型 PCOS 有一定的联系。

3. 卵泡抑素（follistatin）基因

follistatin 是一种与表皮生长因子类似的糖基化多肽。激活素能增加垂体 FSH 释放、促进卵泡发育、抑制卵泡膜细胞合成雄激素，而 follistatin 与激活素结合可逆转激活素的这些作用，降低血 FSH 水平并增加卵巢雄激素的合成。PCOS 患者血 follistatin 水平升高而激活素减少，动物试验亦证实升高的 follistatin 可导致类似 PCOS 的临床表现。PCOS 家族分析显示 follistatin 基因的 IBD（identity by descent）比值显著升高，其最后一个外显子存在普遍的点突变现象，然而，随着样本量的扩大此突变与 PCOS 的关系明显减弱，对照研究也未发现 follistatin 基因有意义的突变，因此，目前认为 follistatin 基因对于 PCOS 的发病无明显影响。

PCOS 作为临床表现多样化的一种异质性疾病，虽然连锁和相关研究结果显示 CYP11α 以及胰岛素基因等是 PCOS 遗传学上的重要因素，但是，所有上述发现均需要更大样本的研究加以证实，研究中缜密的分组是必要的，尤其是考虑表现型、饮食结构和家族史等分组因素，而且无论是何种结论，PCOS 都不可能是一种基因作用的结果，环境因素亦能影响 PCOS 的临床和生化表现。人类基因组研究的迅速进展将为 PCOS 的遗传学研究提供更为详细的位点图谱，PCOS 病因学上易感基因的诊断亦将由今后的表现型 / 基因型研究所证实，这对 PCOS 的早期诊断以及糖尿病、心血管疾病等 PCOS 远期危险的预防都具有极大的帮助，也为基因治疗的可能提供了广阔的前景。

第四节　多囊卵巢综合征临床特征

一、月经异常

正常的排卵性月经是在下丘脑 - 垂体 - 卵巢内分泌系统促进优势卵泡发育，序贯性雌、孕激素刺激和撤退，并引起生殖道的靶组织周期改变最终出现子宫出血。正常的排卵性月经周期是规律的、稳定的和可预见的。

PCOS 患者月经不规律可以表现为月经周期不规律、月经稀发、量少或闭经（绝大多数表现为继发性闭经，闭经前常有月经稀发或过少，偶见闭经与月经过多相间出现）、原发闭经者较少见，还有一些出血是不可预测的。PCOS 患者偶尔也可以有规律月经，规律月经的病史并不能排除 PCOS 的诊断，识别有无排卵很重要，无排卵或稀发排卵是月经异常的原因，5% ~ 10% 的 PCOS 患者可以有规律的排卵功能，虽然已婚 PCOS 患者多表现有不孕，但是也偶有排卵和流产的患者。PCOS 是女性从青春期过渡到生育年龄发生高雄激素性无排卵的最常见原因，有报道 PCOS 约占月经稀发患者的 90%；占闭经患者的 20% ~ 50%；占不规则出血妇女的 30%。女性不育患者中排卵功能障碍占 20%，而 PCOS 患者占排卵功能障碍的 90%。

报道显示在生育晚期 PCOS 女性原因不明地开始出现规律的排卵。年纪大的有规律月经周期的 PCOS 女性与年龄匹配的无排卵 PCOS 女性相比，血 FSH 水平高、FSH 诱导抑制素的释放减少。在年长的 PCOS 组，血雄激素水平也明显低于无排卵组。随着年龄增长，卵巢的卵泡丢失，使 PCOS 达到新的平衡，PCOS 患者月经恢复规律的比例增加。

二、排卵异常

排卵异常是引起女性不孕症的主要原因之一，占 25% ~ 30%，同时伴发一系列临床症状，如月经失调、闭经、多毛及肥胖等。排卵异常的发病机制可能包括三个方面：下丘脑 – 垂体 – 卵巢轴功能失调、反馈机制异常及卵巢局部因素的影响。影响这三个方面中的任一环节，无论是功能性障碍或器质性的损害，均可引起排卵异常。持续无排卵还造成了某些靶器官长期处于无孕激素抵抗的雌激素作用下，是发生子宫内膜癌及乳腺肿瘤的高危因素。

正常月经周期的排卵功能需要参与月经周期调节的各系统间协调一致，包括中枢下丘脑 – 垂体 – 卵巢轴（hypothalamo–pituitary–ovarian axis，HPOA）功能的健全、反馈系统和卵巢局部的反应性。

在不孕症患者中最常见的卵巢性排卵障碍就是多囊卵巢综合征。多囊卵巢综合征是卵巢性排卵障碍的主要病因之一，主要表现为卵泡成熟障碍。病理生理复杂，目前得到公认的观点有：①雄激素产生过多。②雌酮增多。③促性腺激素比例失调。④高胰岛素血症与胰岛素抵抗。⑤肥胖。

PCOS 患者排卵异常患者的卵巢中，窦前卵泡（原始卵泡、初级卵泡）密度明显增高，也就是卵泡募集功能亢进，是正常的 6 倍，使得较多窦卵泡聚积且持续无排卵。在排卵型和不排卵型多囊卵巢组织中早期发育的各阶段卵泡比例明显异常。由于没有优势卵泡的选择，这些窦卵泡并没有闭锁，只是其生长发育被阻断。多种因素可影响卵泡成熟：遗传因素、激素调节、卵巢调节因子及细胞凋亡等都参与了 PCOS 发生和发展。

多囊卵巢综合征的病因复杂，目前较一致的认识是其是一种基因异质性和临床表现多样性的疾病。排卵异常是由多种功能异常引起的后果，并不是一种特异性的中枢或局部的疾病。多囊卵巢患者多具有家族聚集性，且具有表型一致性的特点，说明遗传因素在多囊卵巢的发病中起了重要的作用。

三、高雄激素特征

雄激素是妇女体内的性激素之一，来源于卵巢、肾上腺皮质和周围组织转化，它对维持女性正常的生殖功能也很重要。正常情况下，卵巢每天分泌睾酮 0.1 mg，雄烯二酮 1 ~ 2 mg，DHEA < 1 mg。它们主要由卵泡膜细胞合成，少部分由间质细胞合成。肾上腺皮质每天分泌的雄烯二酮、脱氢表雄酮（DHEA）与卵巢相似，分泌的睾酮量很少，分泌的硫酸脱氢表雄酮（DHEAS）量很多，为 6 ~ 24 mg。雄烯二酮可以在周围组织转化成睾酮，睾酮在周围组织的 5α – 还原酶的作用下转化成二氢睾酮，二氢睾酮是体内活性最高的雄激素。阴毛和腋毛的生长依赖雄激素，另外雄激素还参与女性的性欲的调节。雄激素分泌过多是多囊卵巢综合征重要的临床特征，高雄激素会影响卵泡的发育，导致排卵障碍，临床上表现为多毛、痤疮和月经失调等。

高雄激素的发生机制非常复杂，目前解释有：促性腺激素分泌失调和性激素分泌失调；胰岛素抵抗；遗传。对女性来说，雄激素的主要靶器官是皮肤的毛囊皮脂腺，雄激素过多可引起多毛、脱发和痤疮。大多数 PCOS 患者的血睾酮水平升高，过多的雄激素主要来自于卵巢，约 50% 的 PCOS 患者存在肾上腺皮质雄激素分泌过多。

四、胰岛素抵抗

胰岛素抵抗是指胰岛素效应器官或部位对其转运和利用葡萄糖的作用不敏感的一种病理生理状态。可能的病因包括：遗传因素（通常导致胰岛素抵抗综合征）和环境因素（如热量摄入过多、体育锻炼减少、年龄增加、吸烟、药物等）。环境因素造成腹部脂肪增加，增加的脂肪释放过多的游离脂肪酸，后者影响胰岛素的作用，导致胰岛素抵抗。胰岛素抵抗表现为脂肪组织的脂解作用增强，肌肉组织的葡萄糖摄取障碍，糖原异生增强。临床表现为内脏脂肪增多、黑棘皮症、痤疮、多毛和肝脂肪变性。胰岛素抵抗的发生率为 10% ~ 25%。多囊卵巢综合征患者中有 50% ~ 70% 存在胰岛素抵抗，使糖耐量降低、2 型糖尿病及心血管疾病的风险增高。

胰岛素抵抗主要表现在：①代谢改变，主要表现在糖代谢紊乱：糖耐量下降，胰岛素调节的葡萄糖清除率下降，高胰岛素血症，胰岛素分泌反应显著低于正常女性。空腹血糖增高，2 型糖尿病、代谢综合征及心血管事件的发病率增高。②性激素分泌异常。由于胰岛素刺激卵巢和肾上腺的雄激素合成，引起高雄激素血症及卵泡发育障碍的临床表现。

总之，多囊卵巢综合征常并存胰岛素抵抗，导致糖代谢障碍及雄、雌性激素合成增多，从而引起相应的临床表现。其病因目前尚未明了，临床常采用 75 g 糖耐量试验检测胰岛素敏感性，但目前 PCOS 胰岛素抵抗的诊断标准尚不明确。

五、皮肤表现

多囊卵巢综合征高雄激素血症皮肤表现多毛、痤疮、皮脂溢出、脱发、黑棘皮症等。女性体内的雄激素主要包括双氢睾酮（dihydrotestosterone，DHT）、睾酮（testosterone，T）、雄烯二酮（androstenedione）、脱氢表雄酮（dehydroepiandrosterone，DHEA）、硫酸脱氢表雄酮（dehydroepiandrosterone sulfate，DHEAS），其活性依次递减，对毛囊最具有生物活性的雄激素是 DHT。在未孕妇女中，雄激素由卵巢、肾上腺和外周组织转化合成，大部分与人血白蛋白和性激素结合球蛋白（SHBG）相结合，仅 1% 以游离形式发挥生物效能。

女性多毛症表现为两个方面。

（一）阴毛发育提早

女阴阴阜处阴毛提早发育，可以在 10 岁左右开始出现阴毛生长。在雌激素的作用下，无色素、细的毳毛，变成有色素、粗的终毛。在阴毛增多的同时下肢的毳毛也变粗、变黑、变长。

（二）体表毛发增多症

在年轻女孩子的面颊部、上唇处和鬓角处长出毛发，最严重者满唇均为长胡须，四肢均有长的毳毛，甚至于两手指背上也长出长长的毳毛。

PCOS 患者多毛现象多不严重，以性毛增多为主，如阴毛分布常延及肛周、腹股沟或上伸至腹中线，但多属女性型分布；尚有眉浓及腋毛较浓密，前臂及小腿毛发增多，上唇细须或乳晕周围有长毛出现等。

痤疮（acne）是一种累及毛囊皮脂腺单元的慢性炎症性皮肤病，是由皮脂、角化细胞、角化不全细胞及微生物等，充塞在扩大的毛囊口内形成的，好发于面部、胸部、背部等皮脂腺丰富的部位。研究发现女性痤疮患者中 74% 患有多囊卵巢综合征。其特点：发病年龄小，一般为 9 ~ 13 岁，痤疮病情重除皮肤油腻、毛孔粗大外，有许多炎症性丘疹、脓疱和囊肿，好发于颜面下 1/3 处，特别是鼻部及其周围皮肤，持续时间长，因引起痤疮的原因是高雄激素血症，故口服或外用传统治疗痤疮的药物效果不好。患有痤疮时，也应结合月经的临床表现注意筛查雄激素水平，利于早期确诊和治疗。

女性雄激素性脱发（female androgenetic alopecia，FAGA）是 PCOS 中的一种较少见的皮肤表现，由于其往往表现为弥漫性脱发，发辫逐渐变细，而不会出现男性脱发中的秃顶等表现，故通常不被重视。

黑棘皮症为 PCOS 患者的另一种皮肤表现，最近报道幼儿的顽固肥胖合并黑棘皮症的是成人多囊卵巢综合征的一个危险因素，该病在肥胖患者中越来越多见。黑棘皮症是一种皮肤疾病，特点是以皮肤表面有绒毛状的灰棕色的色素沉着，中央增厚，边缘较薄，常发生于皮肤弯曲处，包括颈部、腋窝、腹股沟以及乳腺下方。

六、青春期多囊卵巢综合征

PCOS 不单纯是育龄妇女的疾病，而是可能从围青春期，甚至是胎儿期就开始发生发展的持续影响妇女一生的疾病。青春期 PCOS 的主要表现：①月经初潮后 1 ~ 3 年内大多是无排卵周期，主要表现为月经稀发或继发性闭经。随着下丘脑 - 垂体 - 性腺轴逐渐发育成熟在青春期晚期建立规律排卵功能。②胰岛素抵抗及代偿性高胰岛素血症。③雄激素分泌增多及高雄激素血症。④卵巢形态的改变：正常青春期少女超声下常可见到卵巢多囊性变，但小卵泡数目不如多囊卵巢综合征多，无卵巢间质回声增强及体积增大，随着日后排卵的发生，小卵泡会日渐减少。⑤青春期促性腺激素逐渐呈脉冲式分泌，LH对促性腺激素释放激素反应增强：LH分泌量渐增加，醒睡差异逐渐消失，使LH/FSH比值由 < 1转变为 > 1，此外在青春期发育阶段少女常出现中心性型肥胖（腰臀比 WHR > 0.85）（约40%）等变化。

超声下卵巢形态特征青春期 PCOS 患者超声下可见卵巢多个卵泡，间质回声增强及体积增大（大于 10 mL），与正常青春期少女多卵泡卵巢区别还在于后者卵泡数量 6 ~ 10 个，直径 4 ~ 10 mm，卵巢基质回声正常，总体积较小。

有专家提出了以下建议性的诊断青春期 PCOS 的标准，认为符合下列五条中的四条才可诊断：①初潮 2 年后仍有月经稀发或闭经（月经稀发：月经间隔 42 d ~ 180 d；闭经：停经 > 180 d）。②临床高雄激素血症：持续痤疮，严重多毛。③生化高雄激素血症：血清睾酮 > 1.7 nmol/L，LH/FSH > 2。④胰岛素抵抗 / 高胰岛素血症：黑棘皮症、腹型肥胖、糖耐量受损、代谢综合征。⑤B 超见多囊卵巢：卵巢增大，多囊卵巢，间质增加。

该意见定义了月经稀发或闭经发生的时间，强调了高雄激素血症在诊断中的地位，对胰岛素抵抗诊断的定义也是采用了临床特征的表现，而不是单纯生化检测。这一标准针对了青春期 PCOS 的病理生理的两个关键的、互为恶性循环的环节：胰岛素抵抗或高胰岛素血症和高雄激素血症，无论对评价患者的病理状态或指导治疗都有较好的实用价值。

第五节　多囊卵巢综合征诊断

1989 年 WHO 把 PCOS 的不排卵定义为 WHO Ⅱ类无排卵。随后，在 1990 年在使用放射免疫测定激素临床应用 20 余年后，美国国家研究院（National Institutes ofHealth，NIH）资助的一个专家委员会在 1990 年 4 月第 1 次制订 PCOS 临床诊断的标准（NIH，1990 年标准）：①高雄激素征象（hyperandrogenism）和（或）高雄激素血症（hyperandrogenemia）。②稀发排卵（oligoovulation）。③排除已知的引起高雄激素或排卵障碍的疾病如库欣综合征（Cushing syndrome）、高泌乳素血症（hyperprolactinemia）以及先天性肾上腺皮质增生（congenital adrenal hyperplasia. CAH）。而关于 B 超证实有多囊卵巢改变，备受争论。显然这一诊断标准主要关注卵巢源性的雄激素分泌过多。

我国在 20 世纪 80 年代后期及 90 年代末一直在教科书中强调 PCOS 的临床诊断，如月经失调、多毛、痤疮、肥胖等，实验检查：双侧卵巢多囊样变伴有雄激素异常上升（雄烯二酮、睾酮），促性腺激素的比率失调（LH/FSH > 2 ~ 3），LH 异常增高。

2003 年 5 月在 Rotterdam 欧洲生殖和胚胎医学会与美国生殖医学会 ESHRE/ASRM 的专家们进行讨论，制订了一个新的 PCOS 的诊断标准，其内容为在排除一些相关疾病外，PCOS 的临床诊断符合下列标准中的两条即可诊断：①稀发排卵或无排卵。②临床症状和（或）生化指标显示雄激素过多症（hyperandrogenism）。③卵巢多囊样变（polycysticovaries）。

2006 年美国雄激素过多协会（AES）提出的 PCOS 诊断标准①多毛和（或）高雄激素血症。②稀发排卵或无排卵和（或）多囊卵巢。③排除其他雄激素过多的相关疾病，如 CAH、库欣综合征、高泌乳素血症、严重的胰岛素抵抗综合征、分泌雄激素的肿瘤、生长激素肿瘤及甲状腺功能异常等。在此标准中强调雄激素的临床表现及生化表现、排卵异常，同时把排除诊断作为诊断标准之一。

一、多囊卵巢综合征排卵异常的诊断

（一）排卵异常的临床表现

PCOS 持续无排卵的临床表现主要是月经失调和不孕，伴随双侧卵巢增大。

月经失调的主要表现是月经不规律，稀发或者闭经，绝大多数为继发闭经，闭经前常有月经稀发或过少。偶见闭经与月经过多相间出现。大约 20% 的 PCOS 的妇女会出现闭经，5% ~ 10% 的妇女可以有规律的排卵功能，识别 PCOS 是否有正常排卵是很重要的，月经规律和正常排卵并不相同。

（二）排卵异常的内分泌特征

1. 血清 FSH 值偏低而 LH 值升高，LH/FSH > 2 ~ 3。

2. 血清睾酮、双氢睾酮、雄烯二酮浓度升高，睾酮水平通常不超过正常范围上限的 2 倍。脱氢表雄酮（DHEA）和脱氢表雄酮硫酸盐（DHEA-S）浓度正常或轻度升高。

3. 尿 17- 酮皮质类固醇正常或轻度升高，正常时提示雄激素来源于卵巢，升高时提示肾上腺功能亢进，17- 羟皮质类固醇反映皮质醇的水平。

4. 血清雌激素测定为正常值或稍高，其水平恒定，无周期性变化，$E_1/E_2 > 1$。

二、高雄激素血症

雄激素过多是多囊卵巢综合征最重要的临床特征，是诊断 PCOS 所需条件之一。根据目前临床上最为广泛接受的 2003 年 Rotterdam 诊断标准，有 4 种情况可以诊断为 PCOS，其中 3 种情况包含高雄激素。2006 年 Androgen Excess Society 制订了一个 PCOS 诊断标准，该标准最突出的特点是进一步强调了高雄激素，把雄激素过多列为诊断 PCOS 的必需条件。

女性体内的睾酮有 3 个来源：卵巢、肾上腺皮质和腺外组织转化，PCOS 者体内过多的睾酮主要来自于卵巢。当血睾酮水平 > 0.55 ng/mL 时，诊断为高雄激素血症。大多数 PCOS 者的血睾酮水平轻度升高，一般不超过 1.5 ng/mL。如果血睾酮水平 > 1.5 ng/mL，应考虑分泌雄激素的肿瘤和 21- 羟化酶缺陷等器质性疾病。

高雄激素血症的临床体征主要有 4 个：多毛、雄激素性脱发（androgeneticalopecia）、反复发作的痤疮和男性化，患者出现其中任何一个体征，就可诊断为高雄激素血症。

三、多囊卵巢综合征的影像学诊断

近年来使用高分辨率的腹部和阴道 B 超来检查多囊卵巢，无创伤又方便，已成为诊断 PCOS 不可缺少的方法。B 超观察卵巢体积增大 2 ~ 3 倍，每侧卵泡数 > 10 个，直径 2 ~ 10 mm，分布于卵巢周边或散在于基质中，基质回声增强。

典型的多囊卵巢声像图特征包括：①双侧卵巢均匀性增大：由于 PCOS 患者卵巢内大量小卵泡的存在、间质细胞（卵泡膜细胞）的增生和间质充血水肿，可造成卵巢体积的增大，常呈球形，双侧对称。②包膜增厚：超声下卵巢边界清晰，呈高回声，包膜明显增厚。③皮质内大量小卵泡存在：卵巢皮质内存在大量无回声小囊性结构，直径一般为 2 ~ 8 mm，小卵泡的分布常见为规律地排列在卵巢的包膜下方，呈项圈征 / 栅栏状，形成低回声带，从而与高回声的包膜形成鲜明对比，偶尔见小卵泡分散在卵巢皮质内。④卵巢间质回声增强：间质部分因充血水肿和间质细胞增生而回声增强。

四、多囊卵巢（PCO）和多囊卵巢综合征（PCOS）

仅有 PCO 但没有排卵障碍或高雄激素的妇女（无症状 PCO）不应诊断为 PCOS。PCOS 是一个综合征，需要满足鹿特丹标准三条中的两条方可诊断。对于一个 PCOS 患者，可能具有 PCO 或超声完全是正常的卵巢。

在正常排卵妇女中有 16% ~ 25% 的人存在超声下的 PCO；Ehrmann 等报道在不伴有高雄激素的青少年中 27% ~ 39% 存在超声下的 PCO。Michelmore 等研究表明超声下的 PCO 患者比正常卵巢表现者伴不规律月经的概率增加。Carmina 等证实伴 PCO 的正常排卵妇女中有 33% 存在雄激素分泌增加和轻度胰岛素抵抗导致胰岛素样生长因子结合蛋白 -1 产物下降。

第七章

病理妊娠

第一节　妊娠剧吐

半数以上的孕妇自停经 6 周左右开始出现倦怠、择食、食欲下降、恶心、呕吐等早孕反应的症状，持续 2～3 个月左右自行缓解，一般对营养状况和生活影响不大。研究报道症状持续至妊娠 14 周缓解者达 50%，至妊娠 22 周缓解者达到 90%。妊娠期出现的这种恶心和呕吐也称为晨吐（morning sickness），但其实可出现于一日之中的任意时间，研究报道仅 1.8% 的孕妇表现为晨吐，而 80% 的孕妇一日之中有持续的恶心症状。

妊娠剧吐（hyperemesis gravidarum）是指妊娠早期孕妇反应严重，恶心呕吐频繁，不能进食，以致影响身体健康，甚至威胁生命的一种病理状态。发病率为 0.3%～10.0%，常持续至妊娠 20 周之后。导致机体营养状况紊乱，主要表现为电解质平衡失调、体重减轻超过 5%、酮症以及尿酮体阳性，严重时出现肝、肾损害及视网膜出血；维生素 B_1 缺乏可诱发妊娠期韦尼克脑病（Wernicke encephalopathy），出现神经精神症状，病情危重时出现意识模糊、谵妄或昏迷、眼肌麻痹等；若病变累及红核及其联系的纤维，则可出现震颤、强直及共济失调，病死率极高。

一、诊断

若孕妇出现持续而严重的恶心和呕吐，需要首先确定为早期妊娠，并排除多胎妊娠、葡萄胎及甲状腺功能亢进；出现妊娠剧吐的营养状况紊乱征象时，需排除阑尾炎、肾盂肾炎、肝炎、胆囊炎、胰腺炎、消化性溃疡病、脑肿瘤等疾病。

检测到尿酮体阳性即可诊断妊娠剧吐，进一步进行血尿常规、血生化和肝肾功能检查，可发现血细胞比容升高，尿比重升高，低血钠、低血钾、低氯性碱中毒，肝酶 AST、ALT 升高至正常值的 1～2 倍或以上等实验室指标的异常。部分妊娠剧吐的患者会出现暂时性甲状腺功能亢进的生化改变——游离 T_3、T_4 升高、TSH 降低，但通常至 18 周缓解，无须治疗，也不影响妊娠结局。出现神经精神症状时要警惕韦尼克脑病。

二、治疗措施

对于妊娠剧吐患者最重要的是摄入足够的液体以防止脱水，因为脱水会加重恶心症状。不耐受口服液体的患者，必须入院进行静脉补液和止吐治疗。尿酮体超过 ++ 的患者，亦应住院治疗。最初几天禁食，精确记录出入液体量。

（一）心理治疗

对早孕期呕吐的患者，注意患者的精神状态，给予精神安慰和鼓励，可能会对其他治疗手段起辅助作用。

（二）饮食治疗和生活方式调整

合理指导饮食，建议患者少量多次饮水或其他液体如放掉气体的柠檬水、稀释的果汁、淡茶及清汤等；少量多次进食，避免一次大量进食；避免空腹，在两餐之间少量加一些清淡的点心；晨起呕吐者在起床前进食一些饼干可能有效；咸味的食物可能有帮助，如炸薯条或者咸味饼干；避免油腻、辛辣的食物或其气味；睡觉前进食一些含碳水化合物的干燥的易于消化的低脂食物及含蛋白质的点心；进餐时不同时饮用液体。

生活方式方面的建议包括：充分利用一日之中感觉良好的时间，在感觉最好或饥饿时合理进食；如果不耐受热的食物的气味，可以待食物冷却后进餐；出现恶心症状时避免突然活动；避免应激事件等措施。

（三）补液及药物治疗

1. 静脉补液

静脉补液以纠正脱水、酸碱平衡及电解质紊乱是妊娠剧吐的初治方案，每天应给予足量液体和热量，可给予生理盐水及 10% 葡萄糖液静滴，总液体输入量不低于 3 000 mL，并需要对患者脱水的严重程度进行评估后决定具体输液总量。每天输入最少 9 g 氯化钠、氯化钾 6 g，保证尿量每天不低于 1 000 mL。静脉补液时应避免过快补足平衡钠盐液体，尤其是存在低钠血症的患者经研究已证实静脉补液过快可能导致严重并发症——中央脑桥脱髓鞘病变，严重者可导致死亡。

2. 补充维生素

传统补液方案中常在氯化钠、氯化钾液体组中加入维生素 B_6 静滴。维生素 B_6 的治疗量一般为 30 ~ 75 mg/d，最高可达 100 mg/d。待症状减轻后可由静脉改为口服。维生素 B_6 口服 10 ~ 25 mg，一日 3 次，是 FDA 批准的妊娠期 A 类用药。重症患者给予维生素 B_1 肌注，预防韦尼克脑病的发生。

3. 止吐药物

初始可采取静脉或直肠途径给药，待症状开始缓解可改为口服给药。尤其当患者出现脱水、酮症或电解质紊乱时可选用止吐药物。参考 FDA 妊娠期药物分级，尽量选择已证实相对安全而有效的药物。

常用止吐药物的用药方案包括：苯吡拉明口服，一日 2 次，早晨 12.5 mg 加维生素 $B_6$10 mg、晚上 25 mg。甲氧氯普胺（胃复安）口服，一日 3 ~ 4 次，10 mg/ 次。

4. 激素治疗

一般治疗 2 ~ 3 d 后，病情迅速好转，呕吐减轻或停止，尿酮体转阴，可少量进流质，逐渐增加食量。如重症患者症状无明显改善可应用糖皮质激素。可选用氢化可的松 200 ~ 300 mg 入液静滴 3 d 后，剂量每隔 2 ~ 3 d 减半至停药。也可选用泼尼松、泼尼松龙，方案：①泼尼松龙口服，5 ~ 10 mg/ 次，一日 3 次；或 20 mg/ 次，一日 2 次，均在 3 d 后逐渐减量至停药。②泼尼松龙口服，16 mg/ 次，一日 3 次，连续 3 d 后每隔 3 d 剂量减半，持续 2 周左右停药。

5. 生姜治疗

可尝试生姜疗法作为辅助手段。350 mg 口服，一日 3 次或 250 mg，一日 4 次，或补充含有生姜的点心。

6. 全胃肠外营养治疗

需要进行 TPN 治疗时，应与胃肠外科医师协作。TPN 方案需要个体化，根据每例患者对热量、流质、三大营养物质及微量营养物等的增长的需要进行制定。推荐流质摄入量 30 mL/（kg·d）以上。TPN 液体中的葡萄糖为主要功能物质，为防止高血糖症的发生，应监测血糖浓度在 3.89 ~ 6.66 mmol/L 之间。注意预防导管相关性血栓栓塞症、导管闭塞、气栓及感染等 TPN 并发症的发生。

（四）中医治疗

中医对孕妇呕吐严重，甚至不能进食者称为"妊娠呕吐"或妊娠恶阻，认为怀孕后阴血聚以养胎，冲脉之气上逆，胃气下降，升降失调所致。治法以调气和胃，降逆止呕为主，佐以安胎和血。

处方：陈皮、竹茹各 9 g，枳壳 6 g，麦冬 9 g，川贝、生姜各 3 g（调气和胃，降逆止呕），砂仁、厚朴各 9 g，白术 15 g，杜仲 12 g（理气健脾安胎），柴胡 3 g，黄芩 6 g（清解少阳），当归 3 g，川芎 9 g（养血和血）。水煎服，少量多次。

用针灸治疗妊娠呕吐者，穴位：中脘、内关、建里、幽门、足三里、三阴交，每日 1 次，3 ~ 5 d 后隔日 1 次。

经治疗多数孕妇症状改善后可下床活动，但不宜过早出院，否则常可复发，等恢复日常活动量后始可出院。

（五）终止妊娠

经以上治疗 5 ~ 7 d 后病情仍不能改善，仍持续频繁呕吐，特别是体温增高达 38℃ 以上，心率持续超过 120 次 /min，或出现黄疸、谵妄或昏迷、视网膜出血、多发性神经炎时应考虑终止妊娠。妊娠剧吐的预后一般较好，但必须采取积极治疗方能阻止病情的发展。目前已很少有发展到极严重阶段而需终止妊娠者。

第二节　流产

我国对流产（abortion）的定义是妊娠于 28 周前终止，胎儿体重少于 1 000 g 者；美国流产的定义是 20 周前终止妊娠，胎儿体重少于 500 g 者。流产根据发生的时间可分为早期流产和晚期流产，两者以妊娠 12 周为界。又根据流产方式的不同，分为自然流产（spontaneous abortion/miscarriage）和人工流产（induced abortion），前者指胎儿尚无独立生存能力，也未使用人工方法，因某种原因胚胎或胎儿自动脱离母体排出；后者指因某种原因使用人工方法终止妊娠。本节只介绍自然流产。

流产的原因很多，胚胎染色体异常是最常见的原因，占早期流产的 50% ~ 60%。母体全身性疾病和生殖器官异常也可引起流产，如严重的心脏病、糖尿病、甲状腺功能低下、抗磷脂综合征、黄体功能不全、宫颈功能不全等，外伤和妊娠期腹部手术操作也可以诱发流产。环境因素如有毒化学物质、化疗药物、放射线、高温等也可致流产。部分自然流产病例利用目前已有的知识和技术尚无法查找出致病因素，称为原因不明性自然流产。

一、临床类型

流产的临床类型实际上是流产发展的不同阶段。流产大多有一定的发展过程，虽然有的阶段临床表现不明显，且不一定按顺序发展。但一般有下列几种过程，即先兆流产、难免流产、不全流产和完全流产，此外，流产尚有几种特殊情况。

（一）先兆流产（threatened abortion）

有停经及早孕反应，出现阴道流血，量少于既往月经量，色红，无痛或轻微下腹痛，伴下坠感及腰酸痛，妇科检查宫颈口未开，子宫大小与停经月份相符。妊娠试验阳性，超声检查见到胎心搏动。但经保胎处理后，可能继续妊娠至足月。

（二）难免流产（inevitable abortion）

流产已不可避免，多由先兆流产发展而来，腹痛加重，阴道流血增多，超过正常月经量，且有血块排出，胎膜已破。妇科检查宫颈口已开，子宫与停经月份相符或略小，可能在宫颈内口触及胚胎组织。流产势必发生，妊娠已不能继续。

（三）不全流产（incomplete abortion）

妊娠物已部分排出体外，尚有部分残留子宫腔内，影响子宫收缩，阴道流血不止，可因流血过多而致休克。妇科检查宫颈口已开，有多量血液自宫腔内流出，有时见妊娠组织堵塞子宫颈口。一般子宫小于停经月份，但如果宫腔内积血子宫可增大。

（四）完全流产（complete abortion）

妊娠物已全部排出，阴道流血减少，逐渐停止，腹痛消失。妇科检查宫颈口关闭，子宫接近正常大小。

（五）稽留流产或过期流产（missed abortion）

胚胎或胎儿已死亡滞留在宫腔内尚未自然排出者。可分为两种类型，一种是沉默流产（silent miscarriage），超声提示宫内妊娠，胚芽 > 6 mm，而无胎心搏动；另一种是无胚性妊娠（anembryonic, pregnancy），超声提示妊娠囊 > 20 mm 而无胎芽。早期妊娠时表现正常，胎儿死亡后子宫不继续增长，甚至缩小。胎儿死亡时间过久可导致严重的凝血功能障碍。此时早孕反应消失，妇科检查子宫颈口未开，子宫不再增大反而缩小，子宫大小与孕龄可差 2 个月以上。

（六）流产感染（septic abortion）

流产过程中，若阴道流血时间过长、有组织残留子宫腔内或非法堕胎等，有可能引起宫腔内感染，严重时感染可扩展到盆腔、腹腔甚至全身，并发盆腔炎、腹膜炎、败血症及感染性休克等。

（七）反复流产（recurrent abortion）

也称为复发性自然流产或反复性自然流产（recurrent spontaneous abortion），指连续自然流产 2 次以上。习惯性流产（habitual abortion）指连续发生 3 次或 3 次以上自然流产者，且流产往往发生于同一月份，而流产的过程可经历前述的临床类型；近年来国际上用反复流产取代习惯性流产。

二、诊断

根据停经史、阴道流血、腹痛情况、有无组织从阴道排出等症状，妇科检查子宫颈口是否已开，有无组织堵塞，子宫大小是否与停经月份相符，有无压痛，双附件有无包块，一般可初步做出诊断，确切诊断还需要辅助检查。

（一）B 超

目前的超声仪器图像分辨率清晰，对早期各类流产进行超声检查，符合率高，非常有助于流产的早期诊断和治疗。尤其是近年阴道探头检查早期妊娠及早期流产，比经腹检查更为优越。正常一般在孕 5 ~ 6 周可见妊娠囊，孕 6 ~ 7 周可见胎芽及胎心搏动，经阴道探头比经腹更早。

（二）激素测定

血 β-hCG 的定量测定可了解流产的预后，若 β-hCG 每 48 h 增加不超过 66%，提示预后不良，可能发生不可避免流产。内分泌异常所致的流产，可根据不同情况测定激素，如果怀疑黄体功能不全，可测定黄体酮观察其动态变化。测定血中绒毛膜促性腺激素（hCG）和（或）黄体酮的水平可有助于判断先兆流产的预后。

（三）流产胚胎的检查

反复流产者一旦又发生流产，有必要对流产的胚胎作细胞遗传学、形态学及组织学检查，以寻找此次流产的原因及预测以后妊娠的结局。

（四）宫颈功能不全

妊娠期子宫颈管很短，甚至将近消失，内外口皆松弛，可容指，有时可触及膨出之羊膜囊或可见羊膜囊膨出。B 超检查：

1. 宫颈缩短

宫颈长度正常在 3 cm 以上，2.5 ~ 3.0 cm 属于临界，2.5 cm 以下为过短，最极端可表现为宫颈管全长都扩张而无任何闭合的部分。

2. 宫颈管扩张

即宫颈内口、颈管及外口同时扩张呈筒柱状，可伴或不伴宫颈缩短。

3. 宫颈内口扩张

颈管缩短，羊膜囊楔形嵌入颈管。

4. 子宫下段展伸、延长并出现轮状收缩

此为先兆流产、早产影像。

5. 羊膜囊脱垂入颈管

即前羊膜囊可经扩张内口突入颈管内，甚至阴道内，此为即将流产、早产影像。

三、治疗措施

（一）先兆流产

临床上以保胎治疗为原则，约 60% 先兆流产经恰当治疗能够继续妊娠。对患者进行心理指导，减少患者不必要的思想紧张与顾虑，建议卧床休息，禁忌性生活。阴道检查操作注意轻柔。注意合理营养，可给予维生素 E 100 mg/d 口服。黄体功能不足的患者，可选用黄体酮 20 mg 肌注，1 ~ 2 次 /d；不耐受肌注者可选择地屈黄体酮，起始口服 40 mg，随后每 8 h 口服 10 mg，连续服用至症状消失后 1 周；或绒毛膜促性腺激素 1 000 ~ 2 000 U/d 肌注。治疗两周，若症状不见缓解或反而加重，应在 B 超监护下了解胚胎发育情况，避免不必要的保胎。β –hCG 测定持续不升或反而下降，表明流产不可避免，应终止妊娠。甲状腺功能低下者补充甲状腺素。晚期妊娠先兆流产可服用宫缩抑制剂，宫颈功能不全者于二妊娠 14 ~ 16 周时行宫颈环扎术。

（二）难免流产

一旦确诊，原则上应尽早使胚胎及胎盘组织完全排出。符合下列条件的患者可以采用期待疗法，流产发生于妊娠 12 周前，无发热、血压和心率稳定、无过量流血以及难以忍受的腹痛者，一般观察治疗 7 d 左右：期待治疗出现过量出血时需要转而手术治疗，也可以在确诊后立即采取药物或手术治疗。早期流产可选择米索前列醇经阴道或口服途径给药 400 ~ 800 μg，或行负压吸宫术使胚胎排出；晚期流产吸宫或刮宫有困难者，可用缩宫素 10 U 加于 5% 葡萄糖液 500 mL 内静滴以促进子宫收缩，流血多时，子宫口开大，配合手术取出胚胎。当胎儿及胎盘排出后需检查是否完全，必要时进一步行刮宫术。

（三）不全流产

治疗原则是完全清除宫腔内胚胎组织。部分患者可采用期待疗法，条件与难免流产的患者选择相似。流血不多较为稳定的患者可应用药物治疗，米索前列醇经阴道或口服途径给药 400 ~ 800 μg。如果流血多休克者，应在输血输液纠正休克的同时，及时行吸宫术或钳刮术，并给予铁剂、中药纠正贫血。出血时间较长者，给予抗生素预防感染。

（四）完全流产

如无感染征象，一般不需特殊处理。但胚胎组织是否完全排出，结合 B 超等辅助手段正确判断。

（五）稽留流产

处理前常规检查凝血功能，并做好输血准备：若凝血功能正常，可口服米非司酮 50 μg，每 12 h 一次，共 3 次后，再给予米索前列醇 600 μg 口服或经阴道给药使胚胎排出；子宫小于 12 孕周者，也可行刮宫术，子宫大于 12 孕周者，可静脉滴注缩宫素（5 ~ 10 U 加入 5% 葡萄糖液内），也可用前列腺素或其他方法等进行引产。若凝血功能障碍，应尽早使用肝素、纤维蛋白原及输新鲜血等。待凝血功能好转后，再行刮宫术或引产。

（六）感染性流产

积极控制感染，若阴道流血不多，应用广谱抗生素 2 ~ 3 d，待感染控制后再行刮宫。若阴道流血量多，静脉滴注广谱抗生素和输血的同时，用卵圆钳将宫腔内残留组织夹出，使出血减少，切不可用刮匙全面搔刮宫腔，以免造成感染扩散。术后继续应用抗生素，待感染控制后再彻底刮宫。若已并发感染性休克，应积极纠正休克。若感染严重或腹、盆腔有脓肿形成时，应行手术引流，出现败血症时可考虑全子宫切除术。

（七）反复流产的治疗

治疗原则是针对病因进行治疗。

1. 染色体异常的治疗

对夫妇一方或双方为染色体异常携带者所引起的反复流产尚无有效的治疗方法，只能尽量避免再怀孕染色体异常胎儿。通常采取遗传咨询，估计染色体异常胎儿复发风险概率。如复发风险高，最好采用供者精子（男方为携带者）或卵子（女方为携带者）作体外受精、胚胎移植。如复发风险低，可令其妊娠，怀孕后作绒毛活检、羊膜腔穿刺等产前诊断，如发现染色体异常胎儿则终止妊娠。

2. 内分泌治疗

黄体功能不全的治疗主要包括促进卵泡发育，使黄体功能健全及补充黄体酮（黄体酮）分泌不足两方面。①孕激素：黄体功能不全者补充孕激素，能使子宫内膜呈正常的分泌期变化。用法为黄体酮 20 mg，每日 1 次，从基础体温上升后第 3 d 开始连用 10 ~ 12 周，有效率为 92%。妊娠后开始给予黄体酮对黄体功能不全所致的反复流产无明显治疗作用。② hCG：hCG 的用量及用法有多种，常用的为排卵期肌内注射 1 次，剂量为 5 000 ~ 10 000 U，以利排卵及卵泡充分黄素化，然后每 2 ~ 4 d 肌注 2 000 ~ 5 000 U，连用 12 周。hCG 的治疗时间比较重要，在月经周期中，hCG 给予过早，可导致卵泡闭锁，而不是促进其黄素化。在黄体后期给予，则可降低黄体的黄体酮分泌量。由于 hCG 的半衰期长，停用 hCG 7 d 后方可作妊娠试验，以免出现假阳性。该疗法也可治疗原因不明性反复流产。

3. 免疫治疗

（1）免疫疗法的适应证：无明确原因的反复流产；血中无封闭性抗体者；夫妻间有两个或两个以上相同的 HLA 抗原，或有抗 D/DR 抗体存在者；无抗父系淋巴细胞毒抗体者；对男方的单向混合淋巴细胞无反应，而对无关第三者的抗原刺激有反应者；夫妻双方同意接受免疫治疗者。

（2）免疫治疗的方法

①免疫增强治疗：免疫原主要为丈夫淋巴细胞及第三者淋巴细胞，淋巴细胞作皮内注射，也可用浓缩白细胞或全血作静脉注射。免疫时间可在妊娠前、妊娠后和妊娠前后进行。从免疫反应抗体的产生均需要一定时间以及防止极早期流产的角度考虑，应以妊娠前进行为宜。但文献报道仅作妊娠后免疫的效果并不比妊娠前免疫的效果差，有效率分别为 80% ~ 82% 和 80% ~ 86%。目前，常用的方法是在怀孕之前免疫 2 ~ 4 次，每次间隔两周，妊娠后为了巩固免疫效果，于妊娠第 6 周前后再加强免疫 1 ~ 3 次。

②被动免疫治疗：免疫球蛋白含有抗胎盘滋养层抗原的独特型抗体及抗独特型抗体，因而有益于自身抗独特型抗体产生不足的反复流产患者。目前使用方法尚不一致，一般在受孕前每月给予 500 mg/kg，孕 5 周时治疗 1 次，剂量为 500 ~ 600 mg/kg，然后每隔 2 周治疗 1 次，剂量 300 ~ 400 mg/kg，直到孕 22 ~ 24 周。

③免疫抑制剂治疗：类固醇药物通过增加免疫球蛋白分解代谢及减少其生物合成而起免疫抑制作用，可抑制抗精子抗体及抗自身抗体的形成而达到治疗目的，另外尚有抗炎与影响抗原合成的作用，主要用于抗精子抗体、APA 及其他自身抗体阳性和自身免疫性疾病的反复流产患者。用法有：①低剂量维持法：泼尼松 5 mg，每天 1 ~ 3 次，用 3 ~ 12 个月，受孕率可达 21%。②大剂量冲击法：甲基氢化可的松 98 mg/d，共 7 d，受孕率可达 22% ~ 30%，或泼尼松 60 mg/d，共 7 d，受孕率可达 45%。

④其他疗法：APA 阳性的反复流产患者可采用下列方法治疗：①肝素治疗：肝素能降低母体过强的免疫反应性，吸收和灭活血清中混合淋巴细胞阻断物，并可抑制母体混合淋巴细胞反应。从孕前黄体期或孕后立即开始，低分子肝素 5 000 U 皮下注射，每日 2 次，直至孕 36 周末。②小剂量阿司匹林加泼尼松治疗：用法为阿司匹林 75 ~ 80 mg/d 加泼尼松 40 ~ 60 mg/d，服用至 APA 转为阴性或妊娠晚期。③避孕套疗法：对抗精子抗体阳性妇女，可使用 3 ~ 6 个月避孕套，防止新的抗精子抗体产生，并使原已存在的抗精子抗体滴度下降，成功妊娠率可达 56%。

4. 宫颈功能不全

宫颈环扎术，具体式有多种，总的原则为在宫颈内口水平环扎子宫颈，使之关闭，以维持妊娠至足月。一般在孕 14 ~ 16 周期间进行，术前作 B 超检查，确定为活胎妊娠及排除先天畸形，术后卧床 24 h，并给予宫缩抑制剂。

综上所述，流产后应注意休息，均衡营养，查找流产原因，针对原因进行处理，为下次妊娠做准备。染色体异常夫妇应于孕前进行遗传咨询，确定可否再次妊娠；进行夫妇血型鉴定及丈夫精液检查；积极治疗母体疾病，纠正内分泌紊乱；对女性生殖道畸形、肿瘤、宫腔粘连者，应及时手术治疗；如为宫颈内口松弛所致流产，应于孕前行宫颈内口修补术。对环境因素所致流产者应尽早脱离不良环境，避免接触有害物质。流产后应注意避孕，至少避孕半年，最好 2 年。

第三节　前置胎盘

一、概述

正常胎盘附着于子宫体部的前壁、后壁或侧壁，妊娠 28 周后，若胎盘附着于子宫下段，甚至胎盘下缘达到或覆盖宫颈内口处，称为前置胎盘（placenta previa）。前置胎盘是妊娠晚期出血的最常见的原因，其发生率国外报道为 0.5%，国内报道为 0.24% ~ 1.57%。前置胎盘的病因目前尚不十分清楚，但经过国内外学者的大量研究，已初步确定与下列情况有关：子宫内膜病变或损伤，胎盘面积过大，胎盘异常及受精卵滋养层发育迟缓等。而导致这些情况的高危因素主要包括：既往自然流产或人工流产及引产史，既往有剖宫产史，孕妇高龄，多次分娩，吸烟，多胎及胎盘本身因素，受精卵发育迟缓等。根据胎盘边缘与子宫颈口的关系，前置胎盘可分为三种类型：①完全性前置胎盘或称中央性前置胎盘：子宫颈内口全部为胎盘组织所覆盖。②部分性前置胎盘：子宫颈内口部分为胎盘组织所覆盖。③边缘性前置胎盘：胎盘附着于子宫下段，边缘接近但不超过子宫颈内口。

二、诊断

（一）临床表现

前置胎盘的典型症状为妊娠晚期无痛性阴道流血，偶有发生于妊娠 20 周者。出血多无诱因，可反复发生，阴道出血发生时间的早晚，反复发作的次数，出血量的多少与前置胎盘的类型有很大关系。完全性前置胎盘往往初次出血的时间早，约在妊娠 28 周左右，反复出血次数频，量较多，有时 1 次大量出血即可使患者陷入休克状态；边缘性前置胎盘初次出血发生较晚，多在妊娠 37 ~ 40 周或临产后，量也较少；部分性前置胎盘初次出血时间和出血量介于两者之间。

（二）体征

由于反复出血，患者多呈贫血貌，且贫血程度与出血量成正比腹部检查，子宫大小与停经月份相符合，子宫软，胎位清楚，胎先露多高浮，臀位和横位的发生率高，除非母体严重休克，一般情况下胎心均正常。可出现规律或不规律宫缩，间歇期能够完全松弛。

（三）超声检查

B 型超声断层图像可清楚看到子宫壁、胎头、宫颈和胎盘位置，并根据胎盘边缘与子宫颈内口的关系可以进一步明确前置胎盘的类型。胎盘定位准确率 95% 以上，并且可以重复检查，近年来国内外都已采用，基本取代了其他方法。

（四）产后检查胎盘及胎膜

对于产前出血患者，于产后应仔细检查娩出的胎盘，若前置部位的胎盘有黑紫色陈旧血块附着，或胎膜破口距胎盘边缘距离 < 7 cm 则为前置胎盘。但对剖宫产术分娩者，应在术中了解胎盘位置。

三、治疗措施

前置胎盘的治疗原则是控制出血、纠正贫血、预防感染，正确选择结束分娩的时间和方法。应根据出血量的多少、有无休克、孕周、胎儿存活与否、前置胎盘的类型、产妇的孕产次以及是否临产等而决定。

（一）期待疗法

妊娠 36 周前，胎儿体重小于 2 500 g，阴道出血量不多，孕妇全身情况好，胎儿存活者，可采取期待疗法原则是以产妇安全为主，在母亲安全的前提下，尽量避免胎儿早产，以减少其死亡率。

1. 绝对卧床休息，适当给予镇静剂：如苯巴比妥（鲁米那）30 mg，或氯氮革（利眠宁）10 mg，或地西泮 5 mg，口服每日 3 次。

2. 积极纠正贫血：口服铁剂，必要时输血。

3. 抑制宫缩，减少出血：这是期待疗法能否成功的关键步骤之一。

首选硫酸镁抑制宫缩：首次负荷量 4 g，稀释于 5% 葡萄糖液 100 mL 快速静脉滴注，再用 10 g 稀释于 5% 葡萄糖液 1 000 mL 以 1.5 ~ 2.0 g/h 速度静脉滴注,每日用量 10 ~ 15 g。如出血量多时,需快速纠正血容量后再用硫酸镁,以免血管扩张加重有效血容量不足。

其次 β_2 肾上腺素能受体兴奋剂:①沙丁胺醇:首次剂量 4.8 mg,半小时后再服 2.4 mg,以后每 8 h 用药 1 次维持。②利托君(安宝):100 mg 溶于 5% 葡萄糖液 500 mL 中静脉滴注,以每分钟 8 滴开始,视子宫张力、宫缩、阴道出血量及母亲心率的情况进行调节,宫缩消失后维持 24 h 左右,至终止静脉滴注前 30 min 给予口服片剂,首剂 24 h 每 2 h 一片(10 mg),以后改为一片,68 h 维持至妊娠达 35 周。

4. 促进胎肺成熟:地塞米松 10 mg,肌注或静推,1 次 /d,连续 3 d。

5. 抗生素预防感染。

6. 加强胎儿监护:密切观察胎儿生长发育,定时 B 型超声检查,如发现胎儿宫内生长迟缓时,应给予必要的宫内治疗。孕妇需每天进行胎动计数,对胎儿作定期系统监护如 NST、胎儿生物物理评分、脐血流 S/D 比值等,特别在阴道出血前后要加强监护,发现异常及时处理,如大量出血、反复出血,或临产时,酌情终止妊娠。

7. 严密观察病情,避免局部刺激。

期待治疗至 36 周,各项指标说明胎儿已成熟者,可适时终止妊娠。现代产科的期待治疗应避免不必要的拖延,特别是反复出血的患者。

(二)终止妊娠

前置胎盘产前出血的患者,若出血量多或伴有失血性休克,随时有可能危及母子生命,此时不论孕周大小,均应立即终止妊娠。胎龄达 36 周以上,胎儿成熟度检查提示胎儿肺成熟者,或胎龄未达 36 周但出现胎儿窘迫征象者应当终止妊娠。

1. 剖宫产术

剖宫产术可以迅速结束分娩,于短时间内娩出胎儿,可以缩短胎儿宫内缺氧的时间,增加胎儿成活机会,对母子较为安全。此种方式是处理前置胎盘的主要手段。完全性前置胎盘、部分性前置胎盘或者边缘性前置胎盘出血量较多而短时间内不能结束分娩,或者有胎位不正,胎儿窘迫等,均宜选择剖宫手术。

(1)术前应积极纠正休克,输液、输血补充血容量,做好抢救准备。

(2)术前 B 型超声胎盘定位,术中注意选择子宫切口位置,尽可能避开胎盘。

(3)防止产后出血:由于子宫下段的收缩力差,胎儿娩出后,胎盘未即娩出,须立即子宫肌壁注射宫缩剂增强子宫收缩,迅速作徒手剥离胎盘,同时按摩子宫,减少产后出血量。常用的宫缩剂有缩宫素、麦角新碱、前列腺素等。卡前列素(欣姆沛)是美国 90 年代末研制合成的前列腺素 $F_{2\alpha}$ 的(15 S)- 15 甲基衍生物的氨丁三醇盐溶液,对妊娠子宫平滑肌有强烈的收缩作用,子宫肌层注射给药或肌注给药,每次 0.25 mg,每 15 min 可重复 1 次,总量为 2 mg。它能控制 86% 其他方法无效的出血,控制完全性前置胎盘出血的成功率为 89%。如以上方法均无效则可采用以下方法:可吸收线 8 字缝合开放的血窦止血,宫腔填塞,结扎子宫动脉上行支、双侧髂内动脉等。

2. 阴道分娩

阴道分娩是利用胎先露部压迫胎盘达到止血目的,此法仅适用于边缘性前置胎盘而胎儿为头位。在临产后发生出血,但血量不多,产妇一般情况好,产程进展顺利,估计在短时间内可以结束分娩者。决定阴道分娩后,行手术破膜,破膜后胎头下降,压迫胎盘,达到止血,并可促进子宫收缩,加速分娩,此方法对经产妇的效果较好。如破膜后胎先露下降不理想,仍有出血或产程进展不顺利应立即改行剖宫术。

第四节　胎盘早剥

一、概述

妊娠 20 周后或分娩期,正常位置的胎盘在胎儿娩出前,部分或全部从子宫壁剥离,称胎盘早剥(placrntal abruption)。国内胎盘早剥发生率约为妊娠的 0.46% ~ 2.10%,国外约为 1% ~ 2%。胎盘早剥是妊娠晚期的严重并发症，围产儿死亡率高。其并发症如子宫胎盘卒中、失血性休克、DIC、肾衰竭等严重威胁母亲的生命安全。

胎盘早剥的发病机制尚未完全阐明，高危因素包括血管病变如妊娠期高血压疾病、机械性因素如外伤、子宫静脉压突然升高蜕膜静脉床破裂出血以及绒毛膜羊膜炎等。胎盘早剥的主要病理变化是底蜕膜出血，形成血肿，使胎盘自附着处剥离。胎盘早剥发生内出血时，血液积聚于胎盘与子宫壁之间，由于胎盘后血肿的压力加大，使血液浸入子宫肌层，引起肌纤维分离，甚至断裂、变性，当血液侵及子宫肌层至浆膜层时，子宫表面呈现紫色瘀斑，尤以胎盘附着处为著，称子宫胎盘卒中。此时肌纤维受血液浸渍，收缩力减弱；有时血液还可渗入阔韧带及输卵管系膜。剥离处的坏死胎盘绒毛和子宫蜕膜组织释放出组织凝血活酶进入母体循环，激活凝血系统，导致DIC。肺、肾等脏器的毛细血管内均可有微血栓形成，引起脏器损害。胎盘早剥是妊娠期发生凝血功能障碍的最常见原因，母儿死亡的发生率与胎盘剥离的程度相关。

二、诊断

（一）临床表现及分型

1. 轻型

外出血为主，胎盘剥离面不超过胎盘面积的 1/3，多见于分娩期。有间歇性腰腹痛，或不规则阴道流血，或无任何症状体征。腹部检查子宫软，宫缩有间歇，子宫大小与孕周相符，胎位清楚，胎心率正常。产后查胎盘见胎盘母体面有凝血块及压迹。

2. 重型

内出血为主，胎盘早剥面积超过胎盘面积的 1/3。主要症状为持续性腹痛和（或）腰痛，积血越多疼痛越剧烈，严重时出现休克征象。无或少量阴道流血，贫血程度与外出血量不符。腹部检查子宫处于高涨状态，有压痛，以胎盘附着处最著。随胎盘后血肿不断增大，子宫底升高，胎位不清。若胎盘剥离面超过胎盘的 1/2 或以上，子宫硬如板状，间歇期不放松，胎心多消失。

（二）辅助检查

1. B 型超声检查

正常胎盘 B 型超声图像应紧贴子宫体部后壁、前壁或侧壁，若胎盘与子宫壁之间有血肿时，在胎盘后方出现液性低回声区，暗区常不止一个，并见胎盘增厚。若胎盘后血肿较大时，能见到胎盘胎儿面凸向羊膜腔，甚至能使子宫内的胎儿偏向对侧。若血液渗入羊水中，见羊水回声增强、增多，系羊水混浊所致。但当胎盘边缘已与子宫壁分离时，未形成胎盘后血肿，见不到上述图像。胎盘早剥的声像图常与胎盘后的静脉丛，血管扩张等相混淆，不容易判断，故 B 型超声诊断胎盘早剥有一定的局限性。重型胎盘早剥时常伴胎心、胎动消失。

2. 实验室检查

主要了解贫血程度与凝血功能。重型胎盘早剥患者应检查肾功能与二氧化碳结合力，若并发 DIC 时进行筛选试验（血小板计数、凝血酶原时间、纤维蛋白原测定）与纤溶确诊试验（凝血酶时间、优球蛋白溶解时间、血浆鱼精蛋白副凝试验）。

三、治疗措施

胎盘早剥的治疗应根据胎盘剥离的严重程度、有无胎心及胎儿的成熟度采取不同的处理措施。在保证孕妇安全的前提下，兼顾胎儿的成活率，而终止妊娠的时机及分娩方式的选择是治疗的关键。

（一）治疗原则

（1）小于 34 周，对怀疑胎盘早剥者，胎儿宫内情况良好，不影响母亲生命，未临产，可住院严密监测下采取期待治疗，期待的目的是增加早产儿孕龄，减少早产儿死亡率。

①卧床休息，严密监护，观察母亲宫高、子宫张力、阴道出血情况，测定血红蛋白，监测凝血功能的变化等。

②定期监测胎心、胎儿监护、B 超等。

③促胎肺成熟。

④宫缩抑制剂：有临床症状的胎盘早剥患者，用宫缩抑制剂是禁忌的。美国妇产科医师协会认为只有在极早期合并轻度早剥的病例中，如果母体血流动力学恒定，用硫酸镁抑制宫缩、降低子宫张力可作为一种适当的措施。

（2）轻型胎盘早剥：已临产，宫口已开大，估计短时间内可迅速分娩者，可在严密监测母儿安危指标的情况下试行阴道分娩，但必须先行破膜，使羊水缓慢流出，并用腹带包裹腹部，缩小子宫容积，压迫胎盘，使之停止继续剥离。产程中发现异常，应及时改行剖宫产结束分娩。

（3）重型胎盘早剥：一旦确诊，必须立即终止妊娠。足月、近足月，估计胎儿成活者，发病急或病情重，未临产或估计短时间内不能经阴道分娩者，应立即采取剖宫产，保证孕妇安全，提高围产儿成活率；对于孕周小，估计不能成活或已发生胎死宫内，短时内不能阴道分娩，但孕妇病情危重，为抢救孕妇也应剖宫产；而对于妊娠足月、近足月，宫口开大，阴道流血不多，胎心异常者，估计短时内可经阴道分娩者，应尽量缩短产程，必要时阴道助产。

（二）标准治疗方案

1. 一般处理

输液、备血、给氧、抢救休克等应急措施。严密观察病情变化，测血压、记尿量、完善各项辅助检查，根据病情补充血容量、输血等。

2. 及时终止妊娠

终止妊娠的方法根据胎次、早剥的严重程度，胎儿宫内状况及宫口开大等情况而定。

（1）经阴道分娩：经产妇，一般情况较好，出血以显性为主，宫口已开大，估计短时间内能结束分娩者，可经阴道分娩。①先行破膜，使羊水缓慢流出，用腹带包裹腹部，起到压迫胎盘，使之不再继续剥离的作用。②必要时静脉滴注催产素，缩短产程。③产程中严密观察血压、脉搏、宫底高度、宫缩情况及胎心。有条件可行全程胎心监护。

（2）剖宫产：①重型胎盘早剥，特别是初产妇，不能在短时间内结束分娩者。②轻型胎盘早剥，出现胎儿窘迫征象，需抢救胎儿者。③重型胎盘早剥，产妇病情恶化，虽胎儿已死亡，但不能立即经阴道分娩者。④破膜后产程无进展者。

3. 防止产后出血

胎盘早剥患者容易发生产后出血，故在分娩后应及时应用子宫收缩剂如催产素、麦角新碱、欣姆沛等，并按摩子宫。卡贝缩宫素，是一种人工合成的长效催产素类似物，静脉注射半衰期为 40 ~ 50 min，比缩宫素长 10 倍，用药后 2 min 内即有子宫活性，具有起效迅速、效果持久、使用便捷的特点。卡贝缩宫素在治疗产后出血中的作用正受到国内外产科医师的关注。胎儿娩出后，静脉推注卡贝缩宫素 100 μg，1 min 内推注完。单次肌注卡贝缩宫素比持续静脉滴注缩宫素能更有效地预防有产后出血危险因素的产妇发生产后出血。

子宫胎盘卒中的处理方法：①应用大量子宫收缩药，促进子宫收缩。②按摩子宫，促进子宫收缩。③热生理盐水热敷子宫。观察子宫局部血液循环恢复情况，若子宫收缩好，局部血液循环尚好，应该尽量保留子宫。

上述保守处理不能达到止血目的时应行血管结扎或行介入栓塞治疗，其中，经皮穿刺插管子宫动脉栓塞术不但能明确诊断，治疗产后大出血还有止血迅速、有效、并发症少的优点；若仍不能控制出血时或出血量多致进入休克时，须立即止血抢救生命则必须作子宫切除，如子宫大量出血且血液不凝固，按 DIC 处理。

4. 凝血功能障碍的处理

（1）输新鲜血：及时、足量输入新鲜血液是补充血容量及凝血因子的有效措施。库存血若超过 4 h，血小板功能即受破坏，效果差。为纠正血小板减少，有条件可输血小板浓缩液。

（2）输纤维蛋白原：若血纤维蛋白原低，同时伴有活动出血，且血不凝，经输入新鲜血等效果不佳时，可输纤维蛋白原 3 g，将纤维蛋白原溶于注射用水 100 mL 中静脉滴注。通常给予 3 ~ 6 g 纤维蛋白原即可收到较好效果。每 4 g 纤维蛋白原可提高血纤维蛋白原 1 g/L。

（3）输新鲜血浆：新鲜冰冻血浆疗效仅次于新鲜血，尽管缺少红细胞，但含有凝血因子，一般 1L 新鲜冰冻血浆中含纤维蛋白原 3 g，且可将 V、Ⅷ因子提高到最低有效水平。因此，在无法及时得到新鲜血时，可选用新鲜冰冻血浆作应急措施。

（4）肝素：肝素有较强的抗凝作用，适用于 DIC 高凝阶段。胎盘早剥患者 DIC 的处理主要是终止妊娠以中断凝血活酶继续进入血内。对于处于凝血障碍的活动性出血阶段，应用肝素可加重出血，故一般不主张应用肝素治疗。

（5）抗纤溶剂：6- 氨基己酸等能抑制纤溶系统的活动，若仍有进行性血管内凝血时，用此类药物可加重血管内凝血，故不宜使用。若病因已去除，DIC 处于纤溶亢进阶段，出血不止时则可应用，如 6- 氨基己酸 4 ~ 6 g、氨甲环酸 0.25 ~ 0.50 g 或氨甲苯酸（对羧基苄胺）0.1 ~ 0.2 g 溶于 5% 葡萄糖液 100 mL 内静脉滴注。

5. 预防肾衰竭

在处理过程中，应随时注意尿量。若每小时尿量少于 30 mL，应及时补充血容量；少于 17 mL 或无尿时，应考虑有肾衰竭的可能。可用 20% 甘露醇 250 mL 快速静脉滴注，或呋塞米（速尿）40 mg 静脉推注，必要时可重复使用，一般多能于 1 ~ 2 d 内恢复。经处理尿量在短期内不见增加，血尿素氮、肌酐、血钾等明显增高，二氧化碳结合力下降，提示肾衰竭情况严重，出现尿毒症，此时应进行透析疗法，以抢救产妇生命。

第五节　羊水过多

一、概述

羊水过多（polyhydramnios）是指妊娠任何时期孕妇的羊水量达到或超过 2 000 mL 者。正常妊娠时羊水量随孕周变化，从妊娠早期开始，羊水量逐渐增多；妊娠晚期羊水量可增至 800 ~ 1 200 mL，此后羊水量会有所减少，到妊娠足月时羊水量为 800 mL；过期妊娠期间羊水量逐渐减少，约为 550mL。羊水过多的发生率为 1% ~ 3%。正常情况下羊水在母体和胎儿之间进行相互交换，从而达到动态平衡。当母胎之间的羊水交换失去平衡时可出现羊水量的异常。

目前，羊水过多的病因尚不十分明确，通过临床观察，发现以下几种疾病与羊水过多的关系密切：①胎儿畸形：如神经管缺陷性疾病、消化道畸形、腹壁缺陷、膈疝、先天性甲状腺囊肿、遗传性假性低醛固酮症等。②多胎妊娠。③妊娠期糖尿病。④母儿血型不合。⑤染色体异常：如 18- 三体、21- 三体、13- 三体。⑥孕妇和胎儿的各种疾病：如妊娠期高血压疾病、急性肝炎、孕妇严重贫血、重症胎儿水肿、巨大儿、胎儿贫血，胎儿吞咽功能减退等。⑦脐带胎盘病变：如胎盘绒毛血管瘤、脐带帆状附着等。⑧宫内感染：如入细小病毒 B_{19}、梅毒、弓形虫、柯萨奇病毒、单纯疱疹病毒、风疹、巨细胞病毒等。⑨特发性羊水过多。

羊水过多对母体和胎儿均有严重的危害，对孕妇来说，分娩时容易发生原发性子宫收缩乏力，导致产程延长、产后出血；而自然破膜或人工破膜后，大量的羊水快速涌出，可能出现胎盘早剥，危及生命；此外，破膜后腹压及下腔静脉压力减少，回心血量骤增，可能发生急性心衰和休克。对胎儿来说，常常发生胎位异常；而子宫的过度膨胀能使宫缩提早出现，发生早产；破膜后，脐带可能随大量羊水脱出，发生脐带脱垂。

二、诊断

（一）临床表现

急性羊水过多常发生于 20 ~ 24 周，羊水增长速度极快，孕妇自觉数日内腹部骤然增大，部分人可因腹部压力过大而感觉腹痛；由于过度膨大导致腹腔脏器被动性向上推移，横膈上抬，压迫肺部，孕妇可能发生呼吸困难，严重者甚至出现发绀；此外，巨大的子宫压迫两侧的输尿管，孕妇出现尿少，甚至无尿。体格检查发现子宫明显增大超过相应妊娠月份，腹部皮肤高度紧张而发亮，可有压痛感，胎位不清，胎体无法触及，听诊胎心音遥远。

慢性羊水过多发生率较高，常发生在妊娠晚期，孕妇一般无明显感觉，仅在产前检查时发现宫高腹围超过相应妊娠月份、体格检查时发现腹隆大于正常妊娠，皮肤张力较大，有液体震颤感，可触及的胎体具有浮沉感，胎心音较遥远。

（二）B型超声

B超是产前诊断羊水过多最主要的办法，且B超还能发现胎儿畸形，因此临床上怀疑宫高、腹围超过正常妊娠月份时常规行B超检查。诊断该病的指标是：最大羊水暗区垂直深度＞7 cm，近年来测量羊水指数成为更客观的指标，国内认为以羊水指数（AFI）＞18 cm为羊水过多，而国外以AFI＞20 cm方诊断。

（三）X线检查及羊膜腔造影

腹部平片和侧位片可发现羊水过多，羊膜腔造影可显示胎儿体表轮廓，用以诊断部分胎儿畸形二但由于放射线和造影剂对胎儿有一定的损害，故临床上慎用。

（四）甲胎蛋白（AFP）检查

主要用于筛查开放性神经管缺损胎儿和消化道畸形胎儿，当母血中AFP值超过同期正常妊娠平均值2个标准差以上，有助于诊断。

三、治疗措施

（一）治疗原则

对羊水过多治疗的原则主要取决于胎儿有无畸形、孕周和羊水过多的严重程度。

（二）治疗手段

1. 药物治疗

目前，临床上主要采用吲哚美辛（消炎痛）治疗羊水过多。

（1）药物作用机制：吲哚美辛为非甾体抗炎药，是前列腺素合成酶抑制剂，它可以通过抑制前列腺素合成引起前列腺素水平下降，使肾小管远端对水钠的吸收增强，胎尿的生成较少，从而达到较少羊水生成的作用。吲哚美辛可以使胎儿呼吸频率加快，促进肺泡内液体的吸收，达到增加羊水吸收的作用。

（2）适应证：吲哚美辛适用于孕周小，未发现胎儿畸形，而有意愿保胎者。而且该药物对于急性和慢性羊水过多均有效。当羊水过多合并大的胎盘血管瘤时，给予吲哚美辛治疗后羊水量明显减少采用吲哚美辛治疗过程中应每周复查1次B超测量AFI的变化，一方面了解药物治疗的效果，另一方面防止继发性的羊水过少。

（3）药物剂量和用法：吲哚美辛有多种剂型，产科多用片剂和栓剂，分别以口服和直肠给药。口服药物剂量一般为25 mg，每6 h一次或者每8 h一次，由于其半衰期为7～12 h，国内医学界普遍采用每8 h一次给药。栓剂在临床上应用较少，可以对患者采用吲哚美辛栓剂100 mg塞入肛门，每12 h一次，三天一疗程，若羊水量明显下降可以减量为50 mg，每8 h一次或每12 h一次

（4）不良反应：由于前列腺素能保持胎儿动脉导管的开放，因此，吲哚美辛抑制前列腺素合成后最重要的不良反应是可能使动脉导管痉挛收缩，甚至发生提早闭合。动脉导管狭窄可造成胎儿血流动力学改变，窒息率增加，胎儿缺血缺氧，全身血液重新分配，肾小球缺血使得胎尿产生进一步减少，可能继发羊水过少。动脉导管狭窄主要发生于32周之后，因此吲哚美辛的使用应限制在32周以前，能够部分地避免发生动脉导管早闭。但是最新的报道称吲哚美辛开始使用的孕周、给药方法以及治疗疗程与胎儿动脉导管早闭、羊水过少以及各种复杂的胎儿疾病的发生并无明显的相关性，因此该药的使用时限需进一步考证。此外，口服吲哚美辛有较严重的消化道反应，如恶心、呕吐、腹痛腹泻，严重者出现消化道

溃疡、出血等。

羊水过多患者胎膜上的水通道-1（AQP-1）的基因表达增加，虽然AQP-1基因的表达异常不是羊水过多的原因，但它属于机体代偿性反应，因此很多学者正在努力寻找某种物质调节AQP-1基因的表达从而达到治疗羊水过多的作用。

2. 羊膜腔穿刺术

（1）适应证：适用于胎儿正常，但孕妇感临床症状严重，甚至出现呼吸窘迫、发绀或少尿，而孕周尚不足37周者，尤其是急性或复发性羊水过多者。

（2）治疗目的：经腹壁行羊膜腔穿刺术一方面可以引流出部分羊水，暂时减轻宫内压力，缓解压迫症状，从而延长孕龄；另一方面可以将抽取的羊水进行L/S比值测定或其他项目的检查来了解胎儿的成熟程度，同时还可向羊膜腔内注射药物促进胎肺成熟。

（3）操作方法：①在具体操作前，应进行B超检查，确定胎龄和胎盘位置。术前30 s肌注苯巴比妥（鲁米那）0.2 g，口服沙丁胺醇（硫酸舒喘灵）2.4～4.8 mg，排空膀胱，取平卧位。②穿刺应选择胎儿安静时进针，常规皮肤消毒，铺无菌孔巾，在B超引导下选择羊水池较深的部位进针。③尽量避开胎盘位置，若为前壁胎盘，应选择胎盘位置相对较薄处进针，尽量避开胎盘大血窦，穿刺针应1次性进针不能来回抽针进出胎盘面，以免扩大创口发生大出血。④用18号穿刺针穿入羊膜腔，进行缓慢引流，引流速度控制在每小时500 mL，1次性引流总量不超过1 500～2 000 mL。⑤抽取羊水20～50 mL，置无菌试管中，送检。⑥术中和术后均应密切观察胎心及孕妇自觉症状，以便早期发现胎盘剥离征象。⑦术后予以镇静、抑制宫缩、预防感染等治疗。⑧如术后羊水继续增长，联合药物治疗效果不佳者，可间隔1～2周重复穿刺。

国外的医院利用负压引流装置对严重羊水过多患者进行羊膜腔穿刺引流，既安全且有效，其并发症的发生率仅为3.1%。国内的医师则设计了一种简易的羊膜腔穿刺羊水引流装置（图7-1），将输液管一端与穿刺针相连，另一端插入空输液瓶瓶塞中，将输液瓶正立，其位置低于穿刺部位，调速装置关闭，用50 mL注射器将输液瓶内空气抽出，使瓶内呈负压状态，穿刺成功后，逐渐调节调速装置，控制引流速度，其效果满意率达到93.75%。这套装置省时省力，能较准确控制引流速度和引流量，对于减少并发症的发生具有一定的价值。

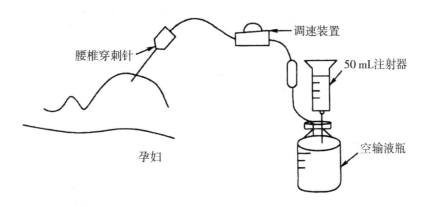

图7-1 简易的羊膜腔穿刺羊水引流装置

（4）疗效评价：羊膜腔穿刺术可以直接减少羊水的量，因此治疗效果较好，国内外多数文献报道其有效率均超过90%。此方法可以1次或多次用于治疗羊水过多的患者，其怀孕时间平均延长6.25周，胎儿出生体重平均增加1 000 g。

羊膜腔穿刺术能缓解孕妇的压迫症状，对于减轻患者症状是有效的，但它并不能明显减少宫缩的发生，也就意味着不能降低早产的发生率。

曾有一例急性复发性羊水过多患者，从孕30周开始积极采用吲哚美辛和羊膜腔穿刺联合治疗，羊水量恢复正常并顺利分娩。这一病例为临床上吲哚美辛和羊膜腔穿刺联合治疗方案提供了依据。

（5）并发症：①刺伤母体血管，引起腹壁血肿，子宫浆膜下血肿，还可刺伤膀胱。②损伤脐带、胎盘或胎儿，若在 B 超引导下穿刺可降低母体及胎儿损伤的发生率。③该操作属于侵入性操作，可引起宫内感染。④流产或早产，流产发生率为 0.1% ~ 0.2%，晚期妊娠可引起胎膜早破或早产。⑤羊水渗漏。⑥若引流羊水速度过快使宫内压力骤减，可导致胎盘早剥。⑦如果误刺入血管，可能使羊水进入母血中，发生羊水栓塞，一旦发生极其危险。⑧ ABO 与 Rh 血型不合者可引起胎儿溶血，Rh 阴性孕妇穿刺后应给予抗 D 免疫球蛋白。

3. 终止妊娠

对于合并畸形胎儿，且症状较严重的患者，宜采用高位人工破膜法终止妊娠常规消毒外阴、阴道后，取高危破膜器沿宫颈和胎膜间向宫腔内送入 15 cm，避开胎盘位置，轻轻刺破胎膜，使羊水缓慢流出，注意此过程中严密观察孕妇生命体征及自觉症状，防止羊水流出过快发生胎膜早剥，保持胎位以免胎儿出现横位难产。待羊水流出适量后取出破膜器，观察产程进展，如 24 h 内仍未发动分娩，可静滴催产素，或采用其他前列腺素制剂引产。

对于症状较轻，胎儿正常的患者，可给予呋塞米（速尿）对症处理，并严密随诊，尽量延长其孕周。待孕周达到 37 周后，可行人工破膜终止妊娠。

（三）传统医学

羊水过多在祖国传统医学中称为"子满"，其病因病机为素体脾虚或孕后过食生冷寒凉之物，损及脾阳，脾肾不足，水湿不运，气化失利，冲任不调，湿聚胞中。因此中医治疗该病主要以补脾益肾、利水渗湿、温阳化气、安胎为主。

健脾汤治疗特发性慢性羊水过多的有效率可以达到 95.7%，其药方为：炒白术 15 g，人参 9 g，茯苓 12 g，炙甘草 10 g，黄芪 30 g，泽泻 10 g，砂仁 10 g，木香 10 g，薏苡仁 30 g，神曲 10 g，陈皮 10 g，水煎服，日 1 剂，分早晚两次服用，10 d 一疗程，连服 3 疗程。健脾渗湿安胎汤也用于治疗羊水过多，其药方主要为：白茯苓 15 g、薏苡仁 15 g、白茅根 15 g、西党参 15 g、白术 12 g、淮山 30 g、桑寄生 15 g、菟丝子 15 g、陈皮 10 g、甘草 6 g，有效率达到 95%。还可以使用中西医结合治疗，西药治疗选用吲哚美辛口服或塞肛，中药用五苓散加减：猪苓 20 g，茯苓 20 g，泽泻 20 g，白术 20 g，桑白皮 15 g，杜仲 15 g，桂枝 10 g，薏苡仁 10 g，黄芪 9 g，党参 9 g，水煎服，每 3 d 复查 B 超，直至羊水量降至正常停药，有效率为 95.16%。

中国传统医学有着悠久的历史，近年来得到新一代中医药研究者的不断改进，用以治疗羊水过多，效果满意，经济方便，疗效可靠，不良反应少，可与西医结合治疗，不失为一种较好的辅助方法。

微信扫码
◆ 临床科研
◆ 医学前沿
◆ 临床资讯
◆ 临床笔记

第八章

妊娠并发症

第一节 妊娠合并病毒性肝炎

一、发病特点

病毒性肝炎为多种病毒引起的以肝脏病变为主的传染性疾病，致病病毒包括甲型肝炎病毒、乙型肝炎病毒、丙型肝炎病毒、丁型肝炎病毒及戊型肝炎病毒 5 种。

甲型肝炎病毒（HAV）是一种微小的 RNA 病毒，分类属小 RNA 肠道病毒属 72 型。甲肝经过消化道传播，一般不通过胎盘传给胎儿，故垂直传播的可能性极小。抗 HAV-IgM 阳性即可诊断。

乙型肝炎病毒（HBV）又称为 Dane 颗粒。人体感染 HBV 后血液中可出现一系列有关的血清学标志。e 抗原（HBeAg）是核心抗原的亚成分，其阳性提示体内病毒在复制，有传染性；持续阳性可发展为慢性肝炎。HBV 感染人体后可造成急性、慢性或无症状性携带者，少数可并发重症肝炎。乙型病毒性肝炎（简称"乙肝"）孕产妇的流产、早产、死胎、死产、新生儿窒息率及新生儿死亡率明显增高，此与妊娠晚期患急性黄疸型肝炎特别是重症甚或急性重型肝炎有关。急性重型肝炎的死亡率孕妇较非孕妇为高。妊娠期特别是妊娠后期尤易发生急性重型肝炎。有人认为妊娠期易于产生非特异性超敏反应，且孕期是处于非特异性超敏反应的准备状态，所以在孕期发生重症肝炎或急性重型肝炎的概率显著增加。动物实验证明孕兔在产前和产后的急性重型肝炎更加严重，所以近年来主张在孕早期如 HBsAg 滴度高的同时 HBeAg 阳性者可行人工流产。在妊娠晚期由于肝脏血流量相对不足，而并发肝炎之后，肝脏血流量更相对降低，因而可使肝炎病情加剧甚至成为重症肝炎。

丙型肝炎病毒（HCV）为有包膜的单链 RNA 病毒。主要通过输血、血制品、母婴等途径传播。易转化为慢性肝炎。

丁型肝炎病毒（HDV）为一种有缺陷的嗜肝 RNA 病毒，必须依赖 HBV 的存在。传播途径与 HBV 基本相同。

戊型肝炎病毒（HEV）为正链单股的 RNA 病毒。HEV 主要传播途径是肠道感染。

二、诊断

（一）病史
与肝炎患者密切接触史，或有输血史等。

（二）临床表现
出现不能用妊娠反应或其他原因解释的消化道症状，如恶心、呕吐、腹胀和肝区疼痛及乏力等。

（三）实验室检查
1. 血常规检查

急性期白细胞常常稍低或正常，淋巴细胞相对增多；慢性肝炎白细胞常常减少；急性重型肝炎白细胞和中性粒细胞百分比可以显著增加。

2. 肝功能检查

主要是丙氨酸氨基转移酶、天门冬氨酸氨基转移酶等。

3. 血清学检查

病毒学指标，如病毒的病原学和有关抗体。

（1）乙型肝炎表面抗原（HBsAg）：为最常用的乙肝感染指标。在感染潜伏期，血清 ALT 升高之前 HBsAg 即可为阳性；当 HBsAg 为高滴度时，则 e 抗原（HBeAg）也同时为阳性。临床只以单项 HBsAg 作为感染指标是不够的，应与临床表现及其他指标结合判断。

（2）乙型肝炎表面抗体（抗 -HBs）：为有保护性的抗体。急性乙肝病毒感染时，经过一段时间，出现抗 -HBs 提示机体获得了免疫力。

（3）乙型肝炎 e 抗原（HBeAg）：是 HBeAg 的降解产物，急性感染时 HBeAg 的出现稍晚于 HBsAg。e 抗原的亚型 e_1、e_2 更反映了乙肝病毒复制的活性。

（4）乙型肝炎 e 抗体（抗 -HBe）：一般当 HBeAg 在血中消失，而后出现抗 -HBe，提示病毒复制减少，传染性降低，病情多渐趋稳定。

（5）乙型肝炎核心抗体（抗 -HBc）：在急性感染时，HBsAg 出现后 2 ~ 4 周，临床症状出现之前即可检出。所以抗 HBC-IgM 多见于感染早期或慢性感染的活动期。

（6）乙型肝炎病毒 DNA（HBV-DNA）：HBV-DNA 阳性是乙型肝炎病毒复制的直接证据及传染性指标。HBV-DNA 与 HBeAg 和 DNA- 多聚酶呈平衡关系。凡是 HBeAg 阳性的血中，86% ~ 100% 可检测到 HBV-DNA。

4. 乙肝病毒胎内感染

（1）新生儿脐血清 HBsAg 阳性可为参考指标。

（2）新生儿脐血清 HBcAb-IgM 阳性即可确定宫内感染。

（3）如有条件，测脐血清乙肝病毒 DNA 阳性，更可确诊，但此项指标在国内尚不能推广应用。

（四）症状

以下症状有助于妊娠合并重症肝炎的诊断：①消化道症状严重，表现为食欲极度减退，频繁呕吐，腹胀，出现腹腔积液。②黄疸迅速加深，血清总胆红素值 > 171 μmol/L。③出现肝臭气味，肝呈进行性缩小，肝功能明显异常，胆酶分离，清蛋白 / 球蛋白比例倒置。④凝血功能障碍，全身出血倾向。⑤迅速出现肝性脑病表现，烦躁不安、嗜睡、昏迷。⑥肝肾综合征出现，急性肾衰竭。

三、治疗

（一）轻症肝炎的处理

妊娠期处理原则与非孕期相同。应适当休息、避免过量活动。饮食以高营养、易消化的食物为主。避免服用可能损害肝的药物。

1. 一般治疗

除应在肝炎急性期予以隔离和卧床休息外，并给予清淡及低脂肪饮食，每日应供给足够热量，如消化道症状较剧烈，则应给予葡萄糖液静脉滴注。

2. 保肝药物的应用

每天需给大量维生素 C、维生素 K_1 及维生素 B_1、维生素 B_6、维生素 B_{12} 等。因维生素 C 为机体参与氧化还原过程的重要物质，有增加抗感染能力、促进肝细胞再生与改善肝功能的作用；维生素 K_1 可促进凝血酶原、纤维蛋白原和某些凝血因子（凝血因子Ⅶ、Ⅹ）合成作用。一般采用维生素 C 3 g、维生素 K_1 40 mg 加 5% 或 10% 葡萄糖液 500 mL，静脉滴注，每日 1 次。同时给予能量合剂，如 25% 葡萄糖液 250 ~ 500 mL 加辅酶 A 100 IU 及维生素 C 3 g，同时肌内注射维生素 E 50 mg，对防止肝细胞坏死有益。对 ALT 高者可用强力宁 80 mL、门冬氨酸钾镁 20 mL 加入葡萄糖液，静脉滴注。如有贫血或低蛋白血症者，可予适量输鲜血、人血清蛋白或血浆。

3. 中草药治疗

以清热利湿为主，常用茵陈汤加减。方剂：茵陈 30 g，山栀子 12 ~ 15 g，生黄芪 15 ~ 20 g，黄芩 12 g，川黄连 6 g，茯苓 15 g，当归 12 g，败酱草 12 ~ 15 g，柴胡 9 g，陈皮 9 g，每日一剂，煎服，对退黄疸、改善肝功能和临床症状有益。

（二）重症肝炎的处理要点

1. 保肝治疗

如胰高糖素—胰岛素联合治疗，能改善肝脏对氨基酸和氨的异常代谢，使肝血流量增加24%，有防止肝细胞变性坏死，促进肝细胞再生等作用。常用的剂量为胰高糖素 1 ~ 2 g/d，胰岛素 6 ~ 12 U 加入 10% 葡萄糖液 500 mL 中静脉滴注，2 ~ 3 周为一个疗程。人血清蛋白注射液有促进肝细胞再生的作用，每周 2 ~ 3 次，每次 5 g，溶于 10% 葡萄糖液中滴注。新鲜血浆也有促进肝细胞再生的作用，同时，新鲜血浆中含有凝血因子和免疫因子。对急性重型肝炎疗效尤其明显。国内研究认为血浆置换后 12 h，患者的凝血功能恢复到正常的50%。门冬氨酸钾镁注射液可促进肝细胞再生，可以降低高胆红素血症，能使黄疸消退，剂量为 40 mL/d，溶于 10% 葡萄糖液 500 mL 缓慢滴注。本品含钾离子，在肝肾综合征伴有高钾患者慎用。

2. 预防及治疗肝性脑病

为控制血氨，要注意饮食和排便，要求低蛋白、低脂肪、高糖饮食，充足的维生素和纤维素，保持大便通畅；口服新霉素和甲硝唑等，抑制肠道大肠杆菌，减少肠道氨的形成和重吸收。复方氨基酸富含支链氨基酸，不含芳香氨基酸，可以用于治疗。肝性脑病者6-氨基酸–520每日 250 mL，加入等量的 10% 葡萄糖，每日 2 次，静脉滴注。神志清醒后每日 1 次，直至完全清醒。疗程一般为 5 ~ 7 d，以后改用 14 氨基酸，每日 500 mL 巩固疗效。

3. 凝血功能障碍的防治

补充凝血因子，输新鲜血、凝血酶原复合物、纤维蛋白原、凝血酶III和维生素 K_1 等。

4. 晚期重症肝炎并发肾衰竭的处理

按急性肾衰竭处理，严格限制入液量，一般每日入液量为 500 mL 加前一日尿量。呋塞米 60 ~ 80 mg 静脉注射，必要时 2 ~ 4 h 重复一次，2 ~ 3 次无效后停用。多巴胺 20 ~ 80 mg 或 654-2 40 ~ 60 mg 静脉滴注，扩张肾血管，改善肾血流。监测血钾浓度，防止高钾血症，必要时予以肾透析。

（三）产科处理

1. 妊娠早期

急性肝炎经保肝治疗后好转者，可继续妊娠。慢性肝炎妊娠后加重，可能是肝炎急性发作，对母儿均有危害，应及时终止妊娠。

2. 中、晚期妊娠

尽量避免终止妊娠，因分娩过程或药物对肝脏会有影响，加重肝损伤。加强胎儿监护，积极防治子痫前期。

3. 分娩期

分娩前数日肌内注射维生素 K_1，每日 20 ~ 40 mg；分娩前备血，备新鲜血、凝血因子、血小板等。经阴道分娩者，可阴道助产，缩短第二产程。胎盘娩出后，加强宫缩，减少产后出血。肝炎病情严重恶化，短时间内不能经阴道分娩者，可剖宫产终止妊娠。

4. 产褥期

须继续随访肝功能，加强保肝治疗；产后使用广谱抗生素，预防产后出血。HBsAg/HBeAg 和 HBcAb 均阳性者，乳汁中可检测到 HBV DNA，不宜母乳喂养。

5. 阻断母婴传播

目前公认的阻断乙肝母婴传播的有效方法已经写入了我国《慢性乙型肝炎防治指南》，具体为：①出生后 24 h 内接种乙型肝炎疫苗，然后间隔 1 个月及 6 个月注射第二针及第三针疫苗，其保护率为87.8%。②注射乙型肝炎免疫球蛋白：对 HBsAg 阳性母亲的新生儿，应在出生后 24 h 内尽早注射乙型肝炎免疫球蛋白，最好在出生后 12 h 内，剂量不小于 100 IU，同时在不同部位接种乙型肝炎疫苗，可显著提高阻断母婴传播的效果。也可在出生后 12 h 内先注射一针免疫球蛋白，1 个月后再注射第二针，并同时在不同部位接种一针乙型肝炎疫苗。后者不如前者方便，但保护率高于前者。新生儿如果在出生后 12 h 内注射了乙型肝炎免疫球蛋白和乙肝疫苗，可以接受母亲的哺乳。

第二节　妊娠期肝内胆汁淤积症

一、发病特点

妊娠期肝内胆汁淤积症（intrahepatic cholestasis of pregnancy，ICP）是一种在妊娠期所特有的肝内胆汁淤积。多发生于妊娠晚期，随妊娠终止而迅速恢复，再次妊娠又可复发，瘙痒及黄疸为其临床特征。胎儿易出现早产，胎儿低体重，出生后发育良好。产后出血较常见。对胎儿影响则更明显。早产发生率37.2%，死胎 8.5%，畸胎 4.2%，宫内窘迫 3.2%，低体重儿（< 2 000 g）33.8%。

1883 年 Ahifeld 首次报道一种发生于妊娠中后期，有复发倾向的黄疸。1954 年 Svanborg 对该病进行了组织病理学、生物化学及症状学研究，并做了详细阐述，认为是独立的临床疾病。以后世界各地均有报道，但以北欧、北美、澳大利亚、智利等地为多。总的发病率约占妊娠的 1% 以下。

本病发病机制尚未充分阐明，可能与下列因素有关：①性激素的作用，目前认为雌激素的急剧增加为主要的致病因素。②遗传因素：本病可能对雌激素的促胆汁淤积作用具有易感性，而该易感性可能具遗传性。智利 Gonzalez（1989 年）随访 62 例双胎产妇，以单胎产妇为对照，前者本病发病率（20.9%）明显高于后者（4.7%），P < 0.001；且前者尿中雌激素排出量亦明显高于后者。1996 年 Merla 采用 PCR 技术研究智利 26 名无血缘关系的多发性黄疸及 30 名无血缘关系的正常妊娠，发现在 HLA-DPB1412 等位基因上，ICP 组的出现频率（69%）高于正常妊娠组，尽管无统计学差异，也提示 ICP 与遗传有一定的关系。

病理变化：①光镜检查。肝结构完整，肝细胞无明显炎症或变性表现，仅在肝小叶中央区部分胆小管内可见胆栓，胆小管直径正常或有轻度扩张；小叶中央区的肝细胞含有色素，并可见嗜碱性的颗粒聚集。由于病变不明显有时可被忽略。②电镜检查。细胞一般结构完整，线粒体大小、电子密度及其分布均正常，粗面内质网、核糖体及糖原的外形和分布亦属正常；光滑内质网轻度扩张，其主要病理表现在肝细胞的胆管极，溶酶体数量轻度增加，围绕毛细胆管的外胞质区增宽，毛细胆管有不同程度的扩张，微绒毛扭曲、水肿或消失，管腔内充满颗粒状的致密电子物质。

二、诊断

ICP 在妊娠中、晚期出现瘙痒，或瘙痒与黄疸同时共存，分娩后迅速消失。

（一）瘙痒

往往是首先出现的症状，常起于 28 ～ 32 周，但亦有早至妊娠 12 周者。有学者报道的 250 例中，除去开始时间不详的 6.4% 以外，瘙痒起始于早期妊娠（孕 12 周以前）、中期妊娠（13 ～ 27 周）及晚期妊娠（28 ～ 40 周）者各占 1.2%、23.2% 及 69.2%。瘙痒程度亦各有不同，可以从轻度偶然的瘙痒直到严重的全身瘙痒，个别甚至发展到无法入眠而需终止妊娠。手掌和脚掌是瘙痒的常见部位，瘙痒都持续至分娩，大多数在分娩后 2 d 消失，少数 1 周左右消失，持续至 2 周以上者罕见。

（二）黄疸

瘙痒发生后的数日至数周内（平均为 2 周），部分患者出现黄疸，在文献中 ICP 的黄疸发生率在15% ～ 60%。黄疸程度一般轻度，有时仅角膜轻度黄染，黄疸持续至分娩后数日内消退，个别可持续至产后 1 个月以上；在将发生黄疸的前后，患者尿色变深，粪便色变浅。

（三）其他症状

发生呕吐、乏力、胃纳不佳等症状者极少。

（四）实验室检查

（1）目前实验室甘胆酸的检测是诊断及治疗监测 ICP 的重要指标，胆汁中的胆酸主要是甘胆酸及牛磺酸，其比值为 3：1，临床通过检测血清中甘胆酸值了解胆酸水平。血清胆酸升高是 ICP 最主要的特异性证据。在瘙痒症状出现前或转氨酶升高前数周血清胆酸已升高。

（2）血清胆红素增高者占 25% ~ 100%，因病例选择标准不同而异。多数为轻、中度，小于 85 μmol/L（5 mg/dL）者占 95.6%，以直接胆红素为主，尿胆红素约半数为阳性。尿胆原常阳性，粪便颜色多数正常或略淡。

（3）血清转氨酶约半数升高，多属轻度，很少超过 10 倍以上。

（4）血清碱性磷酸酶、γ-谷氨酰转肽酶及 5'-核苷酸酶多数升高，严重者可达 10 倍以上，提示肝内胆汁排泄受阻。

（5）血清胆固醇总量约半数以上有不同程度的升高，胆固醇值一般正常。

（6）血浆总蛋白、清蛋白/球蛋白比值及丙种球蛋白值多属正常。

以上肝功能改变多数于妊娠终止后 2 周内恢复正常，但须注意，有些改变在正常妊娠时亦可出现，必须加以鉴别。

三、治疗方法

治疗目的是缓解瘙痒症状，恢复肝功能，降低血胆酸水平，注意胎儿宫内状况的监护，及时发现胎儿缺氧并采取相应措施，以改善妊娠结局。

（一）一般处理

适当卧床休息，取左侧卧位以增加胎盘血流量，给予吸氧、高渗葡萄糖、维生素类及能量，既保肝又可提高胎儿对缺氧的耐受性。定期复查肝功能、血胆酸了解病情。

（二）药物治疗

能使孕妇临床症状减轻，胆汁淤积的生化指标和围生儿预后改善，常用药物有：

1. 考来烯胺（colestyramine）

能与肠道胆酸结合后形成不被吸收的复合物而经粪便排出，阻断胆酸的肝肠循环，降低血胆酸浓度，减轻瘙痒症状，但不能改善生化指标异常及胎儿预后。用量 4 g，每日 2 ~ 3 次，口服。由于考来烯胺（消胆胺）影响脂溶性维生素 A、维生素 D、维生素 K 及脂肪吸收，可使凝血酶原时间延长及发生脂肪痢。用药同时应补充维生素 A、维生素 D、维生素 K。

2. 苯巴比妥

此药可诱导酶活性和产生细胞素 P_{450}，从而增加胆汁流量，改善瘙痒症状，但生化指标变化不明显，用量每次 0.03 g，每日 3 次，连用 2 ~ 3 周。

3. 地塞米松

可诱导酶活性，能通过胎盘减少胎儿肾上腺脱氢表雄酮的分泌，降低雌激素的产生，减轻胆汁淤积；能促进胎肺成熟，避免早产儿发生呼吸窘迫综合征；可使瘙痒症状缓解甚至消失。一般用量为每日 12 mg，连用 7 d。1992 年 Hirvioja 报道 10 例 28 ~ 32 妊娠周的 ICP 患者，每日口服 12 mg 地塞米松，共 7 d，随后 3 d 减量全停药，结果所有患者瘙痒都减轻或消失，用药后 1 d，血清雌三醇即明显减少，用药后 4 d，血清雌二醇、总胆汁酸均明显降低。

4. 熊去氧胆酸（UDCA）

其作用机制尚不明确，可能是改变胆汁酸池的成分，替代肝细胞膜片对细胞毒性大的有流水性的内源性胆汁酸，并抑制肠道对疏水性胆酸的重吸收，降低血胆酸水平，改善胎儿环境。用量 15 mg/（kg·d），分 3 次口服，共 20 d。瘙痒症状和生化指标均有明显改善。1992 年 Palma 对第一组 5 名 ICP 患者给予每日口服 UDCA 1 g，共 20 d，第二组另外 3 名每日服 1 g，20 d 后停药 14 d，后再服 20 d，患者的瘙痒症状、血中总胆盐及转氨酶水平均有明显好转，后一组在治疗期间，瘙痒症状及肝功能均有明显改善，停药后又有反复，但第二疗程时又有改善，该药对母、儿均无不良反应，产后 5 个月随访时，婴儿表现良好，疗效可以肯定。

5. S-腺苷蛋氨酸（S-adenosy-L-methionine，SAM）

实验已经证明可使小鼠对雌激素导致的肝脏胆汁淤积和结石生成有改善作用。对人类，SAM 可通过甲基化对雌激素的代谢物起激活作用，它刺激膜的磷脂合成，通过使肝浆膜磷脂成分的增加防止雌激素所引起的胆汁淤积。1988 年 Freez 等报道在志愿者人体试验中证实 SAM 可以保护雌激素敏感者的肝脏，并使胆固醇指数正常化。1990 年则 Masia 等以 SAM 800 mg/d 静脉注射，16 d 为一个疗程，除减轻瘙痒、改善肝功能外，还可降低早产率。但 1991 年 Ribanltk 用 SAM 并未获得理想效果，因此该药的效果尚待进一步评估。

（三）产科处理

1. 产前监护

从孕 34 周开始每周行 NST，必要时行胎儿生物物理评分，以便及早发现胎儿缺氧。NST 基线胎心率变异消失可作为预测 ICP 胎儿宫内缺氧的指标。

2. 适时终止妊娠

孕妇出现黄疸，胎龄已达 36 周；无黄疸、妊娠已足月或胎肺已成熟者；有胎盘功能明显减退或胎儿窘迫者应及时终止妊娠。应以剖宫产为宜，经阴道分娩会加重胎儿缺氧，甚至死亡。

第三节　妊娠合并心脏病

妊娠合并心脏病是引起孕产妇死亡的主要原因之一，在我国孕产妇死因顺位中居于第 3 位。发病率国内外报道为 1% ~ 4%。

一、妊娠对心血管系统的影响

（一）妊娠期

孕妇的总血容量较非孕期明显增加，引起心排出量增加和心率加快。分娩前 1 ~ 2 个月心率每分钟平均增加约 10 次。对于血流限制性损害的心脏病患者（如二尖瓣狭窄及肥厚性心肌病）可能出现明显症状甚至发生心力衰竭。

（二）分娩期

每次宫缩时有 250 ~ 500 mL 液体被挤入体循环，因此孕妇全身血容量增加，心排血量增加，同时伴有血压增高、脉压增宽及中心静脉压升高。先天性心脏病孕妇在第二产程屏气时，有时可因肺循环压力增加，使原来左向右分流转为右向左分流而出现发绀。胎儿胎盘娩出后，胎盘循环停止，回心血量增加。同时腹腔内压骤减，大量血液向内脏灌注，造成血流动力学急剧变化。此时为心脏负担最重的时期，心脏病孕妇极易发生心力衰竭。

（三）产褥期

产后 3 d 除子宫收缩使部分血液进入体循环外，妊娠期组织间隙潴留的液体也开始回到体循环。心脏病孕妇此时仍有发生心力衰竭的风险。

二、妊娠合并心脏病的种类和对妊娠的影响

最常见的妊娠合并心脏病的种类及顺位是先天性心脏病、风湿性心脏病、妊娠期高血压疾病性心脏病、围生期心肌病、贫血性心脏病以及心肌炎等。不同类型心脏病的发病率，因不同国家及地区的经济发展水平有一定差异，对妊娠的影响亦不同。

（一）先天性心脏病

1. 左向右分流型先天性心脏病

（1）房间隔缺损：是最常见的先天性心脏病。占 20% 左右。对妊娠的影响取决于缺损的大小。缺损面积 < 1 cm² 者，多数能耐受妊娠及分娩。若缺损面积较大。可引起右向左的分流而出现发绀，并有

诱发心力衰竭的可能。房间隔缺损面积 > 2 cm² 者，最好孕前手术矫治后再考虑妊娠。

（2）室间隔缺损：缺损面积 < 1.25 cm²，既往无心力衰竭史及其他并发症者，一般能顺利度过妊娠期与分娩期。缺损面积较大且未修补的孕妇，易出现肺动脉高压和心力衰竭。发生右向左分流而发绀时，应在孕早期行治疗性人工流产。

（3）动脉导管未闭：由于儿童期可行手术治愈，故妊娠合并动脉导管未闭者不多见。未闭动脉导管管径较小、肺动脉压正常者，妊娠期一般无症状，可继续妊娠至足月。较大分流的动脉导管未闭，孕前未行手术治疗者，由于大量动脉血流向肺动脉，肺动脉压升高使血流逆转，出现发绀和心力衰竭。孕早期已有肺动脉高压或有右向左分流者，建议终止妊娠。

2. 右向左分流型先天性心脏病

较常见的有法洛四联症及艾森曼格综合征，一般多合并复杂的心血管畸形。此类患者对妊娠期血容量增加和血流动力学改变的耐受力极差，孕妇和胎儿死亡率极高。这类女性不宜妊娠，若已妊娠也应尽早终止。经手术治疗后心功能为 Ⅰ ～ Ⅱ 级者，可在严密监护下继续妊娠。

3. 无分流型先天性心脏病

主要有肺动脉口狭窄、主动脉缩窄、马方（Marfan）综合征等。此类先天性心脏病对妊娠的影响取决于病变程度及心脏代偿功能。对于中、重度患者，建议早期终止妊娠。

（二）风湿性心脏病

风湿性心脏病以二尖瓣狭窄最多见，占风湿性心脏病的 2/3 ～ 3/4。部分为二尖瓣狭窄合并关闭不全，主动脉瓣病变较少见。无明显血流动力学改变的轻度二尖瓣狭窄者，可以耐受妊娠。伴有肺动脉高压的二尖瓣狭窄患者，应在妊娠前纠正二尖瓣狭窄，已妊娠者宜早期终止妊娠。由于妊娠期外周阻力下降，使二尖瓣反流程度减轻，因此二尖瓣关闭不全者，一般情况下能耐受妊娠。

（三）妊娠期高血压疾病性心脏病

妊娠期高血压疾病性心脏病指既往无心脏病病史及体征，在妊娠期高血压疾病的基础上突然发生以左心力衰竭为主的全心力衰竭。主要由冠状动脉痉挛、心肌缺血、周围小动脉阻力增加、水钠潴留及血黏度增加等因素而诱发。诊治得当，常能度过妊娠期并分娩，多不遗留器质性心脏病变。

（四）围生期心肌病（peripartum cardiomyopathy，PPOM）

围生期心肌病是指既往无心血管系统疾病史，于妊娠期 28 周至产后 6 个月内发生的扩张性心肌病。确切病因不清，可能与病毒感染、自身免疫、多胎、高血压、营养不良及遗传等因素有关。再次妊娠可复发。临床表现主要为呼吸困难、心悸、咳嗽、咯血、端坐呼吸、胸痛、肝大、水肿等。25% ～ 40% 的患者可有相应器官栓塞症状。轻者仅有心电图 T 波改变而无其他症状。胸部 X 线摄片见心脏普遍增大、肺瘀血。心电图示左室肥大、ST 段及 T 波异常改变，可伴有各种心律失常。B 超心动图示心腔扩大，以左室、左房增大为主，室壁运动减弱，射血分数降低。部分患者可因心力衰竭、肺栓塞或心律失常而死亡。

三、妊娠合并心脏病对母儿的影响

（一）对母亲的影响

1. 心力衰竭

若心脏病患者原有心功能受损，妊娠期可加重心功能不全，出现心力衰竭。心力衰竭最容易发生在妊娠 32 ～ 34 周、分娩期及产褥早期。

2. 亚急性感染性心内膜炎

由于妊娠期孕妇抵抗力下降，各时期发生菌血症的概率增加。如泌尿生殖道感染，会使已有缺损或病变的心脏发生亚急性感染性心内膜炎。若控制不及时，可诱发心力衰竭。

3. 缺氧和发绀

妊娠时外周血管阻力降低，使发绀型先天性心脏病的发绀加重；非发绀型左向右分流的先天性心脏病，可因肺动脉高压及分娩失血等原因，发生暂时性右向左分流引起缺氧和发绀。

4. 栓塞

孕妇血液呈高凝状态，若合并心脏病伴静脉压增高及静脉淤滞则有发生深静脉血栓的风险，一旦栓子脱落可诱发肺栓塞，是孕产妇的重要死亡原因之一。

（二）对胎儿的影响

流产、早产、死胎、胎儿生长受限、胎儿窘迫及新生儿窒息的发生率在不宜妊娠或妊娠后心功能恶化的心脏病患者中明显增高。某些治疗心脏病的药物对胎儿也存在潜在的毒性反应。部分先天性心脏病为多基因遗传，双亲中任何一方患有先天性心脏病，其后代先天性心脏病及其他畸形的发生概率明显增高。如肥厚型心肌病、马方综合征的子代再发生率高达 50%。

四、诊断

由于正常妊娠的生理性改变，可以表现一些酷似心脏病的症状和体征，如心悸、气促、胸闷、气短、水肿、乏力、心动过速等。查体可以有轻度心界扩大及心脏杂音，容易与心脏病相混淆。以下为有意义的诊断依据。

（一）病史

妊娠前有心悸、气短、心力衰竭史，或曾有风湿热病史，体检、X 线、心电图检查曾被确诊为器质性心脏病。

（二）症状

有劳力性呼吸困难，经常性夜间端坐呼吸、咯血，经常性胸闷胸痛等临床症状。

（三）体征

发绀、杵状指、持续性颈静脉怒张。心脏听诊有舒张期 2 级以上或粗糙的全收缩期 3 级以上杂音。有心包摩擦音、舒张期奔马律和交替脉等。

（四）心电图

有严重心律失常，如心房颤动、心房扑动、Ⅲ度房室传导阻滞、ST 段及 T 波异常改变等。

（五）X 线检查

心界明显扩大，尤其个别心腔扩大。

（六）B 超心动图

心腔扩大、心肌肥厚、瓣膜运动异常、心内结构畸形。

五、心功能分级

为衡量孕妇心功能，纽约心脏病协会（NYHA）1994 年采用并行的 2 种分级方案。

（一）依据患者生活能力状况

依据患者生活能力状况，将心脏病孕妇心功能分为Ⅰ～Ⅳ级。

1. Ⅰ级：一般体力活动不受限制。

2. Ⅱ级：一般体力活动轻度受限制，活动后心悸、轻度气短，休息时无症状。

3. Ⅲ级：一般体力活动明显受限制，休息时无不适，轻微日常工作即感不适、心悸、呼吸困难，或既往有心力衰竭史者。

4. Ⅳ级：一般体力活动严重受限制，不能进行任何体力活动，休息时有心悸、呼吸困难等心力衰竭表现。

该心功能分级简便易行，不依赖任何器械检查。不足之处是主观症状和客观检查不一定一致，有时甚至差距很大。

（二）根据客观检查手段

根据客观检查手段，如心电图、负荷试验、X 线、B 超心动图等，来评估心脏病严重程度，将心脏病分为 A ～ D 级。

1. A 级：无心血管病的客观依据。

2. B 级：客观检查表明属于轻度心血管病患者。

3. C 级：客观检查表明属于中度心血管病患者。

4. D 级：客观检查表明属于重度心血管病患者。

其中轻、中、重没有做出明确规定，由医师根据检查进行判断。两种分级可以单独应用，也可以联合应用。如心功能 II 级 C、I 级 B 等。

六、处理

心脏病孕产妇的主要死亡原因是心力衰竭和感染，因此心脏病患者进行孕前咨询十分必要，应从妊娠早期开始定期进行产前检查。在心力衰竭容易发生的 3 个时期加强监护，减少母儿并发症的发生。

（一）妊娠前

根据心脏病种类、病变程度、是否需要手术矫治、心功能级别以及医疗条件等，综合判断能否继续妊娠。

1. 可以妊娠

心脏病变较轻，心功能 I ~ II 级，既往无心力衰竭史，亦无其他并发症者。

2. 不宜妊娠

心脏病变较重、心功能 III ~ IV 级；既往有心力衰竭史；严重心律失常、肺水肿；中、重度肺动脉高压；右向左分流型先天性心脏病、活动性风湿热、联合瓣膜病变、心脏病并发细菌性心内膜炎、急性心肌炎；年龄 > 35 岁且心脏病病程较长者。不宜妊娠的心脏病孕妇，应在 12 周前行治疗性人工流产。妊娠超过 12 周时，终止妊娠必须行较复杂手术，手术风险不亚于继续妊娠，应积极治疗心力衰竭，延长妊娠至分娩为宜。对顽固性心力衰竭的孕妇，应与内科医生配合，在严密监护下行剖宫取胎术。

（二）妊娠期

1. 定期产前检查

及早发现心力衰竭的早期征象：①轻微活动后即出现胸闷、心悸、气短。②休息时心率每分钟超过 110 次，呼吸每分钟超过 20 次。③夜间常因胸闷而坐起呼吸，或到窗口呼吸新鲜空气。④肺底部出现少量持续性湿啰音，咳嗽后不消失。妊娠 20 周前，每 2 周产前检查 1 次。妊娠 20 周后，尤其是 32 周后，发生心力衰竭的概率增加，应每周产前检查 1 次。发现早期心力衰竭征象，应立即住院。孕期经过顺利者，亦应在 36 ~ 38 周住院待产。

2. 心力衰竭的防治

（1）避免多度劳累及情绪激动：保证充足休息，每日至少 10 h 睡眠。

（2）注意饮食结构及营养：控制整个孕期体重增长不超过 12 kg 为宜。以高蛋白、高维生素、低盐、低脂饮食为主。注意铁剂的补充。妊娠 16 周后适当限盐，每日食盐量不超过 4 ~ 5 g。

（3）预防和治疗引起心力衰竭的诱因：预防感染，纠正贫血，治疗心律失常。防治妊娠期高血压疾病和其他并发症。

（4）心力衰竭的治疗：与未孕者基本相同。由于血液稀释、血容量增加及肾小球滤过率增强，同样剂量药物在孕妇血中浓度相对偏低，使用强心药物时需注意。孕妇对洋地黄类药物耐受性较差，需注意其毒性反应。早期心力衰竭者，可给予作用和排泄较快的制剂，如地高辛 0.25 mg 口服，每日 2 次，2 ~ 3 d 后可根据临床效果改为每日 1 次。严重心力衰竭，需与内科合作，边控制心力衰竭边行急诊剖宫产，以挽救母儿生命。

（三）分娩期

应提前选择好适宜的分娩方式。

1. 分娩方式的选择

心功能 I ~ II 级、胎儿不大、胎位正常、宫颈条件良好者，可在严密监护下经阴道试产。对有产科指征及心功能 III ~ IV 级者，均应择期行剖宫产。不宜再妊娠者，可同时行输卵管结扎术。

2. 分娩期的处理

第一产程应安慰及鼓励产妇，消除其紧张情绪。适当应用地西泮、哌替啶等镇静剂。加强监护、预防感染。第二产程要避免用力屏气增加腹压，常规行会阴切开、胎头吸引或产钳助产，尽可能缩短第二产程。第三产程胎儿娩出后，产妇腹部放置沙袋，以防腹压骤降而诱发心力衰竭。预防产后出血。

（四）产褥期

产后 3 d 内，尤其产后 24 h 内仍是心力衰竭发生的危险期，产妇应充分休息并密切监护。预防产后出血、感染和血栓栓塞。心功能Ⅲ级及以上者，不宜哺乳。

（五）心脏手术指征

一般不主张在孕期手术，尽可能在幼年、孕前或延至分娩后再行心脏手术。若妊娠早期出现循环障碍症状，孕妇不愿行人工流产，内科治疗效果不佳且手术不复杂时，可考虑手术治疗。

第四节　妊娠合并糖尿病

妊娠期间的糖尿病包括糖尿病合并妊娠和妊娠期糖尿病（gestational diabetes mellitus，GDM）。前者为妊娠前已有糖尿病的患者，后者为妊娠后才出现或发现的糖尿病患者。糖尿病孕妇中 80% 以上为 GDM。由于诊断标准不一致，GDM 发生率世界范围内为 1% ~ 14%。大多数 GDM 患者糖代谢于产后能恢复正常，20% ~ 50% 将来发展为 2 型糖尿病。GDM 孕妇再次妊娠时，复发率高达 33% ~ 69%。

一、妊娠对糖代谢的影响

在妊娠早中期，孕妇血浆葡萄糖水平随妊娠进展而降低，空腹血糖降低约 10%。这也是孕妇长时间空腹易发生低血糖及饥饿性酮症酸中毒的病理基础。造成血糖降低的主要原因：①胎儿从母体获取葡萄糖增加。②肾血流量及肾小球滤过率增加，但肾小管对糖的再吸收率没有相应增加，导致部分孕妇排糖量增加。③雌激素和孕激素增加母体对葡萄糖的利用。

妊娠中晚期胎盘生乳素、黄体酮、雌激素、皮质醇和胎盘胰岛素酶等抗胰岛素样物质增加，使孕妇组织对胰岛素的敏感性下降，出现胰岛素分泌相对不足而使血糖升高，加重原有糖尿病或出现 GDM。

二、糖尿病对妊娠的影响

取决于血糖控制情况、糖尿病病情严重程度及并发症。

（一）对孕妇的影响

1. 孕早期自然流产率增加

可达 15% ~ 30%。高血糖可使胚胎发育异常甚至死亡，因此糖尿病患者宜在血糖控制正常后再妊娠。

2. 妊娠期高血压疾病的发生率升高

比非糖尿病孕妇高 2 ~ 4 倍。糖尿病可导致广泛血管病变，使小血管内皮细胞增厚及管腔变窄，组织供血不足，血压升高。

3. 增加感染风险

血糖控制欠佳的孕妇易发生感染。以泌尿道和生殖道感染多见。

4. 羊水过多发生率增加

较正常孕妇升高 10 倍。主要与胎儿高血糖、高渗性利尿致胎尿排出增多有关，与胎儿畸形无关。

5. 巨大儿

增加难产、产道损伤、剖宫术概率。产程延长容易发生产后出血。

6. 容易发生酮症酸中毒

由于妊娠期复杂的代谢变化，加之高血糖及胰岛素相对或绝对不足，代谢紊乱进一步发展到脂肪分解加速，血清酮体急剧升高，出现代谢性酸中毒。

（二）对胎儿的影响

1. 巨大儿发生率增加

高达 25% ~ 40%。胎儿长期处于高血糖环境，刺激胎儿胰岛 β 细胞增生，产生大量胰岛素，促进蛋白、脂肪合成和抑制脂解作用，导致胎儿过度生长。

2. 胎儿生长受限（FGR）发生率增加

妊娠早期高血糖有抑制胚胎发育的作用，导致孕早期胚胎发育落后。糖尿病合并微血管病变者，胎盘血管出现异常；对 GDM 进行医学营养治疗，饮食过度控制等都会影响胎儿发育。

3. 增加早产发生率

为 10% ~ 25%。羊水过多、妊娠期高血压疾病、感染、胎膜早破、胎儿宫内窘迫等是早产增加的常见原因。

4. 胎儿畸形率增加

为正常妊娠的 7 ~ 10 倍，与妊娠早期高血糖水平有关。酮症、低血糖、缺氧等也与胎儿畸形有关。

（三）对新生儿的影响

1. 新生儿呼吸窘迫综合征发生率增高：孕妇高血糖通过胎盘刺激胎儿胰岛素分泌增加，形成高胰岛素血症，后者具有拮抗糖皮质激素促进胎儿肺泡 Ⅱ 型细胞表面活性物质合成及释放的作用，使胎肺成熟延迟。

2. 新生儿低血糖：新生儿脱离母体高血糖环境后，高胰岛素血症仍存在，若不及时补充糖，容易发生低血糖，严重时危及新生儿生命。

3. 新生儿血液异常：低钙血症、低镁血症、高胆红素血症和红细胞增多症均高于正常新生儿。

三、临床表现及诊断

孕前糖尿病已经确诊或有明显的三多症状（多饮、多食、多尿）的患者比较容易诊断，而大部分 GDM 孕妇没有明显的症状，有时空腹血糖正常，容易漏诊和延误治疗。

（一）GDM 的诊断

1. 糖尿病高危因素

年龄在 30 岁以上、肥胖、糖尿病家族史、多囊卵巢综合征患者；早孕期空腹尿糖反复阳性、巨大儿分娩史、GDM 史、无明显原因的多次自然流产史、胎儿畸形史、死胎史以及足月新生儿呼吸窘迫综合征分娩史等。

2. 口服葡萄糖耐量试验（oral glucose tolerance test，OGTT）

在妊娠 24 ~ 28 周，对所有未被诊断为糖尿病的孕妇进行 75 g 葡萄糖耐量试验。OGTT 前一日晚餐后禁食 8 ~ 14 h 至次日晨（最迟不超过上午 9 时），检查时，5 min 内口服含 75 g 葡萄糖的液体 300 mL，分别抽取服糖前、服糖后 1 h 和 2 h 的静脉血。诊断标准依据 2010 年国际妊娠合并糖尿病研究组推荐的标准。空腹、服葡萄糖后 1 h 和 2 h 3 项血糖值分别为 5.1 mmol/L、10.0 mmol/L、8.5 mmol/L。任何一项血糖达到或超过上述标准即诊断为 GDM。

（二）糖尿病合并妊娠的诊断

1. 妊娠前已确诊为糖尿病患者。

2. 妊娠前未进行过血糖检查的孕妇，首次产前检查时进行空腹血糖或者随机血糖检查，如空腹血糖（Fasting plasma glucose，FPG）≥ 7.0 mmol/L；或孕期出现多饮、多食、多尿，体重不升或下降，甚至并发酮症酸中毒，伴血糖明显升高，随机血糖 ≥ 11.1 mmol/L，应诊断为孕前糖尿病，而非 GDM。

四、处理

首先进行孕前的咨询与管理，处理原则为控制血糖，减少母儿并发症，主要治疗包括医学营养治疗、运动疗法和胰岛素治疗。

（一）孕前咨询与管理

所有糖尿病女性及以前曾患过 GDM 的女性计划怀孕前应进行一次专业的健康咨询，包括了解糖尿病与妊娠的相互影响、眼底检查、糖尿病肾病及其他并发症评估、合理用药及血糖控制情况。

（二）妊娠期及分娩期处理

此期处理包括血糖控制、母儿监护、分娩时机及分娩方式的选择。

1. 血糖控制

多数 GDM 患者经合理饮食控制和适当运动治疗，均能控制血糖在满意范围。

（1）妊娠期血糖控制目标：孕妇无明显饥饿感，空腹/餐前血糖 < 5.3 mmol/L；餐后 2 h < 6.7 mmol/L；夜间 > 3.3 mmol/L，糖化血红蛋白 < 5.5%。

（2）医学营养治疗（medical nutrition treatment，MNT）：亦称饮食治疗，目的是使糖尿病孕妇的血糖控制在正常范围，保证母亲和胎儿的合理营养摄入，减少母儿并发症的发生。每日总能量摄入应基于孕前体重和孕期体重增长速度确定。其中碳水化合物占 50% ～ 60%，蛋白质占 15% ～ 20%，脂肪占 25% ～ 30%，膳食纤维每日 25 ～ 30 g，适量补充维生素及矿物质。少量多餐，定时定量进餐对血糖控制非常重要。早、中、晚三餐的能量应分别控制在 10% ～ 15%、30%、30%，加餐点心或水果的能量可以在 5% ～ 10%，有助于预防餐前的过度饥饿感。避免能量限制过度而导致酮症的发生，造成对母儿的不利影响。

（3）运动疗法：每餐后 30 min 进行低至中等强度的有氧运动，运动的频率为 3 ～ 4 次/周，可降低妊娠期基础的胰岛素抵抗。

（4）药物治疗：口服降糖药在妊娠期应用的安全性、有效性尚未得到足够证实，在孕期应谨慎使用。对饮食治疗不能控制的糖尿病，胰岛素是主要的治疗药物。胰岛素用量应个体化，一般从小剂量开始，并根据病情、孕期进展及血糖值加以调整。中效胰岛素和超短效/短效胰岛素联合是目前应用最普遍的一种方法，即三餐前注射短效胰岛素，睡前注射中效胰岛素。

妊娠早期因早孕反应进食量减少，需减少胰岛素用量。妊娠中后期的胰岛素用量常有不同程度增加，妊娠 32 ～ 36 周达高峰，36 周后稍下降。产程中，血糖波动很大，由于体力消耗大，进食少。容易发生低血糖，因此应停用一切皮下胰岛素，并严密监测血糖。

糖尿病酮症酸中毒时，主张应用小剂量胰岛素。血糖 > 13.9 mmol/L，将胰岛素加入 0.9% 氯化钠注射液内，0.1 U/（kg·h）或 4 ～ 6 U/h 静脉滴注。每小时监测一次血糖。当血糖 ≤ 13.9 mmol/L，将 0.9% 氯化钠注射液改为 5% 葡萄糖液或葡萄糖氯化钠注射液，直至血糖降至 11.1 mmol/L 或酮体转阴后可改为皮下注射。

2. 母儿监护

定期监测血压、水肿、尿蛋白、肾功能、眼底和血脂。孕期可采用彩色多普勒 B 超和血清学检查胎儿畸形及发育情况。妊娠晚期采用 NST、计数胎动、B 超检测羊水量及脐动脉血流监测胎儿宫内安危。

3. 分娩时机

原则上血糖控制良好的孕妇，在严密监测下尽量在妊娠 38 周以后终止妊娠。如果有死胎、死产史，或并发子痫前期、羊水过多、胎盘功能不全，糖尿病伴微血管病变者确定胎肺成熟后及时终止妊娠。若胎肺不成熟，则促胎儿肺成熟后及时终止妊娠。

4. 分娩方式

糖尿病本身不是剖宫产的指征。决定阴道分娩者。应制订产程中的分娩计划，产程中密切监测孕妇血糖、宫缩、胎心变化，避免产程过长。

选择剖宫产手术指征：糖尿病伴微血管病变、合并重度子痫前期或胎儿生长受限、胎儿窘迫、胎位异常、剖宫产史、既往死胎、死产史。孕期血糖控制不好，胎儿偏大者尤其胎儿腹围偏大，应放宽剖宫产指征。

（三）产后处理

胎盘排出后，体内抗胰岛素物质迅速减少，大部分 GDM 产妇在分娩后不再需要使用胰岛素。胰岛素用量较孕期减少 1/2 ～ 2/3，产后空腹血糖反复 ≥ 7.0 mmol/L，应视为糖尿病合并妊娠。产后 6 ～ 12 周行 75 g OGTT 检查，明确有无糖代谢异常及种类，并进行相应治疗。鼓励母乳喂养。

（四）新生儿处理

出生后 30 min 内进行末梢血糖测定，根据血糖情况，适当喂糖水，必要时 10% 的葡萄糖缓慢静脉滴注。常规检查血红蛋白、血钾、血钙及镁、胆红素，注意保暖和吸氧等。密切注意新生儿呼吸窘迫综合征的发生。

第五节　妊娠合并贫血

在妊娠过程中，由于患者红细胞容积和血浆容积的不平衡增长，血浆容积的增加要大于红细胞容积的增加，从而造成稀释性贫血，这种贫血是一种生理性贫血，其血红蛋白浓度很少小于 100 g/L。妊娠期这种高血容量、低黏度的稀释性贫血和红细胞容积绝对值的增加有助于增加胎盘灌注和氧输入。

如果血红蛋白小于 100 g/L 往往意味着可能存在病理性贫血，而病理性贫血中以缺铁性贫血最为常见，其次为叶酸缺乏性贫血，其他如再生障碍性贫血等较少见。

一、缺铁性贫血

由于在妊娠过程中，胎儿生长发育需要大量的营养成分，包括铁，如果孕妇不注意饮食中铁的补给，则很容易造成体内铁的缺乏。缺铁性贫血是最常见的妊娠并发症，也是妊娠中最常见的贫血原因。

妊娠期母体的骨髓与胎儿组织两者竞争摄取母体血清中的铁，一般总是胎儿组织占优势，而且铁通过胎盘的转运是单向性的，因此，不论母体是否缺铁，胎儿总是按其需要量摄取铁，即使在母体极度缺铁时，也不可能逆转运输，故胎儿缺铁的程度不会太严重。但如果母体过度缺铁，影响骨髓的造血功能，造成重度贫血，因胎盘供氧和营养不足而可以导致胎儿发育迟缓、胎儿宫内窘迫、早产，甚至死胎。孕妇重度贫血时常有心肌缺血，以致引起贫血性心脏病，甚至发生充血性心力衰竭。贫血也降低了机体的抵抗力，容易发生产褥感染。

缺铁性贫血的诊断依赖于血清铁、总铁结合力、转铁蛋白饱和度的检测。血涂片呈典型的小细胞低色素性贫血，血清铁 < 335 μmol/L，总铁结合力 > 1674 μmol/L，转铁蛋白饱和度明显减低到 10% ~ 15%。血清铁降低是缺铁性贫血的早期重要表现。

治疗关键在于预防，目前建议：所有妊娠妇女在孕 18 ~ 20 周都应该开始补充铁剂，剂量为铁剂 30 ~ 60 mg，从小剂量起，逐步增加铁剂剂量，与饮食同时服用铁剂可以减轻消化道反应，使患者可以坚持服用。如口服疗效差或对口服铁剂不能耐受或病情较重者，可用注射法补充铁剂。

对于重度贫血或已近预产期，且需手术者，可输血或浓缩红细胞，迅速纠正贫血，但需注意，此时孕妇心脏处于高输出量状态，心肌常有缺氧，输血过多过快可引起充血性心力衰竭，故输血宜少量多次。

分娩方式的选择决定于产科指征。应注意预防产后出血，产后继续补充铁剂，纠正贫血，并服用抗生素预防感染。

二、叶酸缺乏性贫血

叶酸缺乏性贫血也称巨幼红细胞性贫血。妊娠合并叶酸缺乏性贫血并不少见，几乎均为叶酸或维生素 B_{12} 缺乏引起 DNA 合成障碍所致的贫血。外周血呈大细胞性贫血。其发病率国外报道为 0.5% ~ 2.6%，国内报道为 0.7%。本病临床表现常比较严重，又称为妊娠恶性贫血，甚至可以并发血小板减少症和（或）白细胞减少症。

妊娠期叶酸缺乏性贫血主要发生在妊娠后期或产褥期。其主要原因在于妊娠后由于胎儿的因素使孕妇对叶酸的需求显著增加，而饮食上不能相应地增加叶酸的摄入，如偏食、烹调不当、妊娠剧吐等。叶酸缺乏性贫血一般为轻、中度贫血，血红蛋白在 60 ~ 90 g/L。妊娠期叶酸缺乏容易造成胎儿神经管发育畸形、早产、胎盘早剥和低出生体重。

依据大细胞性贫血、造血细胞特别是红系细胞巨型变，以及红细胞内血清叶酸水平减低做出诊断。血清叶酸小于 3 ng/mL，红细胞叶酸 < 100 ng/mL，表示叶酸缺乏。尽管妊娠期维生素 B_{12} 缺乏很少见，但也需要与之区别。血清维生素 B_{12} < 90 pg/mL 表示维生素 B_{12} 缺乏。

治疗重点在于预防。建议对所有的孕妇，尤其是对于有叶酸缺乏高危因素（慢性疾病、慢性溶血性贫血、连续妊娠、青少年妊娠和多胎妊娠等）的患者，应该常规补充叶酸。对于出现了叶酸缺乏性贫血的患者，建议每天口服叶酸 10 ~ 30 mg，直至分娩后 2 周。对重度贫血，可少量多次输入浓缩红细胞或全血。

分娩方式的选择决定于产科指征，分娩时避免产程延长，预防产后出血，预防感染。

三、再生障碍性贫血

妊娠合并再生障碍性贫血（aplastic anemia，AA）是妊娠期很少见的、非常险恶的并发症。再生障碍性贫血于 1888 年由 Ehrlich 首先报道，其特征为外围循环全血细胞减少，骨髓腔内的造血组织成分被脂肪组织所取代，造血功能降低。目前该病的病因还不明确，可能与某些物理、化学因素及病毒感染有关。再生障碍性贫血是一种严重的疾病，未经治疗的患者一年内的死亡率可达 80%，其中 90% 的死亡原因为出血或感染。对于未妊娠的再生障碍性贫血患者，在有适合的 HLA 配型骨髓供体的前提下，可以考虑进行骨髓移植，大约 75% 的患者可获得长期生存。但是，骨髓移植对妊娠妇女来讲是绝对禁忌证，因为进行移植之前，需用大剂量的免疫抑制剂和细胞毒性药物，对胎儿的生长不利。另外，其他再生障碍性贫血的病因治疗如雄激素等在妊娠期间显然是不合适的。因此，妊娠合并再生障碍性贫血的治疗尤为棘手。

妊娠合并再生障碍性贫血可以分为两种情况：一种是慢性原发性再生障碍性贫血合并妊娠；另一种是妊娠相关性再生障碍性贫血。

慢性原发性再生障碍性贫血合并妊娠并不十分少见，国内统计其占分娩总数的 0.009%。再生障碍性贫血患者本身有贫血，血白细胞和血小板低，营养状况差，有容易感染和出血等潜在危险。妊娠后由于血液稀释进一步加重了贫血和引起血白细胞与血小板进一步下降，给孕妇和胎儿都带来严重的损害。孕妇容易发生妊娠高血压疾病，产时或产后容易出现感染和出血。胎儿方面由于严重贫血影响氧的输送，容易造成胎死宫内、发育不良、早产、胎儿宫内发育迟缓和低出生体重等。以往多认为这样的患者应该终止妊娠，但是目前普遍主张应根据就诊时的妊娠时间、患者和家属的态度、病情轻重来决定处理方法。如果在早孕期，血红蛋白大于 40 g/L，可以允许继续妊娠，而血红蛋白小于 40 g/L 应该终止妊娠。

治疗上主要是支持治疗。积极纠正贫血，少量多次输浓缩红细胞，使血红蛋白保持在 60 g/L 以上。在接近临产时，应该维持在 80 ~ 100 g/L，如果血小板低和有出血表现，可以输注单采血小板，同时应当给予抗生素预防感染。分娩方式主要根据产科适应证选择。

妊娠相关性再生障碍性贫血是一种在妊娠期发生的特殊类型再生障碍性贫血，临床表现与原发性再生障碍性贫血类似。起病在妊娠期，多数患者在终止妊娠后病情缓解，再次妊娠病情可以反复，但是少数患者在终止妊娠后病变仍持续进展不缓解。

治疗上应早期终止妊娠，并采用支持治疗。为防止复发应该避孕。对于终止妊娠后病变不缓解的患者，治疗上按照原发再生障碍性贫血处理。

四、珠蛋白合成障碍性贫血

珠蛋白合成障碍性贫血又称地中海贫血，其中的重型患者或早年死亡，或由于性腺发育不良，很少合并妊娠问题，轻、中型患者只要在妊娠期血红蛋白可以保持在 80 ~ 100 g/L，也可以正常妊娠和生产。

治疗关键是支持治疗，间断输血使得血红蛋白在 80 ~ 100 g/L，补充足量的叶酸，及时处理感染并发症。

第九章

异常分娩

难产（dystocia）又称异常分娩（abnormal labor），表现为产程进展缓慢或延长。分娩期母儿并发症增加，严重者直接危及母儿生命，应当正确判断处理。

第一节　概论

分娩是产力、产道、胎儿及产妇精神心理因素相互适应的动态过程，任何一种或多种因素发生异常，均可导致异常分娩。异常分娩处理的关键是及时、准确识别产程中异常情况，适时、恰当地处理，以保障母儿安全。在判断异常分娩时，四项因素彼此适应，应当整体评估，例如，骨盆狭窄可致胎位异常及宫缩乏力，宫缩乏力亦可引起胎位异常。后两种因素异常通过调节，有望转化为正常。

一、原因

1. 产力异常

包括子宫收缩力、腹肌及膈肌收缩力和肛提肌收缩力异常，主要是子宫收缩力异常。子宫收缩力异常又分为子宫收缩乏力（协调性子宫收缩乏力及不协调性子宫收缩乏力）及子宫收缩过强（协调性子宫收缩过强及不协调性子宫收缩过强）。子宫收缩乏力可导致产程延长或停滞；子宫收缩过强可引起急产或严重的并发症。

2. 产道异常

有骨产道及软产道异常，临床上以骨产道狭窄多见。骨产道狭窄可导致产力异常或胎位异常。骨产道过度狭窄，即使正常大小的胎儿也难以通过（头盆不称）。

3. 胎儿异常

包括胎位异常（头先露、臀先露及肩先露等）及胎儿相对过大。

二、临床表现及诊断

1. 母体方面的变化

（1）一般情况：产程延长可使产妇烦躁不安、乏力、进食减少。检查可见口干唇裂、舌苔黄厚，甚至体温升高；严重者可出现肠胀气或尿潴留。

（2）产科情况：产力异常时，子宫收缩乏力或过强、过频；宫颈水肿或宫颈扩张缓慢、停滞：胎先露部下降延缓或胎先露部不下降，严重时，先兆子宫破裂或子宫破裂；胎膜早破。

2. 胎儿方面的变化

（1）胎头水肿或血肿：产程进展缓慢或停滞，胎头先露部位软组织长时间受到产道挤压，出现胎儿头皮水肿（又称产瘤）；或胎头在产道中被挤压、牵拉使骨膜下血管破裂，发生胎头血肿。

（2）胎儿颅骨缝过度重叠：产程延长，活跃期及二产程，胎头下降慢或停止，胎儿颅骨缝过度重叠，胎头下降受阻，骨产道狭窄，表明存在头盆不称。不宜经阴道分娩，应选择剖宫产。

（3）胎儿窘迫：产程延长特别是第二产程延长时可出现胎儿窘迫。

3. 产程时限异常

常见以下 6 种情况，可以单独存在，也可以并存。

（1）潜伏期延长：从规律宫缩开始至宫颈口扩张 6 cm 称为潜伏期。初产妇 > 20 h，经产妇 > 14 h。

（2）活跃期停滞：当破膜后子宫颈口扩张 ≥ 6 cm 后，如宫缩正常，子宫颈口停止扩张 ≥ 4 h；如宫缩欠佳，子宫颈口停止扩张 ≥ 6 h。

（3）第二产程延长：初产妇 > 3 h，经产妇 > 2 h，（硬膜外麻醉镇痛分娩时初产妇 > 4 h，经产妇 > 3 h）。产程无进展（胎头下降、旋转）。

（4）胎头下降延缓：在宫颈扩张减速期及第二产程时，胎头下降最快。此段初产妇 < 1.0 cm/h、经产妇 < 2.0 cm/h。

（5）胎头下降停滞：减速期后胎头下降停止 > 1 h。

（6）滞产：总产程超过 24 h，称为滞产。临产后应密切观察产程进展，认真绘制产程图。一旦出现上述产程进展异常情况，积极寻找导致原因并做出相应的处理。

三、处理

异常分娩处理原则应以产前预测，产时准确及时诊断，针对原因适时处理。出现产程异常，均需仔细评估子宫收缩力、胎儿大小与胎位、骨盆狭窄程度以及头盆是否相称等，综合分析以判断是否可经阴道试产。

1. 可能经阴道分娩的处理

若无明显的头盆不称、胎位异常及其他产科禁忌证，应给予每个产妇充分试产的机会。

（1）潜伏期延长：不易确定临产的精确时间而使潜伏期的处理较困难。疑有潜伏期延长时，首选镇静治疗性休息，如用哌替啶 100 mg 或吗啡 10 mg 肌注。使假临产者的宫缩消失。绝大多数潜伏期宫缩乏力产妇经充分休息后自然进入活跃期，仅有不足 5% 潜伏期宫缩乏力者。破膜后，给予缩宫素静脉滴注 12 ~ 18 h，产程无进展，可诊断试产失败。无头盆不称及可疑胎儿窘迫，产程有进展但缓慢（包括宫口扩张及先露下降的评估）的第一产程不作为剖宫产指征。

（2）活跃期停滞：无头盆不称，可行人工破膜，配合缩宫素静脉滴注等处理，在试产过程中应保持有效宫缩（如宫缩持续 30 ~ 50 s，强度适中，间隙期 3 min），严密观察胎心率及产程进展。发现枕后位等胎位异常，可通过指导产妇改变体位促进胎头枕部向前旋转，必要时可手转胎头矫正胎位。当破膜后子宫颈口扩张 ≥ 5 cm，如宫缩正常，子宫颈口扩张 ≥ 4 h；或宫缩欠佳，子宫颈口扩张 ≥ 6 h，则可能存在头盆不称，应及时行剖宫产结束分娩。

（3）第二产程延长：第二产程胎头下降延缓或胎头下降停滞时，应高度警惕头盆不称，立即行阴道检查。在及时查清胎方位及有无骨盆狭窄的同时，检查胎头颅骨重叠程度、胎先露部位置，胎头是否衔接，有无产瘤及复合先露等。在充分判定头盆相称程度的基础上，应指导产妇配合宫缩加腹压用力缩短第二产程，也可静脉滴注缩宫素。若为持续性枕横位或枕后位，可徒手转至枕前位，S > + 3，胎头双顶径已越过中骨盆横径时，可行胎头吸引器或产钳助产。结合产力、胎位及胎心率等综合因素决定分娩方式，避免第二产程延长。

通过上述处理，有可能纠正因头盆不称导致的继发性宫缩乏力，避免产程延长及停滞，并使胎儿经阴道自然娩出或手术助产娩出，必要时，剖宫产结束分娩。

2. 难以经阴道分娩的处理

产程中一旦发现胎头高直后位、前不均倾位、额后位及额先露时，均应终止阴道试产，行剖宫产结束分娩。骨盆绝对性狭窄或胎儿过大，明显头盆不称或肩先露及臀先露尤其是足先露时，均应行择期剖宫产术。产力异常出现病理缩复环，无论胎儿是否存活，在抑制宫缩的同时尽早行剖宫产。

第二节　产力异常

子宫收缩力是分娩进程中最重要的产力，贯穿于分娩全过程，具有节律性、对称性、极性及缩复作用等特点。无论何种原因使上述特点发生改变，如失去节律性、极性倒置、收缩过弱或过强，匀称为子宫收缩力异常。产力异常。主要包括：子宫收缩乏力及子宫收缩过强两种。

一、子宫收缩乏力

（一）原因

子宫收缩功能取决于子宫肌源性、精神源性及激素调节体系中的同步化程度，任何一方异常均可直接导致产力异常。

1. 头盆不称或胎位异常

胎儿先露部不能紧贴子宫下段及宫颈内口，影响内源性缩宫素的释放及反射性子宫收缩。

2. 精神心理因素

产妇对分娩有恐惧、紧张、焦虑等精神心理障碍。

3. 子宫肌源性因素

子宫畸形、子宫肌纤维过度伸展（如巨大胎儿、双胎妊娠、羊水过多等）、高龄产妇、经产妇、有宫内感染、子宫肌瘤等因素，影响子宫收缩的对称性及极性，引起子宫收缩乏力。

4. 内分泌失调

临产后产妇体内缩宫素及前列腺素合成、释放不足，或缩宫素受体量少。胎儿、胎盘合成与分泌硫酸脱氢表雄酮量少，致宫颈成熟度欠佳，亦可引起原发性宫缩乏力。

5. 其他

在产程早期使用大剂量解痉、镇静、镇痛剂，可直接抑制子宫收缩。行硬膜外麻醉镇痛分娩或产妇疲乏时，导致子宫收缩乏力，使产程延长。

（二）临床表现及诊断

1. 协调性子宫收缩乏力（低张性子宫收缩乏力）

子宫收缩有正常的节律性、对称性及极性，但收缩力弱，致使产程延长，甚至停滞。根据宫缩乏力发生时期分为：①原发性宫缩乏力：指产程一开始就出现。②继发性宫缩乏力：指产程开始正常，进入活跃期后强度转弱，使产程延长或停滞，多伴有胎位或骨盆等异常。

2. 不协调性子宫收缩乏力（高张性子宫收缩乏力）

宫缩失去正常的对称性、节律性，尤其是极性，不能产生向下的合力，无效宫缩，胎先露部不下降，宫口不扩张。产妇出现持续性腹痛及静息宫内压升高。

（三）对产程及母儿影响

1. 对产程

宫缩乏力使产程进展缓慢或停滞。原发性宫缩乏力可致潜伏期延长，继发性宫缩乏力可导致第一及第二产程延长、停滞，甚至发生滞产。

2. 对产妇

产程延长直接影响产妇的休息及进食，加上体力消耗和过度换气，可致产妇精神疲惫、全身乏力，严重者引起脱水、酸中毒或低钾血症，手术产率增加。第二产程延长产道受压过久致产后尿潴留，甚至发生尿瘘或粪瘘。亦可导致产后出血和产褥感染率增加。

3. 对胎儿

不协调性宫缩乏力不能使子宫壁完全放松，对子宫胎盘循环影响大，易发生胎儿窘迫；产程延长胎头及脐带等受压机会增加，手术助产机会增高，易发生新生儿产伤，使新生儿窒息、颅内出血及吸入性肺炎等发病率增加。

（四）处理

1. 协调性子宫收缩乏力

不论是原发性还是继发性，首先应寻找原因。发现头盆不称或胎位异常预计不能经阴道分娩者，应行剖宫产术。确认无头盆不称和胎位异常、胎儿窘迫征象，能经阴道分娩者，应采取加强宫缩的措施。

（1）第一产程

①一般处理：应预防宫缩乏力，解除产妇对分娩的心理顾虑与紧张情绪，指导休息、饮食及大小便等。对潜伏期出现的宫缩乏力，必要时可用强镇静剂如哌替啶 100 mg 或吗啡 10 mg 肌注，镇静治疗后绝大多数潜伏期宫缩乏力者经充分休息后自然转入活跃期。

②加强宫缩：a. 物理方法：宫口扩张 ≥ 5 cm、无头盆不称、胎头已衔接而产程延缓时，可行人工破膜术，使胎头直接紧贴子宫下段及宫颈内口，引起反射性子宫收缩，加速产程进展，同时观察羊水性状。宫颈 Bishop 评分 ≥ 7 分者，成功率较高。b. 药物：Ⅰ. 缩宫素：从小剂量开始静脉滴注，通常用缩宫素 2.5 U 加入 0.9% 生理盐水 500 mL 中，每 1 mL 中含有 5 mU 缩宫素，开始滴速为 8 滴 /min，每分钟滴入的缩宫素应控制在 2.5 mU，在确定无过敏后，剂量可逐渐增加，在 15 min 内调整到有效剂量（宫缩间歇 2 ~ 3 min，持续 40 ~ 60 s，宫腔压力不超过 60 mmHg）。通过调整给药浓度，在不引起子宫过强收缩及胎儿窘迫的情况下使宫口扩张及胎先露部下降；缩宫素的血浆半衰期平均为 5 min，用药后 20 ~ 40 min 可达血浆稳态浓度，加量间隔以 15 ~ 30 min、每次增加浓度以 1 ~ 3 mU/min 为宜，最大给药浓度不超过 7.5 mU/min。用药时密切观察宫缩、胎心监护、血压及产程进展等变化，警惕水中毒。若血压升高，应减慢滴注速度；一旦激惹性宫缩或宫缩持续时间超过 1 min 或胎心率明显减速（包括胎心持续减速及晚期减速等），均应立即停用缩宫素。对有明显产道梗阻或伴瘢痕子宫者不宜应用。Ⅱ. 地西泮：地西泮 10 mg 静脉缓慢推注，2 ~ 3 min 注完。间隔 4 ~ 6 h 酌情再用。可选择性地使宫颈肌纤维松弛，而不影响宫体肌收缩，可降低母体交感神经系统兴奋性，使子宫血管张力下降，改善子宫的血液循环。镇静、催眠作用可缓解产妇的紧张情绪及疲惫状态，减少产妇体内儿茶酚胺分泌，有助于恢复子宫收缩。

（2）第二产程：若头盆相称出现宫缩乏力，可静脉滴注缩宫素加强宫缩，指导产妇配合宫缩屏气用力，争取经阴道自然分娩；有胎儿窘迫征象应尽早结束分娩，胎头双顶径已通过坐骨棘平面且无明显颅骨重叠，可行阴道助产；否则应行剖宫产术。

（3）第三产程：胎肩娩出后立即将缩宫素 10 ~ 20 U 静脉滴注，预防产后出血。对产程长、破膜时间长及手术产者，给予抗生素防感染。

2. 不协调性子宫收缩乏力

应调节子宫收缩，使其恢复正常节律性及极性。可给予哌替啶 100 mg 或吗啡 10 mg 肌注，产妇充分休息后多能恢复为协调性子宫收缩，若伴胎儿窘迫及头盆不称者禁用强镇静剂，应尽早行剖宫产。在子宫收缩恢复为协调性之前，严禁使用缩宫药物，以免加重病情。

二、子宫收缩过强

（一）临床表现及诊断

1. 协调性子宫收缩过强

子宫收缩的节律性、对称性及极性均正常，仅收缩力过强。若无产道梗阻，常以产程短暂为特征，可使总产程 < 3 h，称为急产。若存在产道梗阻或瘢痕子宫，可发生病理缩复环或子宫破裂。

2. 不协调性子宫收缩过强

（1）子宫痉挛性狭窄环：子宫局部平滑肌呈痉挛性不协调性收缩形成的环形狭窄，持续不放松。狭窄环常见于子宫上下段交界处及胎体狭窄部，如胎儿颈部。产妇出现持续性腹痛，烦躁不安，宫颈扩张缓慢，胎先露部下降停滞，胎心时快时慢，第三产程常造成胎盘嵌顿，手取胎盘时可在宫颈内口上方直接触到此环。

（2）强直性子宫收缩：常见于缩宫药使用不当。子宫收缩失去节律性，呈持续性强直性收缩。产妇因持续性腹痛常有烦躁不安、腹部拒按，不易查清胎位，胎心听不清。若合并产道梗阻，亦可出现病理缩复环、血尿等先兆子宫破裂征象。

（二）对产程及母儿影响

1. 对产程

协调性子宫收缩过强可致急产，不协调性子宫收缩过强形成子宫痉挛性狭窄环或强直性子宫收缩时，可导致产程延长及停滞。

2. 对产妇

无论急产还是强直性子宫收缩均易造成软产道裂伤。宫缩过强宫腔内压力增高，有发生羊水栓塞的危险。子宫痉挛性狭窄环可使产程停滞、胎盘嵌顿，增加产后出血、产褥感染及手术产的机会。

3. 对胎儿

急产及强直性子宫收缩使子宫胎盘血流减少，子宫痉挛性狭窄环使产程延长，易发生胎儿窘迫及新生儿窒息，严重者直接导致死胎及死产。

（三）处理

以预防为主，有急产史（包括家族有急产史）者应提前入院待产，临产后慎用缩宫药物及其他可促进宫缩的产科处置，如人工破膜等。一旦发生强直性子宫收缩，给予产妇吸氧的同时应用宫缩抑制剂，如 25% 硫酸镁 20 mL 加入 5% 葡萄糖液 20 mL 缓慢静脉注射，哌替啶 100 mg 肌注（适用于 4 h 内胎儿不会娩出者），在抑制宫缩的同时密切观察胎儿安危。若宫缩缓解、胎心正常，可等待自然分娩或经阴道手术助产；若宫缩不缓解，已出现胎儿窘迫或病理缩复环者，应尽早行剖宫产；若胎死宫内，应先缓解宫缩，处理死胎，以不损害母体为原则。

第三节　产道异常

产道异常包括骨产道异常及软产道异常，以骨产道异常多见。

一、骨产道异常

包括骨盆形态异常及骨盆径线过短。骨盆径线过短或骨盆形态异常，使骨盆腔容积小于胎先露部能够通过的限度，称为狭窄骨盆。可以是一个径线过短或多个径线同时过短；也可以是一个平面狭窄或多个平面同时狭窄。造成狭窄骨盆的原因有先天发育异常、出生后营养、疾病及外伤等因素。

（一）狭窄骨盆的分类

1. 骨盆入口平面狭窄

扁平型骨盆最常见，骨盆入口平面前后径狭窄。根据骨盆入口平面狭窄程度，分为 3 级：Ⅰ级临界性狭窄，骶耻外径 18 cm，对角径 11.5 cm，入口前后径 10.0 cm，多数可经阴道分娩；Ⅱ级相对性狭窄，骶耻外径 16.5 ~ 17.5 cm，对角径 10.0 ~ 11.0 cm，入口前后径 8.5 ~ 9.5 cm，需经试产后才能决定是否可以经阴道分娩；Ⅲ级绝对性狭窄，骶耻外径 ≤ 16.0 cm，对角径 ≤ 9.5 cm，入口前后径 ≤ 8.0 cm，必须以剖宫产结束分娩。根据形态变异分为两种：

（1）单纯扁平骨盆：入口呈横扁圆形，骶岬向前下突出，入口横径正常前后径缩短，骶凹存在。

（2）佝偻病性扁平骨盆：入口呈横的肾形，骶岬向前突，入口前后径明显缩短，骶凹消失，骶骨下段变直后移，尾骨前翘，坐骨结节外翻使耻骨弓角度及坐骨结节间径增大。

2. 中骨盆平面狭窄

主要为男型骨盆及类人猿型骨盆，以坐骨棘间径及中骨盆后矢状径狭窄为主。中骨盆平面狭窄分为 3 级：Ⅰ级临界性，坐骨棘间径 10.0 cm，坐骨棘间径加后矢状径 13.5 cm；Ⅱ级相对性狭窄，坐骨棘间径 8.5 ~ 9.5 cm，坐骨棘间径与后矢状径 12.0 ~ 13.0 cm；Ⅲ级绝对性狭窄，坐骨棘间径 ≤ 8.0 cm，坐骨棘间径加后矢状径 ≤ 11.5 cm。

3. 骨盆出口平面狭窄

常与中骨盆平面狭窄伴行，多见于男型骨盆。骨盆侧壁内收及骶骨直下使坐骨切迹 < 2 横指、耻骨

弓角度 < 90°，呈漏斗型骨盆。将骨盆出口狭窄分 3 级：Ⅰ级临界性，坐骨结节间径 7.5 cm，坐骨结节间径与出口后矢状径之和 15.0 cm；Ⅱ级相对性狭窄，坐骨结节间径 6.0 ~ 7.0 cm，坐骨结节间径与出口后矢状径之和 12.0 ~ 14.0 cm；Ⅲ级绝对性狭窄，坐骨结节间径 ≤ 5.5 cm，坐骨结节间径与出口后矢状径之和 ≤ 11.0 cm。

4. 骨盆三个平面狭窄

外形属女型骨盆，五个平面各径线均比正常值小 2 cm 或更多，称为均小骨盆。

5. 畸形骨盆

丧失正常形态及对称性所致的狭窄。偏斜骨盆的共性特征是骨盆两侧的侧斜径（一侧髂后上棘与对侧髂前上棘间径）或侧直径（同侧髂后上棘与髂前上棘间径）之差 > 1 cm。有尾骨骨折史可致尾骨尖前翘或骶尾关节融合使骨盆出口前后径明显变短，导致骨盆出口平面狭窄而影响分娩。

（二）狭窄骨盆的临床表现

1. 骨盆入口平面狭窄的临床表现

（1）胎先露及胎方位异常：狭窄骨盆孕产妇，臀先露、肩先露等异常胎位发生率是正常骨盆者的 3 倍以上。头先露初产妇已临产，但胎头迟迟不入盆。检查胎头跨耻征阳性；产程早期胎头常呈不均倾位或仰伸位入盆。若为骨盆临界性或相对性入口平面狭窄、胎儿不大且产力好，经充分试产可经阴道分娩；否则，胎头受阻于骨盆入口，衔接失败，属绝对性头盆不称，应行剖宫产。

（2）产程进展异常：因骨盆入口平面狭窄而致相对性头盆不称时，常见潜伏期及活跃期早期产程延长。经充分试产，胎头衔接则后期产程进展相对顺利。绝对性头盆不称时，常导致宫缩乏力及产程停滞。

（3）其他：胎膜早破及脐带脱垂等分娩期发病率增高。头盆不称产妇脐带脱垂风险为正常产妇的 4 ~ 6 倍以上。偶有狭窄骨盆伴有宫缩过强者，因产道梗阻使产妇出现腹痛拒按、排尿困难，甚至尿潴留等症状。产妇下腹压痛明显、耻骨联合分离、宫颈水肿，出现病理缩复环、肉眼血尿等先兆子宫破裂征象。若未及时处理则可发生子宫破裂。

2. 中骨盆平面狭窄的临床表现

（1）胎方位异常：当胎头下降至中骨盆平面时，中骨盆横径狭窄致使胎头内旋转受阻，易出现持续性枕后（横）位，经阴道分娩受阻。

（2）产程进展异常：胎头多于宫口近开全时完成内旋转，因此持续性枕后（横）位可使减速期及第二产程延长，胎头下降延缓与停滞。

（3）其他：易致继发性宫缩乏力，胎头强行通过中骨盆以及手术助产矫正胎方位等易发生胎儿颅内出血、头皮血肿等，强行阴道助产则可导致严重的会阴、阴道损伤。中骨盆严重狭窄、宫缩又较强，同样可发生子宫破裂。

3. 骨盆出口平面狭窄的临床表现

常与中骨盆平面狭窄并存。可导致继发性宫缩乏力及第二产程停滞，胎头双顶径不能通过骨盆出口。

（三）狭窄骨盆的诊断

利用影像学技术如 X 线、CT 和 MRI 检查可精确测量骨盆腔的大小，但临床未广泛应用，X 线检查对母儿双方均不利，现已弃用。主要通过产科检查评估骨盆大小。

1. 病史

询问产妇既往是否患佝偻病、骨结核、脊髓灰质炎及骨外伤等，经产妇更应详细询问既往分娩史，有无难产及其他等。

2. 全身检查

注意身高、脊柱及下肢残疾情况以及米氏菱形窝是否对称等。身高 < 145 cm 者易合并均小骨盆，脊柱侧突或跛行者可伴偏斜骨盆畸形。骨骼粗壮、颈部较短者易伴漏斗型骨盆。米氏菱形窝对称但过扁者易合并扁平骨盆、过窄者易合并中骨盆狭窄，两髂后上棘对称突出且狭窄者往往是类人猿型骨盆特征，米氏菱形窝不对称、一侧髂后上棘突出者则偏斜骨盆可能性大。

3. 腹部检查

初产妇呈尖腹、经产妇呈悬垂腹者，往往可能有骨盆入口狭窄。临产后还应充分评估头盆关系，胎头跨耻征阳性，表示头盆不称（CPD）。提示有骨盆相对性或绝对性狭窄可能，头盆是否相称还与骨盆倾斜度和胎方位相关。

4. 骨盆评估

除测量骶耻外径和坐骨结节间径外，还应注意检查耻骨弓角度、对角径、坐骨切迹宽度、坐骨棘内突程度、骶凹曲度及骶尾关节活动度等，以便充分预测骨盆各平面的狭窄程度。

5. 胎位及产程动态监测

初产妇临产后胎头尚未衔接或呈臀先露、肩先露等异常胎先露，或头先露呈不均倾位衔接，或胎头内旋转受阻以及产力、胎位正常而产程进展缓慢时，均提示有狭窄骨盆可能，应根据头盆相称程度确定是否可经阴道试产。

（四）狭窄骨盆对产程及母儿影响

1. 对产程

使产程延长及停滞。入口狭窄使潜伏期及活跃期均延长或停滞；中骨盆狭窄可使胎头下降延缓、停滞，活跃期及第二产程延长；出口狭窄使第二产程延长及胎头下降停滞。

2. 对产妇

入口狭窄使异常胎先露发生率增加；中骨盆狭窄易致胎方位异常。胎先露部下降受阻多导致继发性宫缩乏力，产程延长，使手术产及产后出血增多；产道受压过久，可形成尿瘘或粪瘘；伴宫缩过强形成病理缩复环，可致子宫破裂；因滞产阴道检查次数增多，产褥感染机会增加。

3. 对胎儿

入口狭窄使胎头高浮或胎膜早破，增加脐带先露及脐带脱垂机会；胎头内旋转及下降受阻，在产道受压过久，强行通过狭窄产道或手术助产，易引起新生儿颅内出血及其他产伤、感染等。

（五）狭窄骨盆分娩处理

1. 骨盆入口平面狭窄的处理

（1）骶耻外径 16.5 ～ 17.5 cm、骨盆入口前后径 8.5 ～ 9.5 cm、胎头跨耻征可疑阳性，相对骨盆入口平面狭窄，若产妇一般状况及产力良好，足月胎儿体重 < 3 000 g，胎位、胎心正常时，当破膜后子宫颈口扩张 ≥ 6 cm 后，试产时间以 4 ～ 6 h 为宜。产程仍无进展或出现胎儿窘迫征象，应及时行剖宫产术。

（2）骶耻外径 ≤ 16.0 cm、骨盆入口前后径 ≤ 8.0 cm、胎头跨耻征阳性，绝对骨盆入口平面狭窄，足月活胎应行剖宫产术。

2. 中骨盆平面狭窄的处理

中骨盆平面狭窄容易导致持续性枕后位或枕横位，多为活跃期停滞及第二产程延长、继发性宫缩乏力。若宫口开全初产妇已 2 h，经产妇已 1 h 以上，胎头双顶径达到坐骨棘水平或更低，可以徒手转胎位，加强产力，可阴道分娩或阴道助产；胎头双顶径仍在坐骨棘水平以上，或伴有胎儿窘迫征象，应行剖宫产术。

3. 骨盆出口平面狭窄的处理

骨盆出口平面狭窄不应阴道试产。

4. 骨盆三个平面均狭窄的处理

在胎儿小、产力好、胎位及胎心正常的情况下可试产。头盆不称，胎儿较大时，应当实施剖宫产。

5. 畸形骨盆的处理

应根据畸形骨盆种类、狭窄程度、胎儿大小及产力等情况具体分析。畸形严重、头盆明显不称者，应及时行剖宫产术。

二、软产道异常

软产道异常同样可致异常分娩，但少见。软产道异常可由先天发育异常及后天疾病因素引起。

（一）先天发育异常

1. 阴道横隔

横隔厚直接阻碍胎先露部下降使产程停滞，需剖宫产分娩；若横隔薄随胎先露部下降被进一步撑薄，通过横隔孔查及逐渐开大的宫口，在确认为横隔后，可在直视下以小孔为中心将横隔 X 形切开，待胎盘娩出后用可吸收线间断或连续锁边缝合残端。

2. 阴道纵隔

伴有双宫颈者，纵隔被推向对侧，分娩多无阻碍；发生于单宫颈者，可在分娩时切断挡在胎先露部前方的纵隔，产后用可吸收线间断或连续锁边缝合残端。若在孕前已确诊，可先行矫形术。

（二）软产道瘢痕

1. 子宫下段瘢痕

随着初产妇剖宫产率升高，使子宫下段的手术瘢痕者增多。瘢痕子宫再孕分娩时有瘢痕破裂的危险，使重复剖宫产机会相应增加。但并非所有曾行剖宫产的妇女再孕后均须剖宫产，需视前次剖宫产术式、指征、术后有无感染、术后再孕间隔时间、既往剖宫产次数以及本次妊娠临产后产力、产道及胎儿相互适应情况等综合分析决定是否剖宫产后阴道分娩（VBAC）。若前次剖宫产切口为子宫下段横切口，再孕后阴道试产成功率高；但若前次术式为子宫上段纵切口或 T 形切口、术后有感染、前次剖宫产次数≥2 次、巨大子宫肌瘤穿透子宫黏膜剔除术后者不宜试产。

2. 宫颈瘢痕

宫颈慢性炎症经冷冻、高频电刀或手术锥形切除治疗，或宫颈内口松弛经环扎手术治疗，宫颈坚硬、宫颈水肿均可使宫颈局部形成瘢痕、挛缩、狭窄或缺乏弹性，影响宫颈扩张。可静脉注射地西泮 10 mg 或宫旁两侧注入 0.5% 利多卡因 10 mL 软化宫颈治疗，如无效应剖宫产分娩。

3. 阴道瘢痕

若瘢痕不严重且位置低时，可行会阴后一侧切开术后阴道分娩；若瘢痕严重，曾行生殖道瘘修补术或瘢痕位置高时，均应行剖宫产术。

（三）盆腔肿瘤

1. 子宫肌瘤

不阻碍产道可经阴道分娩。子宫下段及宫颈肌瘤阻碍胎先露部衔接及下降时，应行剖宫产术，同时行肌瘤切除术。若肌瘤位置异常，术前准备不足，产后手术可避免产时手术失血过多等不利因素。

2. 卵巢肿瘤

卵巢肿瘤位于骨盆入口阻碍胎先露部衔接者，应行剖宫产同时切除肿瘤，术后送病理检查。

3. 宫颈癌

癌肿质硬而脆，经阴道分娩易致裂伤出血及癌肿扩散，应行剖宫产术。若为早期浸润癌可先行剖宫产术，随即行宫颈癌根治术或术后放疗。

（四）其他

阴道尖锐湿疣：可因阴道分娩感染新生儿患喉乳头状瘤，若为女婴亦可患生殖道湿疣。另外，外阴及阴道的尖锐湿疣在妊娠期生长迅速，病灶易扩散，病变部位组织质脆，阴道分娩易致软产道裂伤及感染，以行剖宫产为宜。

第四节　胎位异常

胎位异常包括头先露异常、臀先露及肩先露等。头先露异常最常见，以胎头为先露的难产，又称头位难产。

一、持续性枕后位、枕横位

正常分娩时，胎头双顶径抵达中骨盆平面时完成内旋转动作，胎头得以最小径线通过骨盆最窄平面顺利经阴道分娩。临产后凡胎头以枕后位或枕横位衔接，经充分试产，胎头枕部仍位于母体骨盆后方或侧片，不能转向前方致使分娩发生困难者，称为持续性枕后位或持续性枕横位，约占分娩总数的 5%。

（一）原因

1. 骨盆异常

男型骨盆与类人猿型骨盆多有中骨盆狭窄，阻碍胎头内旋转，容易发生持续性枕后位或枕横位。扁平骨盆及均小骨盆容易使胎头以枕横位衔接，俯屈不良影响内旋转，使胎头枕横位嵌顿在中骨盆形成持续性枕横位。

2. 其他

子宫收缩乏力、前置胎盘、胎儿过大或过小以及胎儿发育异常等均可影响胎头俯屈及内旋转，造成持续性枕后位或枕横位。

（二）诊断

1. 临床表现

临产后胎头枕后位衔接影响胎头俯屈及下降，进而不能有效扩张宫颈及影响内源性缩宫素释放，易致低张性宫缩乏力。胎儿枕部压迫产道，产妇觉肛门坠胀及排便感，宫口尚未开全时过早屏气，第二产程腹肌收缩乏力使胎头下降延缓或停滞，产程延长。在阴道口见到胎发，多次宫缩时屏气胎头不继续下降，应考虑可能是持续性枕后位。

2. 腹部检查

胎背偏向母体后方或侧方，前腹壁触及胎儿肢体，且在胎儿肢体侧容易听及胎心。

3. 阴道（肛门）检查

枕后位时盆腔后部空虚。持续性枕横位时矢状缝与骨盆横径一致，前后囟分别位于骨盆两侧后方，因胎头俯屈差，前囟常低于后囟。若宫口开全，因胎头产瘤触不清颅缝及囟门时，可借助胎儿耳郭及耳屏位置判定胎方位。

4. 超声检查

超声探测胎头枕部及眼眶方位即可明确诊断。

（三）分娩机制

在无头盆不称时，多数枕后位及枕横位在强有力的宫缩作用下，可使胎头枕部向前旋转 90°～135° 成为枕前位。在分娩过程中，若不能自然转为枕前位者，其分娩机制为：

1. 枕后位

枕左（右）后位内旋转时向后旋转 45°，使矢状缝与骨盆前后径相一致，胎儿枕部朝向骶骨成正枕后位，其分娩方式：

（1）胎头俯屈较好：继续下降前囟抵达耻骨联合下，以前囟为支点，胎头继续俯屈，自会阴前缘先娩出顶部及枕部，随后胎头仰伸再自耻骨联合下相继娩出额、鼻、口、颏。此种分娩方式为枕后位经阴道助产最常见的方式。

（2）胎头俯屈不良：胎头额部先拨露，当鼻根抵达耻骨联合下时，以鼻根为支点，胎头先俯屈，使前囟、顶部及枕部相继从会阴前缘娩出，随后胎头仰伸自耻骨联合下相继娩出额、鼻、口及颏。因胎头以较大的枕额周径旋转，这种分娩方式较前者困难，除少数产力好、胎儿小能以正枕后位自然娩出外，多数需阴道助娩。

2. 枕横位

部分枕横位于下降过程中内旋转受阻，或枕后位仅向前旋转 45° 成为持续性枕横位时，多需用手或胎头吸引器（或产钳）将胎头转成枕前位经阴道娩出。

（四）对产程及母儿影响

1. 对产程

持续性枕后（横）位容易导致胎头下降延缓及停滞。处理不及时导致第二产程延长，甚至滞产。

2. 对母体

容易继发性宫缩乏力及产程延长。若产道受压过久因膀胱麻痹可致尿潴留，甚至发生生殖道瘘。阴道助产增多，产道裂伤、产后出血及产褥感染机会增加。

3. 对胎儿

由于产程延长及手术助产机会增多，易致胎儿窘迫、新生儿窒息及产伤等，使围生儿死亡率增高。

（五）处理

若骨盆无异常、胎儿不大，可试产。

1. 第一产程

密切观察产程进展及胎心变化，防止产妇过早屏气用力，防宫颈前唇水肿及体力消耗；产妇取胎背对侧卧位，促进胎头俯屈、下降及向前旋转，充分试产。宫缩乏力时，可静脉滴注缩宫素；宫口开大 6 cm 以上，可行人工破膜，观察羊水性状，促进产程进展。若经过上述处理效果不佳，宫口开大 < 1 cm/h 或无进展或试产过程中出现胎儿窘迫，均应行剖宫产术。

2. 第二产程

发现胎头下降延缓及停滞时，应及时行阴道检查确定胎方位，发现胎头呈枕后位或枕横位时，应指导产妇配合宫缩、屈髋加腹压用力，以此方式减小骨盆倾斜度、增加胎轴压，使胎先露部充分借助肛提肌收缩力转至枕前位。亦可在宫缩时上推胎头前囟侧助其充分俯屈，解除枕额径嵌顿使其以枕下前囟径顺利完成内旋转后通过产道自然分娩。若经上述处置仍无进展或进展缓慢，或第二产程初产妇 2 h，经产妇 1 h，应行阴道检查。若 S ≥ + 3（双顶径已达坐骨棘及以下）时，用手转胎头或用胎头吸引器（或产钳）辅助将胎头转至枕前位后阴道助娩。若转至枕前位困难，亦可转至正枕后位产钳助娩。枕后位时胎头俯屈差，往往以枕额径娩出，宜行较大的会阴后一侧切开术娩出胎儿，以防产道裂伤。若第二产程延长，而胎头双顶径仍在坐骨棘以上，或第二产程 S < + 3 伴胎儿窘迫时，均宜剖宫产分娩。

3. 第三产程

应做好新生儿复苏抢救准备，防治产后出血。有软产道裂伤者，应及时修补，并给予抗生素预防感染。

二、胎头高直位

胎头以不屈不仰姿势衔接于骨盆入口，其矢状缝与骨盆入口前后径相一致时，称为胎头高直位。胎头高直位包括：①高直前位：指胎头枕骨向前靠近耻骨联合者，又称枕耻位。②高直后位：指胎头枕骨向后靠近骶岬者，又称枕骶位。约占分娩总数的 1.08%。

（一）诊断

1. 临床表现

临产后胎头迟迟不下降或下降缓慢，宫口扩张缓慢，产程延长。高直前位时，胎头入盆困难，活跃期早期宫口扩张延缓或停滞。高直后位时，胎头不能通过骨盆入口，不下降，先露部高浮，活跃期早期延缓或停滞，即使宫口开全，胎头高浮易发生滞产、先兆子宫破裂，甚至子宫破裂。

2. 腹部检查

胎头高直前位时，腹前壁被胎背占据，触不到胎儿肢体，胎心位置稍高在近腹中线。高直后位时，腹前壁被胎儿肢体占据，有时可能在耻骨联合上方触及胎儿下颏。

3. 阴道检查

胎头矢状缝在骨盆入口的前后径上，其偏斜度不应超过 15°。高直前位时后囟在前、前囟在后，反之则为高直后位。因胎头嵌顿于骨盆入口，宫口很难开全，常停滞在 3 ~ 5 cm。

4. 超声检查

高直后位时可在耻骨联合上方探及眼眶反射；高直前位时在母亲腹壁正中探及胎儿脊柱反射。高直前位及高直后位胎头双顶径均与骨盆入口横径一致。

（二）分娩机制

高直前位临产后，胎头极度俯屈，以枕骨下部支撑在耻骨联合处，额、顶、颏转向骶岬。首先是前囟滑过骶岬，然后额沿骶骨下滑入盆，待胎头极度俯屈姿势纠正后，不需内旋转，可按枕前位分娩。相反，高直后位时胎儿脊柱与母体脊柱相贴，胎头枕部嵌顿在骶岬上方，妨碍胎头俯屈及下降，使胎头高浮无法入盆，很难经阴道分娩。

（三）处理

高直前位时，应给予阴道试产机会，加强产力同时指导其侧卧或半卧位，促进胎头衔接、下降。若试产失败或伴明显骨盆狭窄，确诊高直后位应行剖宫产术。

三、前不均倾位

枕横位入盆的胎头侧屈以其前顶骨先入盆，称为前不均倾位。前不均倾位是导致异常分娩的异常胎位，发生率为 0.50% ~ 0.81%。

（一）诊断

1. 临床表现

因后顶骨不能入盆，使胎头下降停滞，产程延长。若膀胱颈受压于前顶骨与耻骨联合之间，使产妇过早出现排尿困难及尿潴留。

2. 腹部检查

临产早期，于耻骨联合上方可扪及胎头顶部。随前顶骨入盆胎头折叠于胎肩之后，使在耻骨联合上方不易触及胎头，形成胎头已衔接入盆的假象。

3. 阴道检查

胎头矢状缝在骨盆入口横径上，矢状缝向后移靠近骶岬侧，盆腔后半部空虚，前顶骨紧嵌于耻骨联合后方，宫颈前唇受压出现水肿，尿道受压不易插入导尿管。

（二）分娩机制

前不均倾位时，因耻骨联合后面直而无凹陷，前顶骨紧紧嵌顿于耻骨联合后，使后顶骨无法越过骶岬而入盆，故需剖宫产结束分娩。

（三）处理

临产后早期，产妇宜取坐位或半卧位，以减小骨盆倾斜度，尽量避免胎头以前不均倾位衔接。一旦确诊为前不均倾位，除个别胎儿小、宫缩强、骨盆宽大给予短时间试产外，均应尽快行剖宫产术。

四、额先露

胎头持续以额部为先露入盆并以枕颏径通过产道时，称为额先露。胎头呈半仰伸状态，属于暂时性的胎位，也可进一步仰伸为面先露，或俯屈为枕先露。持续性额先露仅占分娩总数的 0.03% ~ 0.10%。

（一）原因

1. 子宫因素

双子宫或鞍状子宫以及宫腔内有纵隔时，均易使子宫体斜向一侧，胎背易向枕骨方向后倾使胎头呈仰伸状态。

2. 骨盆因素

骨盆入口狭窄孕妇腹壁松弛（如经产妇）呈悬垂腹，胎背向前或两侧方下垂，易致胎头仰伸。

3. 胎儿因素

巨大胎儿、脐带绕颈及其他少见长颅畸形、无脑儿等，容易发生额先露。

（二）诊断

1. 临床表现

持续性额先露时以胎头最大径线（枕颏径）入盆，使胎头衔接受阻，导致继发性宫缩乏力及产程停滞。

2. 腹部检查

额先露时可在耻骨联合上方触及胎儿下颏或胎儿枕骨隆突。偶尔可在耻骨联合上方两侧同时触及胎儿下颏及枕骨隆突。

3. 阴道检查

可触及额缝（额缝一端为前囟，另一端为鼻根以及鼻根内侧的眼眶）。

（三）分娩机制

一般情况下，持续性额先露因枕颏径受阻于骨盆入口无法衔接而不能经阴道分娩。若胎儿很小骨盆很大，或胎头明显变形使枕颏径明显缩小时，额先露自然转位俯屈为枕先露或仰伸为面先露中的颏前位时，可经阴道分娩。

（四）处理

产前检查发现为悬垂腹型或子宫体偏斜一侧疑有子宫畸形时，应警惕额先露可能。在确诊胎方位同时应排除胎儿异常可能。若产前发现为额先露，应建议孕妇取胎背对侧卧位，促进胎头俯屈自然转为枕先露。若临产后额先露未能自然转位且产程停滞，应行剖宫产术。

五、面先露

胎头以颜面为先露时，称面先露，发生率为 0.08% ~ 0.27%。常由额先露继续仰伸形成，以颏骨为指示点，面先露有 6 种胎方位。

（一）诊断

1. 腹部检查

颏后位时，面先露的特征是在胎背侧触及极度仰伸的枕骨隆突。由于胎头的极度仰伸使其枕骨隆突与胎背间有明显凹陷，并因胎背远离孕妇腹壁而使胎心听诊遥远。相反，颏前位时因胎体伸直使胎儿胸部更贴近孕妇腹前壁，胎儿肢体侧的下腹部胎心听诊更清晰。

2. 阴道（肛门）检查

触不到圆而硬的颅骨，在宫口开大后仅能触及胎儿颜面的一些特征，如眼、鼻及口等。但面先露低垂部位如口唇等出现水肿时不易与臀先露时肛门相区别，有可能将面先露误诊为臀先露。主要鉴别点：面先露时口与两颧骨突出点呈倒三角形排列，而臀先露时肛门与两个坐骨结节呈直线排列。另外，手指入肛门后可有括约感，并可带出胎粪，而口腔无上述特点。通过触诊胎儿口腔及下颏的位置可确诊胎方位。

3. 超声检查

可明确区分面先露与臀先露，并能探清胎方位。

（二）分娩机制

很少发生在骨盆入口上方，往往是额先露下降受阻时胎头极度仰伸通过产道时发生面先露。因此，面先露的分娩机制为胎头仰伸、下降、内旋转、俯屈、复位及外旋转。

以颏右前位为例：胎头以前囟颏径，衔接子母体骨盆入口左斜径上，下降至中骨盆平面遇到盆壁阻力，使胎头后仰枕骨进一步贴近胎背，颏部成为下降的先露。当颏部抵达盆底遇到盆底阻力时向左旋转 45° 成颏前位，并使前囟颏径与中骨盆及骨盆出口前后径保持一致有利于胎头继续下降；当颏部抵达耻骨弓下时胎头大部在骶凹的缓冲区，借骶凹及骶尾关节能向后移动特点，以颏为支点可将胎头逐渐俯屈自会阴前缘相继娩出胎儿鼻、眼、额、顶、枕，使仰伸的胎头复位娩出阴道外口，随后的胎体娩出同枕先露。颏右横及颏右后的分娩机制基本同颏右前，只是内旋转的角度大，为 90° ~ 135°。

因前囟颏径较枕下前囟径大，同时颜面颅骨变形能力不如颅顶骨，使面先露在产道内完成内旋转的阻力较大，不易转成颏前位。沿颏后位继续下降时已极度仰伸的胎头大部嵌顿在耻骨联合后上方不能再继续仰伸适应骨盆轴下降，更不能俯屈，故颏后位不能经阴道分娩。

（三）处理

面先露均在临产后发生。如出现产程延长及停滞时，应及时行阴道检查，尽早确诊。颏前位时，如无头盆不称、胎心正常，应给予阴道试产机会。因产程长且常伴宫缩乏力，可静脉滴注缩宫素加强产力。如第二产程延长，可产钳助产分娩，但宜行较长的会阴后一侧切开。颏前位伴头盆不称或出现胎儿窘迫征象，或颏后位，均需剖宫产分娩。个别情况下，如颏后位胎儿过小或胎死宫内，欲阴道分娩时也必须转成颏前位。否则，将危害母儿双方。

六、臀先露

臀先露是产前最常见且最容易诊断的一种异常胎位，占足月分娩总数的 3% ~ 4%。臀先露以骶骨为指示点，有骶左前、骶左横、骶左后、骶右前、骶右横及骶右后 6 种胎方位。

（一）原因

1. 胎儿发育因素

胎龄愈小臀先露发生率愈高，如晚期流产儿及早产儿臀先露高于足月产儿。臀先露于妊娠 28 ~ 32 周间转为头先露，并相对固定胎位。另外，无论早产还是足月产臀先露时先天畸形如无脑儿、脑积水等及低出生体重发生率头先露的 2.5 倍。

2. 胎儿活动空间因素

胎儿活动空间过大或过小均可导致臀先露。

（1）双胎及多胎妊娠，臀先露发生率远较单胎妊娠时高。

（2）羊水过多及羊水过少，亦因胎儿活动范围过大或过小而使臀先露发生率高。此两种情况也可能与胎儿发育异常有关。

（3）经产妇腹壁过于松弛或子宫畸形如单角子宫、纵隔子宫使胎儿活动受限，均易导致臀先露。

（4）脐带过短尤其合并胎盘附着宫底，或胎盘植入一侧宫角以及前置胎盘时易合并臀先露。

（5）骨盆狭窄、盆腔肿瘤（如子宫下段或宫颈肌瘤等）阻碍产道时，也可导致臀先露。

（二）分类

根据胎儿双下肢所取的姿势分为 3 类：单臀先露、完全臀先露及不完全臀先露。

1. 单臀先露

胎儿双髋关节屈曲、双膝关节伸直，先露为胎儿臀部时，称单臀先露，又称腿直臀先露。最多见。

2. 完全臀先露

胎儿双髋关节及膝关节均屈曲，先露为胎儿臀部及双足时，称为完全臀先露，又称混合臀先露。较多见。

3. 不完全臀先露

指胎儿以一足或双足、一膝或双膝，或一足一膝为先露。膝先露是暂时的，产程开始后常转为足先露。较少见。

（三）诊断

1. 临床表现

妊娠晚期胎动时孕妇常有季肋部受顶胀痛感，临产后因胎足及胎臀不能充分扩张宫颈及刺激宫旁、盆底神经丛，容易导致宫缩乏力及产程延长。足先露时容易发生胎膜早破及脐带脱垂。

2. 腹部检查

宫底部可触及圆而硬、按压时有浮球感的胎头。在腹部一侧可触及宽而平坦的胎背、腹部对侧可触及小肢体。若未衔接，在耻骨联合上方可触及不规则、宽而软的胎臀；若胎儿粗隆间径已入盆则胎臀相对固定不动。听诊胎心在脐左（或右）上方胎背侧响亮。

3. 阴道检查

宫颈扩张 2 cm 以上且胎膜已破时，可触及胎臀的结构，如肛门、坐骨结节及骶骨等。应与面先露鉴别（详见面先露），准确触诊骶骨对确诊胎方位很重要。在完全臀先露时可触及胎足，通过趾的方位可帮助判断是左足还是右足；需与胎手鉴别。进一步下降可触及外生殖器，当不完全臀先露触及胎儿下肢时应注意有无脐带同时脱出。

4. 超声检查

可确诊臀先露的种类，如单臀先露时可探及双膝关节呈伸直状态。臀先露时胎儿畸形率高于头先露，应探查胎儿有无异常以及胎盘、子宫等有无异常。

（四）分娩机制

以骶右前位为例，分述如下。

1. 胎臀娩出

临产后，胎臀以粗隆间径衔接于骨盆入口右斜径上。前臀下降较快，当其遇到盆底阻力时向母体的右侧前方旋转 45°，使前臀转向耻骨联合后方，此时，粗隆间径与母体骨盆出口前后径一致。胎臀继续下降，胎体适应产道侧屈，后臀先自会阴前缘娩出，胎体稍伸直，使前臀在耻骨弓下娩出。胎腿及胎足随胎臀自然娩出或在医生协助下娩出。

2. 胎肩娩出

胎臀娩出后，轻度向左外旋转。随着胎背转向前方胎儿双肩径衔接在骨盆入口右斜径上，胎口前后径相一致、前肩转至耻骨弓下，胎体顺产道侧屈，使后肩及后上肢先自会阴前缘娩出，再侧伸使前肩及前上肢从耻骨弓下娩出。

3. 胎头娩出

当胎肩通过会阴时，胎头矢状缝衔接于骨盆入口的左斜径或横径上。当胎头枕骨达骨盆底时向左前方行内旋转，使枕骨朝向耻骨联合。当枕骨下凹抵达耻骨弓下时，以此处为支点，胎头继续俯屈使颏、面及额部相继自会阴前缘娩出，随后枕骨自耻骨弓下娩出。

（五）对产程及母儿影响

1. 对产程

因胎臀周径小于胎头，影响宫颈扩张进程，容易发生活跃期延长及停滞。

2. 对母体

臀先露因胎臀形状不规则，对前羊膜囊压力不均匀，易胎膜早破，增加产褥感染机会。臀先露部扩张宫颈及刺激宫旁神经丛的张力不如头先露，易致继发性宫缩乏力及产后出血。宫口未开全时，强行牵拉容易导致软产道损伤。

3. 对胎儿及新生儿

臀先露容易发生胎膜早破，早产儿、低体重儿及低 Apgar 评分儿增多，脐带脱垂围生儿死亡率是头先露的 10 倍。胎头需变形方可通过骨盆，当脐带受压于胎头与宫颈、盆壁间，导致胎儿低氧血症及酸中毒的发生，严重者延续为新生儿窒息。胎体娩出时宫口未必开全，而此时强行娩出胎头易直接损伤胎头及头颈部神经肌肉，导致颅内出血、臂丛神经麻痹、胸锁乳突肌血肿及死产。

（六）处理

1. 妊娠期

妊娠 30 周前，臀先露多能自行转为头先露，不需处理。若妊娠 30 周后仍为臀先露应予矫正。矫正方法有：

（1）胸膝卧位：孕妇排空膀胱，松解裤带，胸膝卧位，每日 2～3 次，每次 15 min，连做一周后复查。该体位可使胎臀退出盆腔，以利胎儿借助重心改变自然完成头先露的转位。亦可取胎背对侧侧卧，通过促进胎儿俯屈转位。

（2）激光照射或艾灸至阴穴（足小趾外侧趾甲角旁 0.1 寸），每日 1 次，每次 15～30 min，5～7 次为一疗程。

（3）外转胎位术：上述方法无效、腹壁松弛的孕妇，宜在妊娠 32～34 周后进行。外转胎位术有诱发胎膜早破、胎盘早剥及早产等危险，应慎用。主要禁忌证包括：胎儿异常（包括发育异常及胎心异常等）、瘢痕子宫、胎膜已破、产程活跃期、前置胎盘及前壁附着胎盘以及羊水过少或过多等。施术必须在有条件行紧急剖宫产术的条件下进行。行外转胎位术前半小时口服利托君 10 mg，施术时最好在超声及胎心电子监测下进行。孕妇平卧，露出腹壁，查清胎位，听胎心率，操作步骤包括松动胎先露部和转胎两步骤。

2. 分娩期

临产初期应根据产妇年龄、胎产次、骨盆类型、胎儿大小、胎儿是否存活及发育是否正常、臀先露类型以及有无并发症等，对分娩方式做出正确判断与选择。

（1）剖宫产：狭窄骨盆、软产道异常、预测胎儿体重＞3 500 g 或胎头双顶径＞9.5 cm、胎头仰伸位、足先露、高龄初产、既往有难产史及新生儿产伤史、胎膜早破、胎儿窘迫等，均应行剖宫产。

（2）经阴道分娩：应当注意骨盆正常，孕龄≥36 周，单臀先露，胎儿体重＜3 500 g，无胎头仰伸，一旦决定经阴道分娩者应做如下处理：

①第一产程：防止胎膜过早破裂，产妇取侧卧位，禁止灌肠、少做肛门检查及阴道检查，不用缩宫素引产。一旦破膜，立即听胎心，检查有无脐带脱垂。如发现有脐带脱垂，宫口未开全，胎心好，应立即行剖宫产术；如无脐带脱垂，严密观察胎心及产程进展。当宫缩时在阴道外口见胎足，此时宫颈口往往仅扩张 4 ~ 5 cm。为使宫颈扩张充分，应消毒外阴后用无菌巾以手掌在宫缩时堵住阴道口，使胎儿屈膝屈髋促其臀部下降，起到充分扩张宫颈和阴道的作用，有利于胎儿娩出。在"堵"的过程中，应每隔10 ~ 15 min 听胎心一次，并注意宫颈口是否开全，做好接产准备。

②第二产程：接产前应导尿，初产妇应行会阴后一侧切开术。有 3 种分娩方式。①自然分娩：胎儿不牵拉自然娩出，极少见，仅见于经产妇、胎儿小、宫缩强、骨产道宽大者。②臀助产术：胎臀自然娩出至脐部后，由接产者协助胎肩及胎头娩出，即术者右手握持上提胎儿双足，使胎体向上侧屈后肩显露于会阴前缘，术者左手示指、中指伸入阴道顺胎儿后肩及上臂滑行屈其肘关节，使上举胎手按洗脸样动作顺胸前滑出阴道。同时后肩娩出，再向下侧伸胎体使前肩自然由耻骨弓下娩出，此为滑脱法助娩胎肩。也可用双手握持胎臀，逆时针方向旋转胎体同时稍向下牵拉，先将前肩娩出于耻骨弓下，再顺时针方向旋转娩出后肩，此为旋转胎体法助娩胎肩。胎肩及上肢全部娩出后，将胎背转向前方，胎体骑跨在术者左前臂上，同时术者左手中指伸入胎儿口中，示指及无名指扶于两侧上颌骨，术者右手中指压低胎头枕骨助其俯屈，示指和无名指置于胎儿两侧锁骨上（避开锁骨上窝），先向下方牵拉至胎儿枕骨结节抵于耻骨弓下时，再将胎体上举，以枕部为支点，使胎儿下颏、口、鼻、眼及额相继娩出。上述方式助娩胎头困难时，可用后出胎头产钳术助产分娩。产钳助娩可避免用手强力牵拉所致的胎儿颈椎脱臼、锁骨骨折及胸锁乳突肌血肿等损伤，但需将产钳头弯扣在枕颏径上，并使胎头充分俯屈后娩出。③臀牵引术：胎儿全部由接产者牵拉娩出，一般情况下因胎儿损伤大应禁用。

臀位分娩时应注意：脐部娩出后一般应于 8 min 内结束分娩，以免因脐带受压而致死产；胎头娩出时不应猛力牵拉，以防胎儿颈部过度牵拉造成臂丛神经麻痹及颅骨剧烈变形引起大脑镰及小脑幕等硬脑膜撕裂而致颅内出血。

③第三产程：应积极抢救新生儿窒息及预防产后出血。行手术操作及有软产道损伤时，应及时检查并缝合，给予抗生素预防感染。

七、肩先露

胎先露部为肩，称为肩先露。此时胎体纵轴与母体纵轴相垂直，胎体横卧于骨盆入口之上。占妊娠足月分娩总数的 0.25%。以肩胛骨为指示点，有肩左前、肩左后、肩右前、肩右后 4 种胎方位。

（一）原因

与臀先露相类似，但不完全相同。主要见于：①多产妇腹壁过度松弛，如悬垂腹时子宫前倾使胎体纵轴偏离骨产道，斜向一侧或呈横产式。②未足月胎儿，尚未转至头先露时。③胎盘前置，阻碍胎体纵轴衔接。④子宫畸形或肿瘤，阻碍胎头衔接。⑤羊水过多。⑥骨盆狭窄。

（二）诊断

1. 腹部检查

子宫呈横椭圆形，子宫底高度低于妊娠周数，宫底部触不到胎头或胎臀，耻骨联合上方空虚；宫体横径增宽，一侧触到胎头，另侧触到胎臀。肩前位时，胎背朝向母体腹壁，触之平坦；肩后位时，胎儿肢体朝向母体腹壁，触及不规则的小肢体。在脐周两侧胎心听诊最清晰。

2. 阴道（肛门）检查

宫口扩张胎膜已破的情况下行阴道检查方能确诊。阴道检查可触及胎儿肩胛骨、肋骨及腋窝等，腋窝尖端指向胎儿头端，据此可决定胎头在母体左或右侧。肩胛骨朝向后方为肩后位，朝向前方为肩前位。若胎手已脱出于阴道口外，可用握手法鉴别是胎儿左手或右手，并帮助判断胎方位。可运用前反后同原则：如肩左前位时脱出的是右手，只能与检查者的右手相握；肩左后位时脱出的是左手，检查者只能用左手与之相握；肩右前位、肩右后位类推。

3. 超声检查

通过胎头、脊柱、胎心等检测，能准确诊断肩先露，并能确定具体胎方位。

（三）对产程及母儿的影响

1. 对产程

肩先露时胎体嵌顿于骨盆上方，使宫颈不能开全，产程常停滞于活跃期早期。若双胎妊娠第一儿娩出后，第二儿发生肩先露时（如未及时处理），可致第二产程延长及胎先露部下降停滞。

2. 对母体

肩先露很难有效扩张子宫下段及宫颈内口，易致宫缩乏力；对前羊膜囊压力不均又易导致胎膜早破，破膜后宫腔容积缩小，胎体易被宫壁包裹、折叠；随着产程进展胎肩被挤入骨盆入口，胎儿颈部进一步侧屈使胎头折向胎体腹侧，嵌顿在一侧髂窝，胎臀则嵌顿在对侧髂窝或折叠在宫腔上部，胎肩先露侧上肢脱垂入阴道，形成嵌顿性（忽略性）肩先露，直接阻碍产程进展，导致产程停滞。此时若宫缩过强，可形成病理缩复环，有子宫破裂的危险。嵌顿性肩先露时，妊娠足月无论活胎或死胎均无法经阴道自然娩出，产妇手术产及术中术后出血、感染等机会增加。

3. 对胎儿

胎先露部不能有效衔接，若胎膜早破可致脐带及上肢脱垂，直接增加胎儿窘迫甚至死产机会。妊娠足月活胎均需手术助产，若处理不及时，形成嵌顿性肩先露时，增加手术助产难度，使分娩损伤机会增加。肩先露也是对胎儿最不利的胎位。

（四）处理

1. 妊娠期

定期产前检查，发现肩先露应纠正，纠正方法同臀先露。若纠正未遂，应提前住院待产。

2. 分娩期

应根据胎产次、胎儿大小、胎儿是否存活、宫颈扩张程度、胎膜是否破裂以及有无并发症等，综合判断决定分娩方式。

（1）初产妇足月活胎：临产时应行剖宫产术，有产科指征者，应行择期剖宫产术。

（2）经产妇足月活胎：一般情况下首选剖宫产分娩；若胎膜已破，羊水未流尽，宫口开大 5 cm 以上，胎儿不大，亦可在全身麻醉下行内转胎位术，以臀先露分娩。

（3）双胎妊娠足月活胎：阴道分娩时，第一胎儿娩出后未及时固定第二胎儿胎位，由于宫腔容积骤减使第二胎儿变成肩先露时，应立即行内转胎位术，使第二胎儿转成臀先露娩出。

（4）出现先兆子宫破裂或子宫破裂征象：不论胎儿死活，为抢救产妇生命，均应行剖宫产术；子宫已破裂若破口小、无感染者可保留子宫行破口修补术，否则应切除子宫。

（5）胎儿已死，无先兆子宫破裂：可在全麻下行断头术或除脏术。术后常规检查宫颈等软产道有无裂伤，损伤应及时给予修补，并预防产后出血及产褥感染。

八、复合先露

胎头或胎臀伴有上肢或下肢作为先露部同时进入骨盆入口，称为复合先露。以胎头与一手或一前臂的复合先露多见，常发生于早产者。发生率为 0.08% ~ 0.10%。

（一）原因

胎先露部与骨盆入口未能完全嵌合留有空间时，均可使小肢体滑入骨盆而形成复合先露。常见原因有胎头高浮、骨盆狭窄、胎位异常、早产、羊水过多及双胎妊娠等。

（二）诊断

常因产程进展缓慢行阴道检查时发现。以头手复合先露最常见，应注意与臀先露及肩先露相鉴别。

（三）处理

发现复合先露时，首先应排除头盆不称。确认无头盆不称，让产妇向脱出肢体的对侧侧卧，肢体常可自然回缩。若复合先露均已入盆，也可待宫口近开全或开全后，上推还纳脱出肢体，然后经腹部加压宫底助胎头下降经阴道分娩；若还纳失败，阻碍胎头下降时，宜行剖宫产分娩。若胎臀并手复合先露，一般不影响分娩，无须特殊处理。若头盆不称或伴有胎儿窘迫征象，应尽早行剖宫产。

微信扫码
◆临床科研
◆医学前沿
◆临床资讯
◆临床笔记

第十章

产褥期疾病

第一节 产褥感染

产褥感染是指分娩时及产褥期生殖道受病原体感染，引起局部和全身的炎性变化。发病率为 1.0% ~ 7.2%，是产妇死亡的四大原因之一。产褥病率是指分娩 24 h 以后的 10 d 内用口表每日测量 4 次，体温有 2 次达到或超过 38℃。可见产褥感染与产褥病率的含义不同。虽然造成产褥病率的原因以产褥感染为主，但也包括产后生殖道以外的其他感染与发热，如泌尿系感染、乳腺炎、上呼吸道感染等。

一、病因

（一）感染来源

1. 自身感染

正常孕妇生殖道或其他部位的病原体，当出现感染诱因时使机体抵抗力低下而致病。孕妇生殖道病原体不仅可以导致产褥感染，而且在孕期即可通过胎盘、胎膜、羊水间接感染胎儿，并导致流产、早产、死胎、IUGR、胎膜早破等。有些病原体造成的感染，在孕期只表现出阴道炎、宫颈炎等局部症状，常常不被患者重视，而在产后机体抵抗力低下时发病。

2. 外来感染

由被污染的衣物、用具、各种手术器械、物品等接触患者后引起感染，常常与无菌操作不严格有关。产后住院期间探视者、陪伴者的不洁护理和接触，是引起产褥感染极其重要的来源，也是极容易被疏忽的感染因素，应引起产科医师、医院管理者的高度重视。

（二）感染病原体

引起产褥感染的病原体种类较多，较常见者有链球菌、大肠杆菌、厌氧菌等，其中内源性需氧菌和厌氧菌混合感染的发生有逐渐增高的趋势。需氧性链球菌是外源性感染的主要致病菌，有极强的致病力、毒力和播散力，可致严重的产褥感染。大肠埃希菌属包括大肠埃希菌及其相关的革兰阴性杆菌、变形杆菌等，亦为外源性感染的主要致病菌之一，也是菌血症和感染性休克最常见的病原体。在阴道、尿道、会阴周围均有寄生，平常不致病，产褥期机体抵抗力低下时可迅速增生而发病。厌氧性链球菌存在于正常阴道中，当产道损伤、机体抵抗力下降，可迅速大量繁殖，并与大肠埃希菌混合感染，其分泌物异常恶臭。

（三）感染诱因

1. 一般诱因

机体对入侵的病原体的反应，取决于病原体的种类、数量、毒力以及机体自身的免疫力。女性生殖器官具有一定的防御功能，任何削弱产妇生殖道和全身防御功能的因素均有利于病原体的入侵与繁殖，如贫血、营养不良，和各种慢性疾病，如肝功能不良、妊娠合并心脏病、糖尿病等，以及临近预产期前性交、羊膜腔感染。

2. 与分娩相关的诱因

（1）胎膜早破：完整的胎膜对病原体的入侵起着有效的屏障作用，胎膜破裂导致阴道内病原体上行性感染。是病原体进入宫腔并进一步入侵输卵管、盆腔、腹腔的主要原因。

（2）产程延长、滞产、多次反复的肛查和阴道检查增加了病原体入侵机会。

（3）剖宫产操作中无菌措施不严格、子宫切口缝合不当，导致子宫内膜炎的发生率为阴道分娩的20倍，并伴随严重的腹壁切口感染，尤以分枝杆菌所致者为甚。

（4）产程中宫内仪器使用不当或使用次数过多、使用时间过长，如宫内胎儿心电监护、胎儿头皮血采集等，将阴道及宫颈的病原体直接带入宫腔而感染。宫内监护超过8 h者，产褥病率可达71%。

（5）各种产科手术操作（产钳助产、胎头吸引术、臀牵引等），以及产道损伤、产前产后出血、宫腔填塞纱布、产道异物、胎盘残留等，均为产褥感染的诱因。

二、分型及临床表现

发热、腹痛和异常恶露是最主要的临床表现。由于机体抵抗力不同，炎症反应程度、范围和部位的不同，临床表现有所不同。根据感染发生的部位可将产褥感染分为以下几种类型。

（一）急性外阴、阴道、宫颈炎

常由于分娩时会阴损伤或手术产、孕前有外阴阴道炎者而诱发，表现为局部灼热、坠痛、肿胀，炎性分泌物刺激尿道可出现尿痛、尿频、尿急。会阴切口或裂伤处缝线嵌入肿胀组织内，针孔流脓。阴道与宫颈感染者其黏膜充血、水肿、溃疡、化脓，日久可致阴道粘连甚至闭锁。病变局限者，一般体温不超过38℃，病情发展可向上或宫旁组织，导致盆腔结缔组织炎。

（二）剖宫产腹部切口、子宫切口感染

剖宫产术后腹部切口的感染多发生于术后3 ~ 5 d，局部红肿、触痛。组织侵入有明显硬结，并有浑浊液体渗出，伴有脂肪液化者其渗出液可呈黄色浮油状，严重患者组织坏死，切口部分或全层裂开，伴有体温明显升高，超过38℃。Soper报道剖宫产术后的持续发热主要为腹部切口的感染，尤其是普通抗生素治疗无效者。

据报道，3.97%的剖宫产术患者有切口感染、愈合不良，常见的原因有合并糖尿病、妊娠期高血压疾病、贫血等。剖宫产术后子宫切口感染者则表现为持续发热，早期低热多见，伴有阴道出血增多，甚至晚期产后大出血，子宫切口缝合过紧过密是其因素之一。妇检子宫复旧不良、子宫切口处压痛明显，B超检查显示子宫切口处隆起呈混合性包块，边界模糊，可伴有宫腔积液（血），彩色多普勒超声检查显示有子宫动脉血流阻力异常。

（三）急性子宫内膜炎、子宫肌炎

此为产褥感染最常见的类型，由病原体经胎盘剥离而侵犯至蜕膜所致者为子宫内膜炎，侵及子宫肌层者为子宫肌炎，两者常互相伴随。临床表现为产后3 ~ 4 d开始出现低热，下腹疼痛及压痛，恶露增多且有异味，如早期不能控制，病情加重，出现寒战、高热、头痛、心率加快、白细胞及中性粒细胞增高，有时因下腹部压痛不明显及恶露不一定多而容易误诊。Figucroa报道急性子宫内膜炎的患者100%有发热，61.6%其恶露有恶臭，60%患者子宫压痛明显。最常培养分离出的病原体主要有溶血性葡萄球菌、大肠杆菌、链球菌等。当炎症波及子宫肌壁时，恶露反而减少，异味亦明显减轻，容易误认为病情好转。感染逐渐发展可于肌壁间形成多发性小脓肿，B超检查显示子宫增大复旧不良、肌层回声不均，并可见小液性暗区，边界不清。如继续发展。可导致败血症甚至死亡。

（四）急性盆腔结缔组织炎、急性输卵管炎

此多继发于子宫内膜炎或宫颈深度裂伤，病原体通过淋巴道或血行侵及宫旁组织，并延及输卵管及其系膜。临床表现主要为一侧或双侧下腹持续性剧痛，妇检或肛查可触及宫旁组织增厚或有边界不清的实质性包块，压痛明显，常常伴有寒战和高热。炎症可在子宫直肠聚积聚形成盆腔脓肿，如脓肿破溃则

向上播散至腹腔。如侵及整个盆腔，使整个盆腔增厚呈巨大包块状，不能辨别其内各器官，整个盆腔似乎被冻结，称为"冰冻骨盆"。

（五）急性盆腔腹膜炎、弥散性腹膜炎

炎症扩散至子宫浆膜层，形成盆腔腹膜炎，继续发展为弥散性腹膜炎，出现全身中毒症状：高热、寒战、恶心、呕吐、腹胀、下腹剧痛，体检时下腹明显压痛、反跳痛。产妇因产后腹壁松弛，腹肌紧张多不明显。腹膜炎性渗出及纤维素沉积可引起肠粘连，常在直肠子宫陷凹形成局限性脓肿，刺激肠管和膀胱导致腹泻、里急后重及排尿异常。病情不能彻底控制者可发展为慢性盆腔炎。

（六）血栓性静脉炎

细菌分泌肝素酶分解肝素导致高凝状态，加之炎症造成的血流淤滞静脉脉壁损伤，尤其是厌氧菌和类杆菌造成的感染极易导致血栓性静脉炎。可累及卵巢静脉、子宫静脉、髂内静脉、髂总静脉及下腔静脉，病变常为单侧性，患者多在产后 1 ~ 2 周，继子宫内膜炎之后出现寒战、高热、反复发作，持续数周，不易与盆腔结缔组织炎鉴别。下肢血栓性静脉炎者：病变多位于一侧股静脉和腘静脉及大隐静脉，表现为弛张热、下肢持续性疼痛、局部静脉压痛或触及硬索状包块，血液循环受阻，下肢水肿，皮肤发白，称为股白肿。可通过彩色多普勒超声血流显像检测确诊。

（七）脓毒血症及败血症

病情加剧则细菌进入血液循环引起脓毒血症、败血症，尤其是当感染血栓脱落时，可致肺、脑、肾脓肿或栓塞死亡。

三、处理原则

治疗原则是抗感染。辅以整体护理、局部病灶处理、手术或中医中药治疗。

（一）支持疗法

纠正贫血与电解质紊乱，增强免疫力。半卧位以利脓液流于陶氏腔，使之局限化。进食高蛋白、易消化的食物，多饮水，补充维生素，纠正贫血和水、电解质紊乱。发热者以物理退热方法为主，高热者酌情给予 50 ~ 100 mg 双氯芬酸栓塞肛门退热，一般不使用安替比林退热，以免体温不升。重症患者应少量多次输新鲜血或血浆、清蛋白，以提高机体免疫力。

（二）清除宫腔残留物

有宫腔残留者应予以清宫，对外阴或腹壁切口感染者可采用物理治疗，如红外线或超短波局部照射，有脓肿者应切开引流，盆腔脓肿者行阴道后穹隆穿刺或切肿引流，并取分泌物培养及药物敏感试验。严重的子宫感染，经积极的抗感染治疗无效，病情继续扩展恶化者，尤其是出现败血症、脓毒血症者，应果断及时地行子宫全切术或子宫次全切除术，以清除感染源，拯救患者的生命。

（三）抗生素的应用

应注意需氧菌与厌氧菌以及耐药菌株的问题。感染严重者。首选广谱高效抗生素，如青霉素、氨苄阿林、头孢类或喹诺酮类抗生素等，必要时进行细菌培养及药物敏感试验，并应用相应的有效抗生素。可短期加用肾上腺糖皮质激素，提高机体应激能力。

（四）活血化瘀

血栓性静脉炎者产后在抗感染同时，加用肝素 48 ~ 72 h，即肝素 50 mg 加 5% 葡萄糖溶液静脉滴注，6 ~ 8 h 一次，体温下降后改为每日 2 次，维持 4 ~ 7 d，并口服双香豆素、双嘧达莫（潘生丁）等。也可用活血化瘀中药及溶栓类药物治疗。若化脓性血栓不断扩散，可考虑结扎卵巢静脉、髂内静脉等，或切开病变静脉直接取栓。

第二节　产褥期抑郁症

产褥期抑郁症又称产后抑郁症，是指产妇在分娩后出现抑郁症状，是产褥期精神综合征中最常见的一种类型。易激惹、恐怖、焦虑、沮丧和对自身及婴儿健康过度担忧，常失去生活自理及照料婴儿的能

力，有时还会陷入错乱或嗜睡状态。多于产后 2 周发病，于产后 4～6 周症状明显，既往无精神障碍史。有关其发生率，国内研究资料多为 10%～18%，国外资料高达 30% 以上。

一、病因

与生理、心理及社会因素密切相关。其中，B 型血性格、年龄偏小、独生子女、不良妊娠结局对产妇的抑郁情绪影响很大。此外，与缺乏妊娠、分娩及小儿喂养常识也有一定关系。

（一）社会因素

家庭对婴儿性别的敏感，以及孕期发生不良生活事件越多，越容易患产褥期抑郁症。孕期、分娩前后诸如孕期工作压力大、失业、夫妻分离、亲人病丧等生活事件的发生，以及产后体形改变，都是患病的重要诱因。产后遭到家庭和社会的冷漠，缺乏帮助与支持，也是致病的危险因素。

（二）遗传因素

遗传因素是精神障碍的潜在因素。有精神病家族史，特别是有家族抑郁症病史的产妇。产褥期抑郁症的发病率高。在过去有情感性障碍的病史、经前抑郁症史等均可引起该病。

（三）心理因素

由于分娩带来的疼痛与不适使产妇感到紧张恐惧，出现滞产、难产时，产妇的心理准备不充分，紧张、恐惧的程度增加，导致躯体和心理的应激增强，从而诱发产褥期抑郁症的发生。

二、临床表现

心情沮丧、情绪低落，易激惹、恐怖、焦虑，对自身及婴儿健康过度担忧，失去生活自理及照料婴儿能力，有时还会出现嗜睡、思维障碍、迫害妄想，甚至伤婴或出现自杀行为。

三、诊断标准

产褥期抑郁症至今尚无统一的诊断标准。美国精神病学会（1994）在《精神疾病的诊断与统计手册》一书中，制定了产褥期抑郁症的诊断标准。在产后 2 周内出现下列 5 条或 5 条以上的症状，必须具备①②两条：①情绪抑郁。②对全部或多数活动明显缺乏兴趣或愉悦。③体重显著下降或增加。④失眠或睡眠过度。⑤精神运动性兴奋或阻滞。⑥疲劳或乏力。⑦遇事皆感毫无意义或自责感。⑧思维力减退或注意力溃散。⑨反复出现死亡想法。

四、处理原则

产褥期抑郁症通常需要治疗，包括心理治疗和药物治疗。

（一）心理治疗

通过心理咨询，以解除致病的心理因素（如婚姻关系不良、想生男孩却生女孩、既往有精神障碍史等）。对产褥妇多加关心和无微不至的照顾，尽量调整好家庭中的各种关系，指导其养成良好睡眠习惯。

（二）药物治疗

应用抗抑郁症药，主要是选择 5- 羟色胺再吸收抑制剂、三环类抗抑郁药等，例如帕罗西汀以 20 mg/d 为开始剂量，逐渐增至 50 mg/d 口服；舍曲林以 50 mg/d 为开始剂量，逐渐增至 200 mg/d 口服；氟西汀以 20 mg/d 为开始剂量，逐渐增至 80 mg/d 口服；5 mg/d 阿米替林以 50 mg/d 为开始剂量，逐渐增至 150 mg/d 口服等。这类药物优点为不进入乳汁中，故可用于产褥期抑郁症。

（三）BN- 脑神经平衡疗法

世界精神病学协会（WPA）、亚洲睡眠研究会（ASRS）、抑郁症防治国际委员会（PTD）、中国红十字会全国精神障碍疾病预防协会、广州海军医院精神病治疗中心宣布，治疗精神疾病技术的新突破：BN- 脑神经介入平衡疗法为精神科领域治疗权威技术正式在广州海军医院启动。BN- 脑神经介入平衡疗法引进当今世界最为先进的脑神经递质检测技术，打破了传统的诊疗手段，采用全球最尖端测量设备，结合 BN- 脑神经介入平衡疗法开创精神科领域检测治疗新标准。

五、预防

（一）加强对孕妇的精神关怀

利用孕妇学校等多种渠道普及有关妊娠、分娩常识，减轻孕妇妊娠、分娩的紧张、恐惧心情，完善自我保健。

（二）运用医学心理学、社会学知识

对孕妇在分娩过程中，多关心和爱护，对于预防产褥期抑郁症行积极意义。

第三节　产褥期中暑

中暑（heat illness）是一组在高温环境中发生的急性疾病，它包括热射病（heat stroke）、热痉挛（heatcramp）及热衰竭（heat exhaustion）3 型。其中以热射病最为常见。产妇在高温闷热环境下体内积热不能散发引起中枢性体温调节功能障碍的急性热病，表现为高热、水、电解质紊乱、循环衰竭和神经系统功能损害等而发生中暑表现者为产褥期中暑（puerperal heat stroke）。

一、病因及发病机制

产后，产妇在妊娠期内积存的大量液体需排出，部分通过尿液，部分通过汗腺排出；在产褥期，体内的代谢旺盛，必然产热，汗的排出及挥发也是一种散热方式，因此，产妇在产后的数日内都有多尿、多汗的表现。夏日里产妇更是大汗淋漓，衣服常为汗液浸湿。所以在产褥期，对产妇的科学调养方式应该是将产妇安置在房间宽大，通风良好的环境中，衣着短而薄，以利汗液的挥发。当外界气温超过 35℃时，机体靠汗液蒸发散热。而汗液蒸发需要空气流通才能实现。但旧风俗习惯怕产妇"受风"而要求关门闭窗，妇女在分娩后，即将头部缠上白布，身着长袖、长裤衣服，并全身覆以棉被，门窗紧闭，俗称"避风寒"，以免以后留下风湿疾病，如时值夏日，高温季节，湿度大，而住房狭小，室内气温极高，则产妇体表汗液无由散发，体温急骤升高，体温调节中枢失控，心功能减退，心排血量减少，中心静脉压升高，汗腺功能衰竭，水和电解质紊乱，体温更进一步升高，而成为恶性循环，当体液高达 42℃以上时可使蛋白变性，时间一长病变常趋于不可逆性，即使经抢救存活，常留有神经系统的后遗症。

二、临床表现

（一）先驱症状

全身软弱、疲乏、头昏、头痛、恶心、胸闷、心悸、出汗较多。

（二）典型症状

面色潮红、剧烈头痛、恶心、呕吐、胸闷加重、脉搏细数、血压下降。严重者体温继续上升常在 40℃以上，有时高达 42℃，甚至超越常规体温表的最高水平。继而谵妄、昏迷，抽搐。皮肤温度极高，但干燥无汗。如不及时抢救，数小时即可因呼吸循环衰竭死亡。

（三）诊断

发病时间常在极端高温季节，患者家庭环境及衣着情况均有助于诊断，其高热，谵妄及昏迷、无汗为产褥期中暑的典型表现。本病须与产后子痫、产褥感染作鉴别诊断，而且产褥感染的产妇可以发生产褥中暑，产褥中暑的患者又可以并发产褥感染。

（四）预防及治疗

预防产前宣教时应告诉孕妇，产后的居室宜宽大、通风良好，有一定的降温设备，其衣着宜宽松，气温高时要多饮水，产褥期中暑是完全可以预防的。

三、治疗

产褥期中暑治疗原则是迅速降温、纠正水、电解质与酸碱紊乱、积极防治休克。

（一）先兆及轻症

如有头昏、头痛、口渴、多汗、疲乏、面色潮红、脉率快、出汗多、体温升高至38℃，首先应迅速降温，置患者于室温25℃或以下的房间中，同时采用物理降温，在额部、二侧颈、腋窝、腹股沟、腘窝部有浅表大血管经过处置冰袋，全身可用酒精擦浴、散风，同时注意水和电解质的平衡，适时补液及给予镇静剂。

（二）重症

1. 物理降温

体温40℃或以上，出现痉挛、谵妄、昏迷、无汗的患者，为达到迅速降温的目的，可将患者躺在恒温毯上，按摩四肢皮肤、使皮肤血管扩张、加速血液循环以散热，降温过程中以肛表测体温，为肛温已降至38.5℃，即将患者置于室温25℃的房间内，用冰袋置于前面以述的颈、腋窝、腹股沟部继续降温。

2. 药物降温

氯丙嗪是首选的良药，它有调节体温中枢、扩张血管、加速散热、松弛肌肉、减少震颤、降低器官的代谢和氧消耗量的功能，防止身体产热过多。剂量为25～50 mg加入生理盐水500 mL补液中静脉滴注1～2 h，用药时需动态观察血压，情况紧急时可将氯丙嗪25 mg或异丙嗪25 mg溶于5%生理盐水100～200 mL中于10～20 min滴入。若在2 h内体温并无下降趋势，可重复用药。降温过程中应加强护理，注意体温、血压、心脏情况，一待肛温降至38℃左右时，应即停止降温。

3. 对症治疗

（1）积极纠正水、电解质紊乱，24 h补液量控制在2 000～3 000 mL，并注意补充钾、钠盐。

（2）抽搐者可用安定。

（3）血压下降者用升压药物，一般用多巴胺及间羟胺。

（4）疑有脑水肿者，用甘露醇脱水。

（5）有心力衰竭者，可用快速洋地黄类药物，如毛花苷C。

（6）有急性肾衰竭者，在适度时机用血透。

（7）肾上腺皮质激素有助于治疗脑水肿及肺水肿，并可减轻热辐射对机体的应激和组织反应，但用量不宜过大。

（8）预防感染：患者在产褥期易有产褥感染，同时易并发肺部其他感染，可用抗生素预防。

（8）重症产褥期中暑抢救时间可以长达1～2个月或更多，有时需用辅助呼吸，故需有长期抢救的思想准备。

4. 预后

有先兆症状及轻症者、预后良好，重症者则有可能死亡，特别是体温达42℃以上伴有昏迷者，存活后亦可能伴有神经系统损害的后遗症。

第四节　晚期产后出血

晚期产后出血是指分娩24 h后，在产褥期内发生的子宫大量出血，出血量超过500 mL。产后1～2周发病最常见，亦有迟至产后6周发病，又称产褥期出血。晚期产后出血发生率的高低与各地产前保健及产科质量水平密切相关。近年来，随着各地剖宫产率的升高，晚期产后出血的发生率有上升趋势。

一、病因

（一）胎盘、胎膜残留

是最晚期产后出血常见的病因，多发生于产后10 d左右。黏附在子宫腔内的小块胎盘组织发生变性、坏死、机化，可形成胎盘息肉。当坏死组织脱落时，基底部血管开放，引起大量出血。

（二）蜕膜残留

产后1周内正常蜕膜脱落并随恶露排出，若蜕膜剥离不全或剥离后长时间残留在宫腔内诱发子宫内膜炎症，影响子宫复旧，可引起晚期产后出血。

（三）子宫胎盘附着部位复旧不全

胎盘娩出后，子宫胎盘附着部位即刻缩小，可有血栓形成，随着血栓机化，可出现玻璃样变，血管上皮增厚，管腔变窄、堵塞，胎盘附着部位边缘有内膜向内生长，内膜逐渐修复，此过程需 6 ~ 8 周。如果胎盘附着面复旧不全，可使血栓脱落，血窦重新开放，导致子宫大量出血。

（四）感染

以子宫内膜炎为多见，炎症可引起胎盘附着面复旧不全及子宫收缩不佳，导致子宫大量出血。

（五）剖宫产术后

子宫切口裂开多见于子宫下段剖宫产横切口两侧端，其主要原因有感染与伤口愈合不良。

（六）其他

妊娠合并凝血功能障碍性疾患；胎盘部位滋养细胞肿瘤、子宫黏膜下肌瘤、子宫内膜息肉、宫腔内异物、宫颈糜烂、宫颈恶性肿瘤等均可能引起晚期产后出血。诊断依靠妇科检查血或尿 HCG 测定、X 线或 CT 检查、B 型超声检查及宫腔刮出物病理检查等。

二、临床表现

产后出血的主要临床表现为阴道流血过多，产后 24 h 内流血量超过 500 mL，继发出血性休克及易于发生感染。随病因的不同，其临床表现亦有差异。

（一）阴道流血

胎盘胎膜残留、蜕膜残留表现为血性恶露持续时间延长，以后反复出血或突然大量流血。检查发现：①子宫复旧不全。宫口松弛，有时可触及残留组织。②子宫胎盘附着面感染或复旧不全。表现为突然大量阴道流血，检查发现子宫大而软、宫口松弛，阴道及宫口有血块堵塞。③剖宫产术后。子宫伤口裂开多发生于术后 2 ~ 3 周，出现大量阴道流血，甚至引起休克。

（二）腹痛和发热

常合并感染，伴有恶露增加，有恶臭。

（三）全身症状

继发性贫血，甚至出现失血性休克而危及生命。

三、处理原则

针对不同出血原因引起的产后出血，采取以下相应的措施。

（一）少量或中等量阴道流血

应给予足量广谱抗生素及子宫收缩剂。

（二）疑有胎盘、胎膜、蜕膜残留或胎盘附着部位复旧不全者

应行刮宫术。刮宫前做好备血，建立静脉通路及开腹手术准备，刮出物送病理检查，以明确诊断。刮宫后应继续给予抗生素及子宫收缩剂。

（三）疑有剖宫产后子宫切口裂开

仅少量阴道流血可先住院给予广谱抗生素及支持疗法，密切观察病情变化；若阴道流血多量，可做剖腹探查；若切口周围组织坏死范围小，炎症反应轻微，可做清创缝合及髂内动脉、子宫动脉结扎止血或行髂内动脉栓塞术；若组织坏死范围大，酌情做子宫次全切除术或子宫全切术。

第十一章

不孕症

不孕症是妇产科的常见病，占已婚夫妇的 8% ~ 10%。以此推算，全世界有 5 000 万 ~ 8 000 万人有不能生育的问题。不孕症虽然不是致命性疾病，但造成个人痛苦、夫妇感情破裂、家庭不和，是全世界范围的一个主要的医学和社会问题，应当引起足够的重视。医学调查分析显示，不孕症的发病率呈明显上升趋势。1995 年美国家庭人口调查统计，曾接受不孕症治疗的育龄人数由 1982 年的 660 万（约占 12%）上升到 930 万（约占 15%）。国家计生委 1988 年对 2% 的已婚妇女抽样调查，总不孕率为 6.89%。高尔升等选用国家计生委 2001 组织的全国计划生育生殖健康抽样调查资料，调查了 15 ~ 49 岁育龄妇女 39 586 人，实际进入调查已婚不孕妇女 28 511 人，符合原发不孕定义的妇女 4 833 人，占总人数的 17.13%。在一些发达国家，每 6 对夫妇中即有一对不育，这和晚婚、晚育、婚前或计划外妊娠行人工流产、性传播性疾病等有关。夫妻双方都对生育力有影响。不孕症中，女方异常占 40% ~ 50%，单纯男性因素占 20% ~ 30%，而男女双方因素占 30% ~ 40%。

不孕症国外通常是指在不避孕的情况下，经过一年的性生活仍未能怀孕。我国对不孕症的定义是：婚后两年，同居，有正常性生活，未采取任何避孕措施而不能怀孕。在有规律性生活的健康年轻的夫妇中，怀孕的机会每周期只有 25% ~ 30%。据统计，一年之内有 80% 的夫妇能够通过非计划的性生活而获得妊娠，另外的 10% 在第二年内会怀孕。因而根据我国目前推行晚婚晚育的现状，主张对晚婚者，婚后 1 年不孕即应当引起注意，积极检查和治疗。

第一节　受孕的必备条件

正常育龄妇女卵巢每个月排一个卵，或从左侧或从右侧。如果月经周期为 28 d，排卵的日期约在下次月经来潮前的第 14 d，或月经周期的第 14 ~ 16 d。如果在近排卵日有过性交活动，精液排入阴道，顺宫腔进入输卵管，在通过女性生殖道的过程中精子获得穿入卵母细胞的能力，谓之获能，在输卵管的壶腹部遇到刚刚排出并已被输卵管伞拾取的成熟卵母细胞，精子和卵子相结合，成为受精卵。一般说来，卵子可存活 24 h，精子可存活 72 h。借输卵管的蠕动及纤毛的活动，受精卵逐步向输卵管峡部移动，同时逐步分裂成多个卵裂球，最初限制在透明带内，体积不变，形成桑葚胚，约 3 d 后进入宫腔，在宫腔内流动 2 ~ 3 d，从子宫内的分泌物中吸取营养，此期间桑葚胚逐渐增大，内部出现了腔，称为囊胚，围绕胚泡的透明带断裂，其中的早期胚胎孵出。另一方面，子宫内膜增厚，有很多腺体和血管，基质形成蜕膜，早期胚胎植入蜕膜生长和发育，成为胎儿和胎盘，一直到足月分娩。由此可见，受孕是一个极其复杂的生理过程，需具备以下一些条件：

一、正常的生殖细胞

包括卵巢排出正常卵子和精液内含有正常精子。

（一）卵子的生成

原始生殖腺或性腺始基包括表面表面上皮、中胚叶形成的间质和来源于卵黄囊上皮的原始生殖细胞，于胚胎 25 d 开始沿着后肠的背侧系膜向生殖脊迁移，进入性腺即成为卵原细胞，随之带入一些中胚叶细胞，以后成为颗粒细胞。卵原细胞在胎儿期进行有丝分裂，在胎儿 3～5 月时有丝分裂停止，开始进行第一次减数分裂，形成初级卵母细胞，即第一次减数分裂的过程长期停滞在前期双线期阶段。这个时期可以很长，如果从最后一个卵子成熟的时间计算，距第一次减数分裂开始所隔的时间可长达 50 年。初级卵母细胞周围一层扁平的颗粒细胞及其基底膜构成始基卵泡。以后逐渐形成初级卵泡、次级卵泡即窦前卵泡，出生前后，卵泡都处于此阶段。此阶段卵泡的发育不受生殖激素的调节。在新生儿阶段卵巢内有 100 万～200 万个初级卵母细胞，但其中 99% 在不同的生命阶段，开始发育后即发生凋亡，卵泡在不同生长阶段发生退行性变，卵泡闭锁，在整个生育年龄时期，如每一个月排卵一次，意味着只有几百个卵泡可以发育成熟并排卵。

从早期窦状卵泡（直径 0.1 mm）到排卵前卵泡（直径 20 mm）的发育时间需 85 d 或 3 个卵巢周期。最初被募集来的小卵泡可有数百个，募集是指卵泡进入"生长曲线"，即卵泡从静止状态开始一系列生长发育的过程，但在任何时期都可发生闭锁而离开生长曲线，大多数卵泡经过 65 d 的生长过程大都退化，在最后的 2 周，有 15～20 个可供选择进入生长发育阶段，最后的仅有一个卵泡达到 20 mm 直径大小成为优势卵泡而排卵。

在卵泡发育早期，FSH（follicle stimulating hormone，尿促卵泡素）和少量 LH（黄体生成激素）刺激卵泡生长，卵泡则一批批地发生闭锁，发育的卵泡产生雌二醇（E_2）最初对 FSH 有负反馈作用，但当 E_2 达到峰时又形成正反馈，引起 LH 峰及较低的 FSH 峰，使卵泡完成第一次减数分裂而排出第一极体，同时形成成熟的卵子并排出。

（二）精子的形成

精子的产生过程类似于卵子。在曲细精管内的精原细胞经有丝分裂产生初级精母细胞。这些细胞先进入间期的休止状态。第一次减数分裂产生次级精母细胞，染色体含量减半，从双倍体（46）到单倍体（23），遗传物质重新分配，X 和 Y 染色体被分离，次级精母细胞间期核比初级精母细胞的核要小得多。次级精母细胞经过第二次成熟分裂产生了精子细胞。二分体在着丝点分裂成两个单分体，一个单分体经过了一次典型的纵向复制以后成为精子细胞，经过进一步成熟形成精子。成熟精子有头部和尾部，头部由核和顶体所组成，尾部有颈、中段和尾段，顶体内含多种水解酶。

二、卵子和精子的结合

若女方输卵管功能正常，排卵后的卵子进入输卵管，和经性交后通过宫颈黏液到达宫腔，并上行达输卵管壶腹部内，获能的精子与卵子相遇，结合而成受精卵。

射精时精液储存在阴道后穹窿，阴道液为酸性，但精浆内混有前列腺、尿道球腺和精囊的分泌液，呈碱性；大量的宫颈黏液（pH7～8）也可以中和阴道酸度，保护精子存活。精子穿入子宫颈黏液后借其尾部运动及子宫肌肉收缩，在短时间内到达输卵管壶腹部，另一部分进入子宫颈隐窝，形成精子库，使精子一批一批进入输卵管。

性交后，精子进入输卵管壶腹部受精的部位，数目明显减少。估计射精后阴道内有精子 6000 万～8 亿个，但到达输卵管的精子只能以百计数。精子借助于尾部活动和女性生殖道的肌肉活动而到达输卵管，输卵管、子宫和宫颈上皮的纤毛运动起次要作用，使液体与精子一起缓慢运动，排除未受精的精子。卵子进入输卵管首先依靠输卵管伞端的拾取作用，卵巢周围区域平滑肌有节奏地收缩改变了卵巢的方位，使之接近于输卵管开口处，卵巢表面和伞部接触，卵冠丘复合物进入输卵管后，通过壶腹部，达壶腹部和峡部的连接处，由于峡部肌肉收缩而在此停留。一般说来，卵子在壶腹部停留时间较长，而精子在卵子到来以前在那里等候卵的到来。进入输卵管的精子已获能，在排卵后短短的时间，精子即迅速穿入卵子。

当精子穿过透明带进入卵黄周间隙时，位于卵细胞膜下的皮质颗粒释放内含物，这些含酶颗粒改变了透明带的性状变硬，使其他精子不能再穿入，有效地防止了多精子受精。卵细胞膜上有大量微绒毛，当精子和微绒毛接触时，微绒毛首先将精子抱合，接着精子顶体后段及精子头后部的胞膜首先与卵细胞膜融合，继而两层膜逐渐完全融合，整个精子进入卵细胞内。同时卵细胞质的激活可以促使卵细胞第二次减数分裂迅速完成，释放带有少量细胞质的第二极体排出到卵黄周间隙，卵的染色质随之散开，染色质周围亦出现新的核膜，形成了雌性原核。精子进入卵细胞后，核膜开始破裂，染色质散开，周围出现核膜，形成雄性原核。两个原核向卵细胞的中央移动，彼此靠近，二者核膜破裂，各有一套单倍体染色体，互换染色体，导致第一次细胞分裂及胚胎发育的开始。

三、受精卵的着床

排卵后毛细血管及来自周围基质的成纤维细胞增生进入基底膜，首先形成血体，排卵后 2 ~ 3 d 卵泡内膜细胞恢复对 LH 的反应而黄素化，泌乳素促使 LH 受体的恢复，颗粒细胞也黄素化形成黄体，卵泡发育的不同类型影响黄体的功能。黄体产生雌激素和孕激素，作用于子宫内膜，为胚胎的植入做准备。黄体功能一般持续 14 ± 2 d。如果有胚胎植入，产生绒毛膜促性腺激素，就可以维持黄体。妊娠 6 周时，由于血管及结缔组织的增生和黄素化颗粒细胞及胞膜细胞的增大，黄体的体积增加了一倍，以后又逐步发生退行性变，胎盘取代了黄体的功能。

子宫内膜受卵巢内分泌的影响，在排卵前的卵泡期，内膜在雌激素的作用下发生增殖期的变化，而排卵后内膜在雌激素和孕激素的协同作用下，形成分泌期变化。如果胚胎着床于分泌期，在月经周期第20 d 左右，黄体继续发育，继续产生雌激素和孕激素，内膜继续发育，月经也不会来潮。

受精卵在输卵管等的作用下顺利进入宫腔，而子宫内膜已准备好适当的条件，以便受精卵着床，胚胎进入子宫腔后约有 3 d 漂浮在宫腔内吸取营养并继续发育形成胚泡，以后透明带破裂，胚胎孵出，含内细胞体及外细胞体即初期的绒毛层，胚泡长大并和子宫内膜相接近。胚胎的绒毛膜（即胎盘的对面）和子宫内膜接触、粘连，钻入到内膜而着床。

第二节 不孕的原因

Warner 1961 年对纽约市的 1 500 多份病案进行分析，提出第一篇关于不孕症病因学的调查报告，此后美国、英国、巴西、丹麦等国的学者也开展了不孕症病因学的调查研究。各国学者对病因学调查的分类主要集中在下列几方面：①排卵因素。②输卵管因素。③宫颈因素。④男性因素。⑤不明原因。

不育的临床检查各地区医院或诊所之间差别很大，主要原因是取决于设备条件；如腹腔镜、超声仪与激素测定，从而造成对不孕症病因分类的繁杂。

某生殖中心于 2006—2010 年共进行了 10 130 例不孕症的助孕技术统计，结果为：49.4% 为原发不孕，50.6% 为继发不孕。盆腔及输卵管因素仍为女方因素第一位，而少弱精为男方因素第一位。

一、排卵因素

正常的排卵需要完整的下丘脑 – 垂体 – 卵巢轴的正常功能，其中任何一个环节的功能失调或器质性病变，都可造成暂时的或长期的无排卵。临床上最多见的无排卵的表现是闭经，但也可以是不规则出血、无排卵月经、月经稀发、闭经泌乳、多毛合并月经失调等。因此必须区分无排卵的病因，才能有针对性地予以正确治疗。除下丘脑、垂体、卵巢与排卵直接有关外，其他内分泌腺体如甲状腺、肾上腺也与之密切相关。

（一）中枢神经系统性无排卵

精神因素、外界或体内环境的改变可以通过中枢神经系统经大脑皮质、丘脑、下丘脑的神经内分泌途径，或经大脑边缘系统而出现无排卵与继发闭经，甚至盼子过切也可导致内分泌的障碍；全身严重的消耗性疾病或营养不良也可导致无排卵和闭经。

（二）下丘脑性无排卵

1. 原发的器质性因素

常见的几种综合征：① Kadllman 综合征。② Frohlich 综合征。③ Laurence Moon Biedl 综合征。

2. 原发的功能性因素

青春期初潮后一段时间内无排卵为正常的，多因分泌不足，可能与促性腺激素释放激素脉冲式分泌功能失调有关。也可见促性腺激素释放激素缺乏性月经失调。

3. 继发的器质性因素

如脑外伤、脑炎、脑膜炎、下丘脑肿瘤等，引起生殖轴功能失调。

4. 继发的功能性因素

（1）神经性厌食：多见于年轻、25 岁以下女性，单纯由精神因素引起。

（2）精神过度紧张。

（3）闭经泌乳综合征。

（4）药物性高催乳素血症：长期服氯丙嗪、避孕药、西咪替丁等药后，会引起月经失调和闭经，同时血清催乳素值升高。

（三）垂体性无排卵

1. 器质性因素

（1）Sheehan 综合征：由于产后大出血合并休克导致垂体前叶缺血或栓塞造成缺血性坏死，影响垂体前叶功能。

（2）垂体肿瘤：垂体肿瘤以催乳素腺瘤最为多见，分泌过多的催乳素，可引起高催乳素血症及泌乳，而高催乳素水平可抑制排卵。

（3）空泡蝶鞍：空泡蝶鞍是由于隔孔过大而蛛网膜下腔进入蝶鞍，压迫垂体使之变形。隔孔过大可由于先天缺陷，或多次妊娠期垂体增大使蝶鞍扩大，或因手术或放疗后鞍隔破坏，或因颅压增高而使蛛网膜挤入鞍内等。

临床上多见于肥胖妇女，除闭经外常伴头痛、视力障碍。75% 患者内分泌功能正常，少数促性腺激素和生长激素值低下。多以 CT 和气脑造影来确诊。

2. 功能性因素

（1）垂体促性腺激素功能低下性闭经：催乳素水平正常，FSH 和 LH 值低于正常，雌二醇值低下。

（2）功能性高催乳素血症：未证实有催乳素肿瘤的存在，但催乳素细胞可增生。

（四）卵巢性无排卵

1. 器质性因素

（1）特纳综合征（Turner 综合征）：染色体核型为 45，XO，或与正常染色体嵌合。

（2）Swyer 综合征（即单纯性腺发育不良综合征），染色体核型为 46，XX 或 46，XY。体态瘦长，容貌和外生殖器呈女性型，但第二性征不发育。性腺为条索状，可为睾丸、卵巢或混合型。但有子宫和阴道，即米勒管有发育。

（3）睾丸女性化综合征或雄激素不敏感综合征：染色体为 XY，睾丸发育不良，位于腹股沟处，外阴表型为女性。Swyer 综合征和睾丸女性化综合征都有 Y 染色体的存在，未发育的性腺有恶性变的趋势，应预防性切除。

2. 功能性因素

（1）多囊卵巢综合征（polycystic ovary syndrome，PCOS）：是女性不孕症中的常见病。多见于青年女性，特点为月经失调，高雄激素血症和不孕，双侧卵巢呈多囊性改变，伴有或无肥胖，偶有排卵，但大多数为无排卵，只有一半的患者中有典型临床表现，25% 则除不孕外无其他症状。

PCOS 的发病机制及病理生理目前尚未完全阐明，有认为由于不明原因，刺激了肾上腺功能初潮时的异常增高，产生过多的雄激素，引起腺外雄激素转化为雌激素而雌激素过多，主要表现为雌三醇增高，雌二醇与雌酮比例倒置。这种无周期性的从雄激素产生雌激素或不恰当的雌激素环境，经反馈作用使垂体对LH-RH刺激反应增强而分泌过多的LH,同时FSH对LH-RH的刺激作用相对不敏感,造成了LH升高,FSH相对不足,LH/FSH比值升高。升高的LH持续刺激卵巢间质细胞,合成过多的雄激素,而FSH相对不足,未能将之转化为雌二醇而经外周组织转化为雌三醇。如此相互作用,循环往复导致了持续性无排卵,也就是由于不恰当的反馈系统造成了持续性无排卵。

PCOS常伴随其他疾病,如Cushing综合征、先天性肾上腺增生、甲状腺疾病、卵巢或肾上腺产生雄激素肿瘤、高催乳素血症等,故有主张把这类并发情况称为PCO样综合征。有人报道PCOS患者有家族史,从某些PCOS患者家谱的分析也可看到有性连锁显性遗传。关于遗传因素在PCOS发病中的作用有待进一步研究。

（2）黄素化未破裂卵泡综合征（luteinized unruptured follicle syndrome,LUFS）：本征因卵泡颗粒细胞黄素化,成熟的卵细胞不能溢出,亦即不能排卵。诊断依据是在腹腔镜检查下,在应有的排卵期后4~10 d,卵巢表面看不到排卵孔,基础体温上升后B超检查见卵泡直径仍不缩小,月经周期中腹腔液量特别是腹腔液中雌激素和孕激素水平无突发性增高。做卵泡穿刺术和采用hCG治疗,可诱发排卵。关于LUFS的机制尚不清楚,可能与前列腺素有关,也可能和精神因素有关。

（3）卵巢早衰（premature ovarian failure,POF）：指妇女在40岁之前出现绝经。初潮及早期月经正常,甚至有生育史,但随后月经稀发,直到完全闭经。病因尚不清楚。可能和自身免疫、病毒感染有关。血FSH和LH均高于40 U/L。腹腔镜下观察卵巢皱缩,活检卵巢皮质薄,无卵子,类似绝经后卵巢。

（4）卵巢促性腺激素不敏感综合征（resistant ovary syndrome,ROS）：较为少见,病因不明,临床表现和实验室检查与POF相似,这类患者必须剖腹探查做适当的卵巢组织切片才能确诊。卵巢组织可见到卵泡。患者需极大量外源性促性腺激素才能促使卵泡发育与分泌雌激素,但妊娠机会仍很小。POF和ROS均属于高促性腺激素、性腺功能低下性闭经。

（五）其他内分泌腺病变引起的排卵障碍

1. 肾上腺与甲状腺激素

对身体其他组织包括大脑均能产生十分重要的生物作用。肾上腺与甲状腺功能失调、亢进或不足,亦可影响下丘脑–垂体–卵巢系统而出现无排卵,临床表现有闭经或功能性子宫出血。

2. 黄体功能不足（luteal phase defect,LPD）

根据近年来的调查有10%~40%的不孕症和反复流产是黄体功能不足所致。特点为排卵后至下次月经来潮时间12 d,即为黄体期过短,可引起反复流产,典型双相BBT标准为：①高温期与低温期相差大于0.3℃。②高温相波动幅度小于0.1℃。③移行期小于3 d。④高温期小于11 d。如其中一项异常即有LPD可疑。

LPD血清P水平的标准范围很大,为9.6~48 nmol/L（3~15 ng/mL）,与正常有重叠。导致黄体功能低下的原因可能和卵泡期的卵泡发育有关,如小卵泡排卵后,黄体发育不良,血清P低落导致子宫内膜发育迟缓。另一方面是子宫内膜受体的问题,如孕激素受体（PR）低,即使P水平正常也不能使子宫内膜对P起正常反应,即所谓假性黄体功能不全。E_2水平可促使ER及PR的发生,P则抑制ER和PR。正常卵巢黄体功能需要正常LH,还需要有生理范围的血PRL,高于或低于此范围和P产生低下有关,也和一些不适当的卵泡发育有关。这种情况常发生在青春期及绝经前期,且和精神紧张及过度体力劳动有关。

目前较准确的诊断方法是按照Noyes分期。子宫内膜组织相与月经期相差>2 d为异常,提前者为急进型,落后者为迟缓型,二者均和胚胎的发育不同步,不利于胚胎的着床。

治疗的方法：一是促排卵药物使卵泡发育好,另一是在黄体期补充hCG或P,或用少量雌激素以刺激子宫内膜的ER和PR的生成。

二、输卵管因素

输卵管阻塞或通而不畅是女性不孕症的重要原因,约占女性不孕症原因的1/3。病变原因以炎症为主,但非炎症病变率却在逐渐地增加,也不可忽视。

（一）输卵管发育不良

输卵管缺失较罕见；输卵管发育不良可因肌层菲薄、纤细，不利于收缩，不利于对精子、卵子或受精卵的输送，易发生输卵管妊娠；先天性输卵管扭曲，不利于卵子的输送和精子的运行；先天性输卵管室，易发生输卵管妊娠；先天性输卵管多口可因副中肾管憩室穿破形成；多余输卵管（副输卵管）发育细小，常与伞部相连，均影响妊娠。

（二）输卵管炎症

输卵管病变最重要的是炎症，且皆为慢性输卵管炎。其形成可由急性输卵管炎治疗不彻底或不及时而导致输卵管黏液粘连或盆腔炎。也可以是外阴阴道和（或）子宫内膜局部形成病灶而引起上行感染，形成慢性输卵管炎而阻塞输卵管通道。输卵管炎还可由于输卵管周围器官或组织炎症而继发输卵管炎，尤其是在输卵管伞部、卵巢周围形成炎症粘连，使输卵管伞部不能将排出的卵细胞吸入卵管内与精子相遇。

致病菌有细菌、病毒、原虫、支原体，其中又以细菌感染为最多。这些病原菌多在不洁流产、不全流产、人工流产和产褥感染中发现。由性传播者以淋病双球菌传染为主，目前尚有沙眼衣原体感染。幼年或青少年期患结核性腹膜炎者，继发结核性输卵管炎。支原体、溶脲型脲原体近来报告亦与不孕有关。

可见以下几种病理变化：①慢性间质性输卵管炎。②峡部结节性输卵管炎。③输卵管积水。④慢性输卵管积脓。

（三）结核性输卵管炎

近年来肺结核有死灰复燃的趋向，要引起重视。慢性输卵管炎中5%～10%为结核性输卵管炎。患肺结核的妇女中2.5%～8.0%同时有生殖器官结核。输卵管结核为妇女生殖器官结核最多受累的部位，占90%～100%。

生殖器官结核为继发感染，主要来源于肺结核和腹膜结核。女性生殖道结核多发生在青春期和青年期，这时期开始内分泌活动和相应的生理活动，这样会增加机体对结核杆菌的易感性。在原发性不孕中，输卵管梗阻者应考虑结核病损。输卵管为生殖器官结核主要累及器官，且必为双侧性。可表现为：①结核性输卵管间质炎。②结核性输卵管内膜炎。③结核性输卵管周围炎。

临床上慢性结核性输卵管炎比较多见，病变进展较缓慢，输卵管粗大僵直，管腔可变狭窄或梗阻。伞端须状黏液可粘成一片，留有小孔或完全闭塞。输卵管结核感染可经输卵管间质部浸润宫腔而形成子宫内膜结核，而宫角部首先受累，因此怀疑结核性输卵管者取子宫两角组织，阳性发现多于其他部位的子宫内膜。结核性输卵管炎下行感染子宫以内膜为主，严重者可侵蚀到肌层。子宫内膜结核虽已经找不出病灶，但其体外受精－胚胎的移植成功率低于其他原因所致的输卵管梗阻。这可能是子宫内膜下病变经抗结核治疗后而纤维化影响了胚胎着床。

（四）输卵管周围病变

以子宫内膜异位症最多见（见子宫内膜异位症）。

三、宫颈因素

宫颈疾病引起的不孕占不孕症的5%～10%。宫颈的解剖位置和功能决定了其在女性生殖生理和生殖内分泌学的地位，宫颈的形态和宫颈黏液功能受卵巢激素的影响呈现周期性的变化，而排卵期宫颈功能的特征性变化有利于精子地穿过、停留、营养和生存，从而保证有相当数量的精子不断地上游进入宫腔获能。宫颈性不孕的主要机制在于宫颈解剖学异常和宫颈黏液功能的异常。

（一）宫颈畸形

如宫颈缺如、双宫颈畸形、先天性宫颈管狭窄、先天性宫颈延长症等。

（二）宫颈解剖位置异常

如宫颈后仰、宫颈上仰等。

（三）宫颈炎

宫颈就其解剖位置极易受损伤而致感染，造成宫颈炎的原因包括内源性卵巢激素影响和外源性病原体的感染，或两者兼而有之。宫颈炎本身并非一定造成不孕，然而炎症造成的局部内环境改变则是引起不孕的原因之一。

（四）宫颈黏液功能异常

宫颈及其颈管腺体是卵巢激素的重要靶组织，当卵巢功能失调（如无排卵，黄体功能不全和抗雌激素作用的药物应用）时，宫颈黏液分泌的数量和质量异常将影响精子的活动、储存、成活和获能而致不孕。

临床可表现为宫颈黏液分泌减少，即卵巢周期各时相宫颈黏液分泌的数量减少，尤其是排卵期黏液分泌减少，常伴有阴道干涩、性交痛和泌尿系感染。或宫颈黏液功能不良——黏稠黏液综合征，即宫颈黏液质量不良，黏稠并数量减少，不利于精子的穿透。

（五）宫颈免疫学功能异常

生殖免疫学研究认为，宫颈和宫颈黏液具有生殖免疫屏障作用。另一方面宫颈又是精子及其抗原进入机体的重要通道。已知人类精子和精浆抗原是一个庞大的抗原系统，其中包括：7 种精子抗原；3 种精子顶体抗原；精浆特异性抗原；精浆血型抗原；组织相容性抗原–HLA 系统。精子及其抗原在阴道和宫颈内可被巨噬细胞和上皮内朗罕细胞所吞噬，其精子抗原与辅助型淋巴细胞发生免疫反应诱导和激活免疫活性细胞的产生。后者经血液输送到生殖道以杀伤精子并降低精子的成活率。另一方面，精子抗原，包括睾丸特异性乳酸脱氢酶同工酶入精子抗原；授精抗原；卵裂信号抗原等，也可缝宫颈及阴道黏液创面进入机体，刺激免疫系统产生抗精子抗体 IgA、IgM 和 IgG。

抗精子抗体导致不孕的机制是抑制精子穿透宫颈黏液，杀伤精子并降低精子的成活率，或抑制精子的获能，顶体反应和受精。因此认为，宫颈免疫学功能失调也是女性不孕的重要原因之一。

四、子宫内膜异位症

子宫内膜异位症是妇科常见病，近年来发病率有增加的趋势，可能和晚婚、晚育有关，另外近代的新技术发展有利于正确诊断。子宫内膜异位症与不孕症密切相关。

根据腹腔镜诊断不孕症中子宫内膜异位症占 42.35% ~ 55.70%。其中引起输卵管堵塞或通而不畅者占 16.7%（6/36）。子宫内膜异位症合并 LUFS 为 12.7%，腹腔镜下的特点为咖啡色小斑点、黄色小疱、红色火焰状病灶、腹膜缺损、巧克力囊肿等。病变首先表现为子宫骶骨韧带增粗硬化，盆底腹膜瘢痕形成，卵巢及盆腔内的异位内膜出血及小囊肿的破裂导致子宫附件周围组织粘连。有的子宫直肠凹完全封闭，改变了输卵管的走行，伞端粘连，影响了输卵管和卵巢的关系及伞端拾卵的作用。子宫内膜异位症的患者腹腔液量增多，其中含前列腺素 PGE、PGF2、6 keto PGF1 较一般不孕症患者增多，输卵管和卵巢都浸渍在腹腔液中，其中巨噬细胞也增多，影响输卵管的蠕动，使精子的活动力下降或被吞噬，降低了卵子的受精能力。因此，子宫内膜异位症导致不孕还和体内的病理生理生化的改变有关。近年来子宫内膜异位症的免疫研究有很大进展，说明这些患者常伴有局部及全身的细胞和体液免疫功能异常，如 T 细胞及其亚群平衡失调，CD4/CD8 比值降低。异位子宫内膜产生的内膜碎屑流入盆腔，被巨噬细胞吞噬后，内膜中一些抗原成分被识别，激活机体的免疫系统，产生抗子宫内膜自身抗体。在患者子宫内膜组织中免疫复合物明显增多，从而损害了子宫内膜的功能，不利于胚胎着床。由此可见子宫内膜异位症除少数例子有输卵管堵塞的情况外，还可以影响卵巢功能，干扰输卵管的正常蠕动，卵子的摄取，干扰精卵结合及胚胎的着床。这些情况都可导致不孕。

五、其他

（一）外阴阴道疾病引起的不孕

外阴阴道疾病引起的不孕占不孕症 1% ~ 5%。某些外阴阴道器质性或功能性疾病影响了精液或精子进入阴道并储存，或由于外阴阴道内环境变化影响了正常精子的细胞生物学和生殖免疫学功能而致不孕。

1. 外阴阴道先天性发育异常

凡是影响正常女性性分化的内源性或外源性因素均可引起女性外阴阴道的发育异常而致不孕。

例如：无孔处女膜；阴道发育异常。临床症状多见因先天性外阴阴道畸形延至婚后者常因性交困难和不孕而就诊，如无阴道，阴道完全横隔，阴道闭锁和阴道僵硬。阴道纵隔虽仍可妊娠，但由于子宫发育不良常致流产和早产。

先天性无阴道者多伴有子宫等发育不良或缺如，此类患者无生育能力。阴道横隔术后仍可有正常妊娠。而阴道纵隔由于多伴有双子宫畸形且发育不良，故即或侥幸妊娠也易发生流产和早产，围生儿死亡率较高。

性分化异常系由于性染色体核型异常所造成的性腺和第一、二性征发育畸形，其不仅造成外阴阴道畸形可致不孕。性分化异常分为三类：①真两性畸形。②女性假两性畸形。③男性假两性畸形。

2. 外阴阴道炎症引起的不孕

外阴阴道炎症可为一般性或特异性感染，其中较为常见的为滴虫和真菌感染和细菌性阴道病。近几年来性传播性疾病发生率逐年增加引人注目。阴道炎症时阴道内环境不利于精子的成活，影响精子的活动力和穿透力，减少了进入宫颈和子宫腔内精子数量，从而降低了受孕率。

现代生殖免疫学研究认为，阴道是重要的生殖免疫器官，其间含有丰富的巨噬细胞和浆细胞可识别精子抗原和病原体，并分泌 IgA、IgG。阴道炎时精子死亡和精子抗原的释放，促进了阴道内抗精子抗体的产生，其抗体滴定度明显增加直接影响了精子的成活率、活动力和穿透力并降低受孕力。

阴道炎时细菌和病毒产生的内毒素可诱发巨噬细胞和中性粒细胞生成诱生型氧化亚氮合成酶，并产生氧化亚氮（NO）。NO 作为局部细胞毒因子可杀灭精子和抑制精子的活动力而致不孕。

外生殖器炎症经及时而有效的治疗仍可获妊娠，但值得指出的是阴道内细菌和性病毒感染常向上蔓延而致宫腔内感染，一经妊娠则可经胎盘垂直感染胎儿并致畸，尤见于孕早期风疹病毒、CMV、HSV 和 HIV 感染者。有人提出孕晚期生殖道性病毒感染未愈者应行剖宫产分娩以防感染胎儿。

3. 外阴阴道瘢痕引起的不孕

外阴阴道瘢痕多为炎症和损伤所致，瘢痕可为完全性、部分性，瘢痕的长度不一，或为膜状，或为条索状，临床偶见仅有一小孔的阴道瘢痕而仍获妊娠者。临床表现为不孕、性交困难或性交痛，经血引流不畅或阴道积液或积脓尤见于阴道下段严重瘢痕粘连者。

（二）子宫性不孕

子宫性不孕占女性不孕症 30% ~ 40%。

1. 子宫畸形引起的不孕

子宫为胚胎期双侧苗勒管（Mullerian duct）中段发育并融合而成，其发育受性染色体核型和性激素的调节，子宫畸形或发育不全往往伴随卵巢发育不全和功能低下，从而导致月经不调和生育功能障碍。

其引起不孕的机制：①子宫不能容受精液和精子，从而不能使精子获能和受孕。②子宫形态和容积异常不利于孕卵着床、植入和胚胎发育。③子宫内膜发育不良或并存卵巢功能低下（无排卵，性激素分泌不足），不利于精子成活、受精、孕卵着床、植入和胚胎发育。④子宫肌层发育不良，不能容受孕卵和胚胎发育而致早期妊娠流产。⑤畸形子宫不利于胎盘附着和发育，而致胎盘位置异常，胎儿宫内发育迟缓（IUGR）或早产。

2. 宫腔粘连症引起的不孕

宫腔粘连（intrauterine adhesion，IUA）其发病率逐年增加是引起不孕的重要原因。依粘连的部位和范围可分为完全性、部分性和边缘性 IUA，依内膜腔的完整性和组织类型可分为内膜粘连、瘢痕结缔组织粘连和平滑肌组织粘连，其组织学改变与临床症状相关。多因损伤性刮宫、宫内感染、妇科手术损伤引起。

其引起不孕的机制：①损伤和感染破坏子宫内膜层完整性，引起宫壁组织瘢痕粘连而致宫腔闭锁，降低了子宫容受性。②子宫内膜组织学变化，IUA 内膜组织学改变不利于精子储存、成活和获能，也不利于孕卵着床，胎盘植入和胚胎发育。

3. 子宫肌瘤性不孕

子宫肌瘤性不孕占不孕症 1% ~ 5%，而子宫肌瘤合并不孕的概率高达 27%，子宫肌瘤是一种性激素依赖性肿瘤，尤多发生于生育期年龄妇女，东方妇女肌瘤发生率高于西方妇女，故其肌瘤性不孕的发生率也较高，值得注意。子宫体部肌瘤约占全部肌瘤的 94%，是构成肌瘤性不孕的主要原因。

其引起不孕的机制：①子宫内膜组织和功能学紊乱，子宫内膜腔形态变异不利于精子储存、成活，上游进入输卵管获能和受精。②子宫内分泌功能失调。人类子宫具有内分泌功能，在卵巢激素的影响下分泌前列腺素、催乳素、内啡肽（β-endorphin）和特异性子宫蛋白质和酶类，患肌瘤时子宫内分泌功能失调改变局部内环境而不利于受孕。③子宫平滑肌舒缩活动性紊乱。④子宫内膜和肌层血管系统和微循环功能失调。

4．子宫内膜炎与不孕

子宫内膜炎多由外阴阴道感染上行蔓延所致，除引起不孕外，更重要的是妊娠期病毒性宫内感染可经胎盘垂直传染胎儿而致畸。

其引起不孕的机制：①子宫内膜炎造成子宫局部功能失调，出现月经失调和不孕。②局部炎性细胞浸润和炎症介质的渗出呈现胚胎毒作用，不利于精子成活和孕卵着床，炎症累及输卵管可引起梗阻性不孕。③病毒性子宫内膜炎，妊娠期感染之最大的危害是经胎盘垂直感染胎儿引起畸形、流产、IUGR、早产、胎膜早破、新生儿感染和日后的生长发育障碍（如痴愚，智障者）等。

5．子宫内膜息肉与不孕

子宫内膜息肉是慢性子宫内膜炎的另一类型，即炎性子宫内膜局部血管和结缔组织增生形成蒂性息肉状赘生物突入宫腔内，息肉大小和数目不一，多位于宫体部，颈管内息肉可引起颈管扩张并脱出外口。内膜息肉充塞宫腔妨碍精子和孕卵存留和着床而引起不孕。

（三）甲状腺疾病引起的不孕

女性甲状腺疾病十分常见，其发生率为男性的 4～5 倍。正常的甲状腺功能对于促进女性生殖生理和生殖内分泌功能有重要意义，甲状腺激素对机体的每一种组织的新陈代谢及其化学反应速率均有影响。由于甲状腺功能异常对生殖产生影响需要一个较长的过程，而无论是甲状腺功能亢进还是甲状腺功能低下，都是比较容易治疗的疾病，因而就不容易对其进行长期的观察。

第三节　不孕症的检查

不孕症的原因涉及面广，且常多种因素同时存在，要寻找确切的原因，仍非易事。内分泌问题尤其如此。不孕妇女的检查步骤为：先进行全面的一般性检查（包括妇科检查）以排除器质性病变，然后进行生殖功能等有关不育的检查。

一、女方检查

（一）病史采集

初诊时要详细询问各项病史，对其中与不孕有关的因素应更加详细地加以了解。

1．一般情况

夫妇双方姓名、年龄、职业、家庭住址和联系电话等，并记录初诊日期和病史采集时间。

2．不孕史

原发不孕或继发不孕，不孕年限、曾否接受过治疗及其效果如何等。

3．婚姻史

包括结婚年龄、避孕方法和时间、再婚史、分居情况等。

4．月经史

初潮年龄、月经周期、经期天数和经量等；月经周期及其变化与生活环境及情绪事件等的关系、排卵期的症状等。

5．既往妊娠史

包括孕次、产次、末次生育时间、产时（包括有关手术和操作）、产后的情况或流产、早产、死胎等情况。

6. 性生活史

如性生活的频率及其与排卵期的关系、持续时间、性交障碍的情况等。

7. 个人史

包括出生时及产后发育的情况，出生后的外生殖器及其发育情况等，应了解有无智力和视觉障碍。

从详细的病史、起因、经过与症状可大致提供一定的诊断依据，因此问好病史在诊断不孕症中尤为重要。

（二）体格检查

体格检查应注意身高与体重、生长发育，应寻找各种畸形特征，如双臂间距、眼的距离，有无多痣或突眼，男性化多毛（分布主要在乳晕旁、脐下、四肢），这些都对诊断遗传性疾病和内分泌疾病有特殊意义。特别检查第二性征发育，乳房不发育可间接说明性腺不发育，发育的乳房应常规挤压有无乳汁。

（三）妇科检查

外阴发育、阴毛分布、阴蒂大小、大阴唇是否融合、两侧大阴唇内及腹股沟部位应检查有无肿块，注意外阴是否有赘生物，阴道色泽、有无畸形、白带性状、宫颈是否正常、子宫发育大小、活动情况、两侧有无肿块、压痛等。

（四）特殊检查

1. 排卵的检测

（1）自我感觉：①月经周期：正常的周期 25 ~ 35 d，多表示有排卵。②黏性白带呈周期性增多：排卵前数日内由于雌激素的作用，宫颈黏液分泌量高达每日 600 mg，而且宫颈管外口开大，阴道排出的黏液明显增多，状如蛋清，可拉成长丝（约 10 cm）。排卵后宫颈黏液减少而且变稠，不利精子的穿透。③排卵痛。④排卵期阴道出血。

（2）基础体温：黄体酮可作用于体温调节中枢，引起体温升高。由于排卵后黄体分泌黄体酮，使体温升高 0.3℃ ~ 0.5℃，并持续 14 d 左右。故临床上依据 BBT 的变化，判断有无排卵。呈双相型，示有排卵；若呈单相型无后期升高的体温曲线，提示无排卵，准确率为 60% ~ 70%。

（3）宫颈黏液检查：宫颈管上皮腺体的分泌量和分泌物的性状随月经周期有很大的变化。可了解：①宫口的开大：排卵期颈管口由 1 mm 张大至 3 mm。②宫颈分泌的黏液量，在排卵前后可增加。③ pH 变化，阴道呈酸性，pH4 ~ 5；宫颈黏液呈碱性，精子在碱性黏液中活力增加。④宫颈黏液性状和弹性的改变，在排卵期高水平雌激素的作用下，宫颈黏液中 Na^+、Ca^{2+} 浓度改变，影响黏液的黏性和弹性，黏液拉丝试验出现长的黏丝，并呈羊齿植物叶状结晶。⑤宫颈黏液中的白细胞量减少。这些变化均有利于精子在颈管内的上行、穿透，增加受孕机会。

（4）阴道脱落细胞学检查：阴道涂片一般采取阴道上方侧壁的刮片，用 95% 乙醇固定，巴氏染色。观察细胞形态及分布，包括底层、中层、表层的比例。表层有角化前及角化细胞。在轻度雌激素的影响下，角化细胞占 20% 以下；中度雌激素影响，角化细胞占 20% ~ 60%；高度雌激素影响，角化细胞占 60% 以上，已超过正常排卵期水平。一般按成熟指数报告即：底层细胞 %/ 中层细胞 %/ 表层细胞 %，如左侧数字增大即"左移现象"，表明雌激素水平下降，如右侧数字增大即"右移现象"，则表明雌激素水平增高。为了解体内雌激素变化可连续做阴道涂片观察。

（5）子宫内膜检查：月经来潮日 12 ~ 24 h 内取子宫内膜做组织学检查，应看出晚期分泌期变化，表明是雌、孕激素的影响，曾有过排卵。子宫内膜 Noyes 分期可见典型的组织学特点和月经周期天数的关系。

Noyes 等对子宫内膜腺上皮及间质细胞的形态学变化和月经周期日数的关系进行了仔细地观察，现仍应用于衡量子宫内膜变化是否和月经周期日期相符合，此标准称之为 Noyes 子宫内膜日期。如在增殖期腺上皮及基质的核变化，分泌早期的腺上皮核下空泡，分泌晚期的腺腔内分泌物，基质水肿，假蜕膜反应等。

2. 内分泌激素测定

一般采用放射免疫方法，测定血清垂体尿促卵泡（FSH）、黄体生成激素（LH）、雌二醇（E_2）、黄体酮（P）、睾酮（T）、催乳素（PRL），尿 17- 羟类固醇、尿 17- 酮类固醇。前四种激素水平的周期性变化明显，LH 及 FSH 峰在排卵前 24 h 出现，LH 峰前 24 h 有 E_2 峰。P ≥ 9.6 nmol/L 提示有排卵。报告测定值时一定要标明月经周期的天数。要了解卵巢的基本状态或其储备能力，应当在月经周期第 3 d 采血，测 FSH、E_2，近绝经期 FSH 升高表明卵巢储备能力降低。LH/FSH、T 及 PRL 值有助于诊断 PCOS 及闭经泌乳综合征。

3. 激素功能试验

（1）孕激素试验：主要可推测卵巢有无雌激素分泌。方法：对闭经患者给予黄体酮 20 mg，每日肌注 1 次，共 3 ~ 5 d。若停药后 3 ~ 7 d 出现撤药性阴道流血（即试验阳性），表明体内尚有一定量的雌激素产生，属 I 度闭经；如为阴性，须再做人工周期。

（2）雌激素试验（人工周期）：先用雌激素，如每日口服己烯雌酚 0.5 ~ 1.0 mg 或倍美力 0.625 ~ 1.250 mg，连续 21 d，最后 5 ~ 7 d 加用黄体酮，停药后 3 ~ 7 d 看有无撤退性出血，如有出血表明子宫内膜无问题，对雌、孕激素有反应，原因在卵巢、垂体或下丘脑，不能产生足量雌、孕激素，属 0 度闭经。如无撤退性出血，提示子宫内膜病变，主要是发生在子宫内膜结核或多次刮宫后，内膜形成瘢痕或宫腔粘连（Asherman 综合征）。

（3）垂体兴奋试验：可采用国产 GnRH-a 阿拉瑞林（alarelin）25 μg，静脉注射，15 min 后 LH 升高 2.5 倍，60 min 后升高 3.1 倍。如不正常可能表示垂体功能受到损害。

4. 连续 B 超监测卵泡发育及排卵

阴道 B 超探头接近盆腔器官，不需充盈膀胱，可以较准确地观察卵泡发育，子宫内膜厚度及特点。一般于月经周期第 8 d 开始，可看到一组卵泡的发育，呈卵圆形或圆形，其中有一个发育较快，当直径大于等于 14 mm 时，称为优势卵泡，其直径接近 18 ~ 22 mm 时排卵，卵泡消失，陶氏腔内出现液体。如优势卵泡不破裂而突然增大，可能即是 LUFS。如逐步缩小即是卵泡闭锁。

5. 染色体分析

如有特殊指征，如原发性闭经或生殖器发育异常，应行血液染色体核型检查。

6. 输卵管通畅性检查

（1）子宫输卵管通气术：应用造影器，将头部置入子宫颈管内，后面的橡皮塞撑住子宫颈口，使气体或液体不流出。导管的后端一侧连压力管，一侧连注射器管或二氧化碳通气装置。以 30 mL/min 的通气速度缓缓注入二氧化碳，通气的压力为 10.7 ~ 16 kPa（80 ~ 120 mmHg），不得超过 21.3 ~ 24.0 kPa（160 ~ 180 mmHg），观察压力的变化。如自然下降，提示输卵管通畅，用听诊器在双侧下腹部，可听到气过水声或水泡声、嘶嘶声，结合患者主诉肩部酸胀不适，X 光透视可见膈下游离气体，则可诊断为至少一侧输卵管通畅。

（2）子宫输卵管通液术：注入含庆大霉素 8 万 U，地塞米松 5 mg，2% 普鲁卡因 2 mL 及注射用水 20 ~ 30 mL。液体注入宫腔时无明显阻力，很少液体漏出或回流，表明输卵管通畅。近年来由于宫腔镜的大量使用，也可用于检测输卵管是否通畅，通过宫腔镜插导管入输卵管开口处将 10 mL 生理盐水含 2% 利多卡因、25 mg 泼尼松及 8 万 U 庆大霉素注入每侧输卵管。

（3）子宫输卵管碘油造影（hysterosalpingography，HSG）：于月经干净后 3 ~ 7 d，在 X 线荧屏监测下进行。造影前先做碘油滴眼过敏试验。可用 40% 碘化油 10 mL，或用水溶性造影剂（如泛影葡胺），造影剂注入量为 5 ~ 10 mL，在 X 线透视下观察造影剂进入情况，显影不良时可稍增加压力或纠正导管的位置和方向。注意输卵管的形态、弯曲度及通畅性，观看有无伞端粘连、油水珠形成，子宫腔有无占位性病变。碘油造影在 24 h 后再拍片，泛影葡胺在注射后 10 ~ 20 min 即需进行第二次摄片，看盆腔内造影剂的弥散、分布情况。如局部堆积，表明盆腔内有粘连。全身性严重病患、子宫出血、刮宫术后是造影术的禁忌。

7. 腹腔镜检

在腹腔镜直视下观察盆腔，并经宫颈口注入稀释的亚甲蓝液 20 mL，行输卵管通液，通畅者注入亚甲蓝液无阻力，即见亚甲蓝液自伞端流出，通而不畅者推液时有轻度阻力，输卵管先膨大、屈曲，再见亚甲蓝液从伞端流出。不通者推液阻力大，未见亚甲蓝液自伞端流出，而从宫颈口漏出。

腹腔镜检还能够全面地检查整个盆腔内病变，进一步明确输卵管不通及通而不畅的原因，为盆腔结核、子宫内膜异位症还是各种原因引起的盆腔炎症。子宫内膜异位症表现为盆腔腹膜内膜植入灶，轻者见米粒大小出血点、窗式结构，严重者卵巢有巧克力囊肿，子宫后壁和直肠密切粘连。一般盆腔炎，输卵管外观可正常，其周围粘连，有的表现为输卵管卵巢囊肿，输卵管伞部卷曲或与周围组织膜状或致密粘连，有输卵管积水者则输卵管增粗，管壁浅。腹腔镜检还能进行病灶切除及粘连分解。

二、男方检查

（一）精液检查

1. 精液常规检查

采集标本前 3 ~ 5 d 内禁欲，手淫法取出精液收集于消毒杯中，30 min 内送检。将精液杯子放置室温下，观察颜色、液化时间、精液量、pH 值，待液化后开始检查。

（1）精子密度。

（2）精子活动度：活动度分为 4 级：Ⅲ级直线快速前进；Ⅱ级直线慢速前进；Ⅰ级原地打转；0级不活动，各实验室报告方式不一致，Macleod 算法为 0 ~ 4，0 表明不活动，1 为活动但不前进，2 为缓慢前向运动，3、4 为快速前进。

（3）精子形态：观察 200 个精子，计算正常及各类畸形（头、尾、中段）精子百分率。

2. 抗精子抗体测定

混合抗球蛋白反应试验：将精液与包被免疫球蛋白的乳胶颗粒混合，然后加抗血清，镜下观察精子附着颗粒百分率，进行表面抗原定位及定量。试验（＋）为 < 50% 精子包被；试验（＋＋）为 ＝ 50% 精子包被；试验（＋＋＋）为几乎所有精子被结合包被。

正常精液化验结果：密度 > 2 000 万 /mL，活动度（Ⅲ＋Ⅱ级）> 40%（2 h 内），存活率 > 70%，显微镜高倍镜下可见 7 ~ 8 个活动精子，且无凝集。正常形态 > 30%，抗精子抗体试验（－）。精浆量：2.0 ~ 6.0 mL，pH7.2 ~ 7.8，白细胞 < 1×10^6 /mL，高倍镜下 < 3 ~ 4 个。

（二）性交后试验

是检测精子对宫颈黏液穿透性和相容性的试验。于临近排卵期，性交后卧床 0.5 ~ 1.0 h 后来院取子宫颈黏液，检查子宫颈黏液中的精子是否存活。正常值为 10 ~ 15 个活动精子 /HP。精子存活率受到子宫颈黏液性质，其中有无抗精子抗体及精液本身的影响。

（三）去透明带仓鼠卵穿透试验

将精子置于培养液中孵化至获能和顶体反应发生，然后将精子与大量的去透明带仓鼠卵一起孵育，并在显微镜下观察。最常被用作阳性结果的终点反应是精子核在卵浆内松解。

第四节　不孕症的治疗

随着医学和辅助生育技术的发展，20 年来对女性不孕的治疗已发生了巨大的变化，以往不能治疗的不孕症已经得到治疗。

一、一般处理

进行性生活和受孕知识教育，消除精神因素。戒除饮酒及吸烟的习惯，矫正营养不良状况，检查及纠正其他内分泌性疾病等均有利于提高受孕机会。

二、内分泌原因的处理

（一）药物治疗

1. 雌激素

可诱发排卵和改善宫颈黏液。具体用法有单纯雌激素周期疗法和雌、孕激素联合常规人工周期疗法。

作用机制：①周期疗法，通过抑制排卵，调节下丘脑 – 垂体功能。用法：炔雌醇 0.05 mg 每晚服 1 次，20 d 为一周期，连续 3 ～ 6 个周期，停药后可能排卵，妊娠率约 18%。②在月经周期中间，用大剂量雌激素模拟雌激素生理峰值，停药 36 h 后可激发 LH 峰值，促使排卵。用法：苯甲酸雌二醇每次 2 ～ 6 mg，肌注，连用 2 d。不良反应除胃肠道反应外，无其他严重不良反应，也不增加多胎率。对于轻度排卵障碍者，若在月经周期中间，B 超证实卵泡成熟和宫颈黏液评分良好，则用大剂量雌激素模拟雌激素生理峰值，停药 36 h 后可激发 LH 峰值，促使排卵。一般用苯甲酸雌二醇，也可用结合雌激素。

2. 孕激素

（1）作用机制：在月经周期的后半期使用孕激素，可改善卵巢功能，促使下次周期排卵。

（2）用法：黄体酮 10 mg，肌注，每日 1 次，共 5 或 10 d。或黄体酮栓 25 mg，塞入阴道，每日 2 次，连续 10 d。

3. 雌、孕激素周期疗法

作用机制：模拟月经生理周期，使垂体得到休息，从而改善下丘脑垂体功能，产生回跳反应，使下次周期排卵。

4. 氯米芬（克罗米芬，clomiphene citrate，CC）

①作用机制：CC 有弱雌激素和拮抗 E 的双重作用，它作用于生殖系统的多个部位，包括下丘脑、垂体、卵巢、子宫内膜和子宫颈。其作用的发挥有赖于下丘脑 – 垂体 – 卵巢轴正负反馈机制的完整性。其促排卵机制是特异地、竞争性地和 ER 结合，且结合时间长于生理性 E，导致下丘脑、垂体对内源性 E 的负反馈刺激缺乏反应，从而增加了下丘脑促性腺激素释放激素的分泌，随之促性腺激素分泌增加，促进 1 个或多个卵泡的发育和成熟，达到促排卵的目的。

②适用于多囊性卵巢综合征、继发性下丘脑性闭经、用避孕药后闭经等患者；闭经泌乳综合征；无排卵性功血，特别是青春期无排卵性功血和黄体功能不足的患者。

③用药方法：CC 在诱发排卵中常单独使用，在促超排卵中与其他药物联合应用。

（1）第一次疗程从小剂量开始，于月经周期第 5 d 起，50 mg，连续 5 d。若 1 ～ 2 个周期无效，可加至每日 100 mg，共 5 d。每日最大剂量国外报道为 200 ～ 250 mg。如为闭经，应先用黄体酮产生撤药性阴道流血，随后于出血的第 5 d 起开始用药。

（2）为了提高排卵率和妊娠率，可和其他药物联合应用。

氯米芬 + hCG：适用于单用氯米芬后卵泡发育良好，但不能自发排卵者。一般于停用氯米芬后第 4 d 起，以 B 超监测卵泡发育并观察宫颈黏液，待卵泡成熟时即用 hCG 5 000 U，肌内注射 1 次。单用氯米芬无效的病例，加用 hCG 后排卵疗效提高约 50%。

氯米芬 + 雌激素：适用于单用氯米芬后宫颈黏液少而稠者，可在周期的第 5 d 起加服妊马雌酮每日 0.625 mg，连用 7 ～ 9 d。排卵前停用雌激素不会影响胎儿，但总的疗效并不理想。

氯米芬 + 皮质激素：对高雄激素患者可于月经周期第 5 ～ 14 d 间，每日用地塞米松 0.25 mg；或自月经周期第 5 d 起先用泼尼松 5 mg/d，共 5 d，然后才用氯米芬。也有合并用药者，在月经周期第 2 d 开始用地塞米松 0.25 mg/d，周期第 5 d 起用氯米芬。

氯米芬 + 溴隐亭：适用于高催乳素血症引起的无排卵病例，经溴隐亭治疗后仍不能排卵患者。一些催乳素正常不排卵的女性，用氯米芬无效，亦可改用联合治疗，排卵率可达 61%。

氯米芬 + HMG + hCG：联合应用氯米芬可以降低昂贵的 HMG 用量和并发症。这是目前较常用的方法：氯米芬 50 mg/d，共 5 d，或 100 mg/d，共 7 d，然后 HMG 每日肌内注射 1 ～ 2 支（每支含 FSH 及 LH 各 75 U），待卵泡成熟后再用 hCG 诱发排卵。结果排卵率达 98%，妊娠率为 30%。

④不良反应：一般较轻，常见有血管舒缩性潮红（11%）、卵巢增大（14%）、腹部不适（7.4%）及少见的视物模糊、恶心、呕吐、头痛、疲乏等，停药后数天至数周可消失，并不产生永久损害。若所用剂量过大可出现卵巢过度刺激，卵巢增大甚至形成囊肿，但国内目前所用剂量不大于 150 mg/d，很少会发生卵巢过度刺激。有认为过度增加剂量或延长使用时间将会降低子宫内膜对胚胎的接受性或增加自然流产率。

5. 他莫昔芬

其促排卵效果与氯米芬相近，主要用于月经稀发的无排卵患者和对氯米芬无反应的患者。自月经周期第 5 d 起给予 10 mg，每日 2 次，共 5 d，为一疗程，连续半年，不良反应有经量减少、粉刺、体重增加、头晕、潮热、头痛等，卵巢过度刺激征少见。排卵率 60% ~ 80%，妊娠率 10% ~ 56%，不增加流产率。

6. 芳香化酶抑制剂（aromatase inhibitors，Als）

与 CC 一样有诱导排卵作用，但没有抑制子宫内膜和宫颈黏液的不良反应。其主要作用机制是：抑制雄激素向雌激素的转化，减少雌激素对下丘脑的负反馈抑制作用，使 FSH 增高以促进卵泡的发育及成熟。包括 I 型抑制剂（非竞争性，如依西美坦）和 II 型抑制剂（竞争性，如阿纳托唑和来曲唑），其中以第三代 Als 来曲唑应用最多。来曲唑的常用方案为在月经周期第 3 ~ 7 d 每日给予 2.5 ~ 5.0 mg。来曲唑目前作为 CC 反应不良患者的后备用药，有学者认为可以作为 PCOS 患者的一线用药。

7. 促性腺激素

当垂体促性腺激素（gonadotrophin，Gn）分泌不足，不能使卵泡成熟排卵，或使用氯米芬时不能促使垂体增加分泌促性腺激素而达到排卵时，需用外源性促性腺激素刺激卵泡生长发育及排卵。近 40 年来，先后有从绝经妇女尿中提炼出来的促性腺激素即人绝经后雌二醇（HMG）和纯化的人尿促卵泡（FSH）在临床广泛应用。国外商品名分别为 Pergonal 或 Metrodin，Pergonal 每支含 FSH、LH 各 75 U，Metrodin 含 FSH 75 U，几乎不含 LH，但仍含有少量尿液中的杂质蛋白质。近年更有以重组基因工程技术产生的重组 FSH，国外为 Gonal-F，重组 FSH 既不含 LH，也不含尿液中杂质蛋白质。HMG 和 hCG 两者联合疗法与雌孕激素替代疗法相比，不仅可诱发月经，更重要的是可促使排卵发生和妊娠。绒毛膜促性腺激素（hCG）是从孕妇尿中提取的促性腺激素。

①化学生物学功能：垂体促性腺激素（FSH、LH），绒毛膜促性腺激素（hCG）都属糖蛋白激素，生化结构不全相同。hCG 半衰期 5 ~ 6 h，作用时间 23 h。肌注 hCG 10 000 U 可产生相当于自然排卵周期峰值的 20 倍，并持续数日，有助于黄体发育，而 FSH、LH 的半衰期则分别为 3 h 和 1 h。

②作用机制：外源性促性腺激素诱发排卵周期和自然月经周期有些相似。

③适应证：促性腺激素起一种替代性治疗作用，适用于缺乏促性腺激素，而靶器官（性腺）反应正常的患者，目前临床亦用于其他类型的患者。由于此药费用昂贵且有一定不良反应，故应严格选择患者。主要用于下述三类病例。

（1）下丘脑 - 垂体功能衰竭时的替代性治疗：患者血清 FSH、LH、E_2 均低于正常，而 PRL 值正常，称低促性腺激素性闭经。包括 Sheehan 综合征，垂体瘤手术后和（或）放射治疗垂体部位后，空蝶鞍综合征。

（2）下丘脑：垂体功能不全时的刺激性治疗，血清 FSH、LH、E_2 值正常，但不排卵，常为 I 度闭经。

（3）为体外受精 - 胚胎移植（IVF-ET）或其他配子移植术（GIFT）做准备。血清促性腺激素正常，性腺轴调节和反馈功能正常。使用促性腺激素的目的是在卵泡的募集阶段提高外周血中的促性腺激素的水平使之超过更多的募集前卵泡进入募集阶段所需的阈值，从而达到多个卵泡募集的目的，同时在卵泡的发育过程中促使更多的卵泡能克服卵泡的选择机制而继续发育成为成熟卵泡，从而达到超促排卵的目的，以利于回收更多的卵子，提高辅助生育技术的成功率。

④禁忌证：有些闭经或不排卵者不宜用促性腺激素治疗，如卵巢早衰、高催乳素血症、伴有卵巢肿瘤者。至于卵巢对促性腺激素抵抗综合征，有些学者认为可先用雌激素或 GnRH 激动剂抑制促性腺激素，而后再用 HMG ~ GnRH 治疗，偶有成功受孕病例。

用药前必须全面了解病史，做详细的体格检查（包括妇科检查）和必要的内分泌测定，包括常规检查血清 FSH、LH、E_2 等，特别是 PRL 甚为重要，因为高 PRL 者常伴有低 FSH、LH，用 HMG ~ hCG 治疗，不仅效果差而且增加病者痛苦和费用。

⑤治疗方案和方法：用药前必须了解子宫大小，若子宫发育不良，应先用雌、孕激素周期疗法，促使子宫发育正常后再用药。在不同的情况或治疗目的下使用促性腺激素的治疗方案可以有多种。

⑥监护措施：目的在于了解治疗效果，调整用药剂量，观察排卵、黄体功能和早期发现妊娠，及早期发现和及时预防并发症的发生。宫颈黏液有时改变不明显，阴道涂片反映 2 ~ 3 d 前的雌激素水平，

超促排卵时，因血清中激素的水平较早达到自然周期的排卵前的水平，此两项较早出现排卵前的典型表现，但实际上卵泡不一定达到成熟的标准。血清雌激素值表示当时的血中浓度，而尿值则表示 12 ~ 24 h 前的血液中雌激素浓度。与自然排卵时相比，其激素水平一般均较高。HMG 用量因人而异，且同一患者不同周期亦需采用不同的剂量，故需根据监测情况随时调整。通常以 B 超、血 E_2、LH 或尿 LH 值为指标，如最大卵泡直径 18 mm，血清雌二醇 734 ~ 1835 pmol/L 为排卵时机的最佳条件。

⑦治疗效果：每个用药周期排卵的成功率可达 90% 以上，但按排卵周期怀孕的成功率仅 20%，怀孕后早期流产率亦高。

⑧不良反应和并发症：促性腺激素药物本身无明显不良反应，并发症由诱发排卵和妊娠引起，常见为卵巢过度刺激综合征和多胎妊娠。而流产和早产、宫外孕和先天性畸形率等，均属妊娠并发症。

8. 促性腺激素释放激素（gonadotrophic releasing hormone，GnRH）

分长效和短效 GnRH 激动剂（GnRH–agonist，GnRH–a）。

（1）GnRH 诱发排卵机制：GnRH 来自下丘脑正中隆突神经元，呈脉冲式分泌，可通过甘氨酸基与垂体促性腺激素细胞表面受体相结合，通过腺苷酸环化酶（第二信使）和钙离子作用，促使垂体前叶释放 FSH 和 LH。小剂量脉冲式 GnRH 产生适量 FSH 和 LH，称为正向调节，临床上可用来治疗下丘脑性无排卵；而大剂量的或用连续 GnRH 给药可使 FSH、LH 下降，此为降调节，由于脱敏作用使受体不能和 GnRH 相结合，及尚未结合的受体数减少，所以 PSH、LH 分泌均减少，卵泡的发育受到抑制，出现低促性腺激素、性腺功能低下性闭经，又称为药物性去势或药物性卵巢切除，临床上用来治疗性激素依赖性疾病，如子宫内膜异位症、子宫肌瘤、性早熟等。GnRH 亦用于治疗多囊性卵巢综合征，及 Kallman 综合征、精神性厌食症等。

（2）适应证：主要用于下丘脑性无排卵或闭经。这类病例的特点是：①闭经 1 年以上。②孕激素试验阴性。③第二性征正常或略差。④ PRL 值正常，FSH、LH 值低或正常低限水平。⑤对氯米芬试验（100 ~ 150 mg/d，共 5 d）无反应。⑥垂体兴奋试验阳性。

（3）用法：目前常用的方法有两种，单次非脉冲式和脉冲式。前者使用于卵泡能自然成熟或用 HMG 后卵泡成熟的病例，用 GnRH 50 ~ 100 μg 肌注或静脉注射，诱发 LH 峰和排卵。现常用静脉注射或皮下注射，每次剂量是 3.4 ~ 20 μg，脉冲间隔 60 ~ 120 min，用药后周期性排卵率达 85% ~ 100%，妊娠率 33% ~ 80%。

（4）不良反应：少数病例出现 OHSS，但与 HMG ~ hCG 方案相比明显减少。30% 用药后发生黄体功能不足，局部注射处的静脉炎，甚至出现全身的败血症，必须警惕。

9. 溴隐亭

溴隐亭（bromocryptine，BC 或 CB154）是半合成的麦角生物碱。溴隐亭的主要作用是抑制催乳素的分泌，而高催乳素血症则是引起性腺（卵巢和睾丸）功能低下的常见病因，这在女性内分泌性不孕中占 20%。

（1）作用机制：溴隐亭为多巴胺激动剂，可直接作用于垂体催乳素细胞，抑制 PRL 分泌，也可通过下丘脑分泌多巴胺，经门脉系统作用于垂体前叶催乳素细胞的多巴胺受体，与之结合阻止 PRL 的释放。

（2）适应证：包括高催乳素血症伴不孕症，垂体瘤或垂体瘤术后仍有高催乳素血症溢乳，伴乳房肿大、囊肿或脓肿形成。

（3）用法：溴隐亭开始用量为 1.25 mg，每日 2 次，饭后服用，如无不良反应一周后可改为 2.5 mg，每日 2 次，连续使用。如治疗有效，可出现月经、BBT 双相、PRL 值下降至正常。亦有主张待 PRL 值降至正常、月经来潮伴排卵后改为间断用药，自周期第 5 d 起用溴隐亭，至 BBT 上升 3 d 后停药。有报道提出，为了减少胃肠道反应，主张阴道给药，认为效果相似，一般每日用量为 5.0 ~ 7.5mg。部分病例可加用氯米芬等促排卵药物。

（4）治疗效果：用药约 2 个月，有 80% 泌乳停止。70% ~ 90% 恢复排卵，怀孕率亦可高达 70% ~ 80%。

（5）不良反应：少数病例出现乏力、头晕、恶心、呕吐等，一般停药一周后自行消失。

10. 糖皮质激素

糖皮质激素作用较广，妇科主要用于替代治疗，或用于高雄激素血症等。

（1）高雄激素血症：治疗时先做地塞米松试验，即地塞米松 2 ~ 4 mg/d，共 3 ~ 4 d，用药后血清睾酮值恢复正常，可用泼尼松 5 ~ 7 d，5 mg/d，此剂量很少产生严重的不良反应，亦可改善粉刺和使月经正常，但对减少毛发生长仅有 25% 的效果。

（2）高雄激素性不孕症：当用氯米芬等诱发排卵无效时，可加用糖皮质激素地塞米松 0.5 mg，每日 1 次连续使用。

（3）替代治疗：用于艾迪生病或 21 羟化酶缺乏症，糖皮质激素的替代治疗法是本症的基本疗法，常用氢化可的松 10 ~ 30 mg/d，可的松 12.5 ~ 37.5 mg/d，剂量应根据尿 17- 酮固醇、孕醇、血 17- 羟孕酮和 DHEA-S 值调整。

11. 胰岛素增敏剂（二甲双胍）

几乎所有肥胖的 PCOS 患者及存在胰岛素抵抗的非肥胖 PCOS 患者，可考虑用胰岛素增敏剂以促进排卵功能的恢复。常用方案：二甲双胍 800 ~ 1 500 mg，分 2 次服用。亦可与 CC 联合应用。

（二）手术治疗

有输卵管或（和）卵巢周围粘连松解术、卵巢楔形切除术、经蝶窦显微手术等。

1. 卵巢楔形切除术

卵巢楔形切除术后，月经变规则的 85%，多毛消退的 16%。

（1）手术适应证：主要用于 PCOS 引起的无排卵性不孕。

（2）并发症：手术有引起内出血、盆腔炎和粘连等并发症。粘连的发生率可高达 30%，会导致不孕，偶于手术后发生卵巢萎缩和早衰也称为意外性去势。由于此手术并发症较多，目前以被腹腔镜下卵巢打孔术（laparoscopic ovarian drilling，LOD）所替代。LOD 可以获得大约 92% 的排卵率和 69% 的妊娠率。

2. 经蝶窦显微手术

经蝶窦显微手术已成神经外科的一种重要手术。此手术避免开颅，手术范围小，不引起术后脑萎缩和视神经的受损，且手术瘢痕小，手术安全，死亡率低（0% ~ 27%）。

（1）手术指征：①各种分泌性微腺瘤，鞍内型或轻度向上生长，伴轻度视交叉障碍。②大型 PRL、GH 腺瘤，用溴隐亭治疗后肿瘤缩至鞍内。③无分泌性腺瘤，向鞍上轻度生长。④垂体卒中，但无皮内血肿或蛛网膜下腔出血。⑤视交叉前固定（常伴旁中央盲点）。⑥年老体弱不能耐受开颅术者。

（2）手术效果：手术效果和肿瘤大小直接有关，肿瘤愈大效果愈差。若术后 PRL 水平仍 > 4 nmol/L，则示手术不完全，应加用放射治疗。

垂体瘤切除术后复发率较高，术后虽 85% 的 PRL 值转正常，但 5 年后复发率可高达 24% ~ 78%，所以对垂体肿瘤患者，首选的治疗方法应是药物——溴隐亭，手术仅限于药物治疗失败者。为了提高手术效果，应先用溴隐亭做术前准备，但术前准备期限一般不宜超过 3 个月，因为用药太长肿瘤会发生纤维化。

3. 生殖器发育异常的处理

（1）子宫畸形：以双子宫和子宫纵隔较为多见。多数子宫畸形并不影响生育，故不必立即于婚后进行手术矫治。若宫腔变形，不能因妊娠而改善，婚后已发生晚期流产史或不孕者，应考虑手术矫治，手术仅在子宫中央切开，将纵隔剪开，不切去子宫组织，然后将子宫切口缝合。现多在宫腔镜直视下作中隔矫治手术，操作时必须同时用腹腔镜或 B 超监护，以避免操作时可能发生的因过度剪开所造成的子宫穿孔。术后妊娠率可高达 68%，获得活婴率可高达 80%，分娩方式以于妊娠 36 周后做选择性剖宫产为宜，以防自发性子宫破裂。

（2）子宫发育不全：轻度子宫发育不全可予小剂量雌激素治疗，亦可用人工周期治疗三个周期或应用假孕治疗等，可促进子宫发育。

（3）阴道发育畸形：无孔处女膜或处女膜肥厚或阴道横隔者可手术治疗。

4. 输卵管阻塞的手术治疗

显微整形手术比在通常的肉眼观察下手术治疗效果为好。手术治疗适用于年龄在 35 岁以下的患者；确诊为输卵管结核者，一般不再做整形手术；双侧输卵管积水直径在 3 cm 以上者，术后即使管道通畅，受孕机会极小。其输卵管阻塞的手术方式如下：

（1）输卵管近端阻塞采用输卵管子宫植入法，术后的妊娠率为12%～50%。

（2）输卵管中段阻塞采用端端吻合术，将阻塞段输卵管切去，注意勿损伤系膜下的血管，以保障吻合后的血供。术后的妊娠率为50%～70%。

（3）输卵管远端阻塞采用输卵管造口术，虽然术后输卵管能保持通畅，但由于失去了伞端或新形成的伞端缺乏灵活的拾卵功能，往往不易受孕，是输卵管整形术中效果最差的一种手术类型。输卵管造口术后的妊娠率为5%～30%。

（4）输卵管粘连松解术可在腹腔镜或开腹直视下切断粘连，游离整段输卵管，使卵巢恢复正常位置并恢复正常的卵巢输卵管的解剖关系。

术后所保留输卵管的长度若短于3 cm则无宫内妊娠。如失去了伞端，虽输卵管仍保持通畅，因无法拾卵，仍不易受孕。

5. 子宫肌瘤引起不孕

（1）处理原则：对婚后2～3年仍未孕，或曾多次发生流产、早产者，经排除其他原因以后，可进行有关肌瘤的治疗，这时做一次B超或子宫输卵管碘油造影，了解宫腔有无变形，有无黏液下肌瘤以及输卵管通畅程度，对治疗方法的选择，可提供重要依据。

（2）药物治疗：GnRH激动剂通过降调节作用抑制体内促性腺激素的分泌，从而降低体内的雌激素水平，达到抑制子宫肌瘤生长的作用。皮下注射、深部肌内注射或鼻黏液给药等。

（3）手术治疗。①途径：经腹腔镜或开腹子宫肌瘤摘除术；宫腔镜下子宫肌瘤切除术；经阴道子宫肌瘤摘除。②手术原则：为减少失血、消灭无效腔和防止粘连，保持子宫结构。术后不应在3～6个月妊娠，以保障子宫切口的愈合。

妊娠率与手术时的年龄关系密切，有报道手术时年龄在30岁以下者，术后妊娠率为91%，而年龄在35岁以上者，术后妊娠率仅为22%。且妊娠多出现在术后1年以内，超过2年仍未妊娠者，则以后妊娠的机会明显减少。

6. 子宫腔粘连综合征引起不孕

子宫腔因外伤、继发感染等原因可造成粘连，临床出现闭经、月经过少和不孕的称子宫腔粘连综合征。早期诊断后的治疗效果较好，治疗原则包括分离粘连，防止创面的再次粘连；促进内膜的及早修复。其中的手术分离粘连最为重要。手术分离粘连可在B超指引下用探针分离粘连或在宫腔镜直视下分离粘连，并注意防止创面的再次粘连。另一方面促进子宫内膜的及早修复。雌激素有促进子宫内膜生长的作用，由于此综合征剩留的为基底层内膜，所含有的雌激素受体少，故所用的雌激素必须量大时间长，如炔雌醇0.1 mg，每日1次，共40 d，后10 d加用甲羟孕酮10 mg，每日1次，停药后等待撤药出血，随后再重复上述周期治疗，共2～3个周期，以促进子宫内膜增生，覆盖创面。宫腔分离粘连后放置一个节育器，可以防止再粘连，药物治疗3个周期后取出。

7. 子宫内膜异位症引起不孕

据估计有15%～20%的20～35岁妇女；30%的不孕妇女患有子宫内膜异位症。子宫内膜异位的治疗包括药物和手术两大类。

（1）药物治疗：子宫内膜异位症属性激素依赖性疾病。子宫内膜异位症所用的治疗药物与性激素有关，轻、中度病例由于病灶中所含孕激素受体较重度者为多，故采用孕激素治疗时效果较好，但因所含的受体有个体差异，治疗效果也不尽相同。

①假绝经治疗：用药物模拟绝经后的体内变化的治疗。a. 达那唑：达那唑是一种人工合成的17α-炔黄体酮的衍生物。通过抑制下丘脑GnRH的脉冲释放，从而抑制垂体促性腺激素的分泌，发挥抑制卵巢功能的作用；此外也可直接作用于子宫内膜和卵巢，竞争雌激素受体，使雌激素不能对子宫内膜发挥作用。用药后，血浆中雌二醇和雌酮量明显减少，与切除双侧卵巢后的绝经期相似，出现闭经，使异位的子宫内膜萎缩，病灶缩小或消失，症状减轻或消失。停药后4～6周，内分泌功能可迅速恢复并出现排卵。此药尚具有轻度睾酮作用。用法：达那唑每片200 mg，常用剂量从月经第1 d起服，结合达那唑

的药物半衰期考虑，可以每 8 h 给药一次，每次 200 mg，至少用 3 ~ 6 个月，多则 9 ~ 12 个月。停药后 2 ~ 3 个月月经又能恢复。症状和体征的改善与用药剂量呈正相关，经治疗数周以后 80% ~ 95% 的患者症状消失。6 个月以后，60% ~ 80% 的患者病灶缩小或消失。但要注意服药期间肝功能损害，一般停药 1 ~ 2 个月后能恢复正常。其他尚有男性化症状。此外有低雌激素性症状，如潮热、阴部干燥、抑郁、情绪波动等；有时由于卵巢功能抑制不足或子宫内膜萎缩而有点滴样出血。因上述不良反应目前很少应用。b. 内美通：内美通（孕三烯酮）是一种和达那唑有相似作用的三烯 19- 去甲甾类化合物，主要作用于下丘脑 – 垂体轴，减少促性腺激素的释放，也能直接作用于子宫内膜，使之萎缩。内美通每片 2.5 mg，每周 2 次，自月经周期的第 1 d 起服，持续 6 个月。不良反应有点滴出血、体重增加、痤疮、脂溢性皮炎。c. GnRH 类似物：利用 GnRH-a 的降调节作用，占有垂体分泌促性腺激素细胞的细胞膜上的 GnRH 受体，使之不能对 GnRH 发生反应，于是垂体不能分泌 FSH 和 LH，随后是卵巢卵泡活动受抑制，最终引起体内促性腺激素和性激素低下状态。GnRH-a 从月经周期的第 1 ~ 4 d 起用药，长效的 GnRH-a 只需每月给药 1 次，用药较为方便，连续 6 个月。不良反应是体内雌激素减少引起的不适、骨密度减低，可用反向添加治疗预防。

②假孕治疗：大剂量孕激素使异位的子宫内膜发生与妊娠晚期相似的蜕膜样变，继而坏死吸收，这种模拟妊娠期体内激素变化的治疗方法，称假孕治疗。包括大剂量口服避孕药和大剂量黄体酮治疗，因不良反应多逐渐被其他疗法取代。

（2）手术治疗：手术治疗的目的为清除异位的子宫内膜病灶，分离输卵管周围的粘连，输卵管阻塞者可同时做整形手术。手术治疗包括剖腹手术和腹腔镜手术。须做输卵管整形手术者以剖腹手术为好。有报道术前以药物治疗 2 ~ 3 个月，可使病灶软化，手术时容易被清除，术后继续药物治疗，可提高总体治疗效果。

（三）其他

1. 黄体功能不足（luteal phase defect，LPD）

亦称黄体功能不全，可表现为黄体过早衰退或孕激素分泌不足，通常黄体期短于 10 d 或黄体高峰期黄体酮水平低于 10 ng/mL 时，应考虑黄体功能不全。由于 LPD 不易受孕，受孕后也容易发生流产，故宜用：①促排卵治疗（方法见前）。②补充黄体酮，自然排卵后于基础体温上升后的第 3 d 起用黄体酮 10 mg/d，肌注，共 10 d。亦可用 hCG 1 000 ~ 4 000 U，每 3 日 1 次，肌注，共 3 次。③催乳素升高者由于常为中度升高，可用小剂量溴隐亭治疗，每片 2.5 mg，常用半片即 1.25 mg，每日 2 次，口服，于月经周期的第 3 ~ 4 d 开始，连服 3 周，经连续 2 个周期治疗，催乳素值未见下降时，可增量为 2.5 mg，每日 2 次，口服。确定为妊娠后，可用黄体酮 40 mg/d，肌注持续至妊娠 12 周为止，或以前述的给予 hCG 以刺激黄体的功能。黄体酮类药物如由雄激素合成的炔诺酮可使女性胎儿的外阴男性化，因此治疗黄体功能不全宜使用对胎儿无致畸影响的天然黄体酮制剂。治疗期间，应随时监测胎儿情况，以决定继续治疗与否。

2. 辅助助孕技术

上述各种治疗方法仍不能怀孕，可采用现代助孕新技术，如体外受精与胚胎移植技术、配子移植、人工授精和单精子显微受精等。

第五节　不孕症的预防

女性不育症增多的趋势日益受到关注，其表现也多种多样，可从生育力的轻微受损、生育力低下，到生育力缺陷乃至绝对不育。事实上，许多的疾病和 / 或因素都可影响女性生育力，尤其在生殖系统的生殖发育阶段，而这些疾病和 / 或因素大多可以预防，如生活方式改变，体重的控制；有些可以早期解决和治疗的，如性传播疾病、盆腔炎性疾病；从而可以防止对其生育力的严重损害。防患于未然，通过积极有效的防治措施，能够降低不育症的发生率。

一、儿童和青少年的生殖系统问题

儿童和青少年的生殖系统问题涉及生殖器官发育异常和畸形、生殖道炎症、生殖器官损伤、性早熟、青春期延迟、月经相关疾病、性过早行为和妊娠、生殖器官肿瘤等。

（一）生殖器官发育异常及畸形

女性外阴阴道疾病原因复杂，临床种类繁多。儿童期可无明显症状，不易被发现，进入青春期乃至成年后逐渐出现相应症状。常见的有：

1. 外阴闭锁

完全性闭锁较为罕见，多为表浅性闭锁，系由双侧小阴唇或加上后侧部分大阴唇在中线相互紧密愈合，极似男性会阴中缝。这类情况多半不是外生殖器官的先天性畸形，而是在婴幼儿期，由于外阴轻度炎症，擦烂而相互粘连，又没有足够注意和及时处理所致。闭锁膜起自阴蒂直至阴唇系带，遮盖着前庭、尿道口、阴道口及舟状窝；在阴蒂的直后方可能有一窄小的沟管，尿液由此排出。这一畸变，由于对生活无明显妨碍，可长期被忽视，直至青春期后开始就医。

治疗：锐性分离粘连部位，用凡士林纱布或雌激素软膏覆盖创面，直至愈合。

2. 处女膜闭锁

处女膜无孔或闭锁，使阴道口不能与外阴前庭贯通，是女性生殖器官发育异常中较常见的。本病大多在青春期后，由于经血潴留出现临床症状就医而明确诊断。典型的临床表现是，第二性征发育情况与青春期年龄相符而无月经初潮，有周期性下腹疼痛并渐渐加剧，严重者伴有便秘、肛门坠胀、尿频或尿潴留等症状。检查时见处女膜向外膨出，表面呈紫蓝色，无阴道开口。肛诊在盆腔正中扪及囊性包块，系阴道积血所致。有些病例尽管有大量血液积聚于阴道、子宫及双侧输卵管，却仅引起轻微不适。由于延误处理，积血可通过输卵管溢入腹腔，可引起内膜异位症。陈旧积血刺激组织，可引起炎症反应、粘连或发生上行性感染。

治疗：做新月状或"X"形切口，引流积血，要避免作垂直切口，以防意外伤及尿道及直肠。一般在短期内即可恢复正常生殖功能，如已并发子宫内膜异位症，则痛经可日益加剧，也可因输卵管炎而导致下腹痛及不孕。

3. 先天性无阴道

系因双侧副中肾管发育不全，几乎均合并无子宫或仅有始基子宫，约1/10患者可有部分子宫体发育，且有功能性子宫内膜，极个别患者有发育正常的子宫，卵巢一般正常。有发育正常的子宫者表现为青春期无月经，但因宫腔积血而出现周期性腹痛。检查时见在正常阴道口部位仅有完全闭锁的阴道前庭黏膜，无阴道痕迹，亦有部分患者在阴道前庭部有浅浅的凹陷，个别具有短于 3 cm 的盲端阴道。该病症的处理原则是重建阴道。对有发育正常子宫的患者，初潮时应行阴道成形术，同时引流宫腔积血并将人工阴道与宫腔相连，以保留生育功能。无法保留子宫者行子宫切除术。

4. 阴道闭锁

系因泌尿生殖窦未参与形成阴道下段。闭锁位于阴道下端，长约 2～3 cm，其上多为正常阴道。症状与处女膜闭锁相似，无阴道开口，但闭锁处黏膜表面色泽正常，亦不向外膨隆，肛查扪及向直肠凸出的阴道积血包块，其位置较处女膜闭锁高。治疗应尽早手术。

5. 先天性无子宫和始基子宫

先天性无子宫因两侧副中肾管中段及尾端未发育，常合并无阴道。但卵巢发育正常，第二性征不受影响，直肠腹部诊扪不到子宫。始基子宫因两侧副中肾管中段会合后不久即停止发育，常合并无阴道，子宫极小，仅长 1～3 cm，无宫腔。常以青春期无月经来潮就诊而发现。

6. 两性畸形

有真、假性两种。真两性畸形罕见，假两性畸形较真两性畸形多见。假两性畸形的女性常合并不同程度的大阴唇融合现象。在胚胎期所受雄激素影响越早者，融合程度越重。对两性畸形的性别鉴定应尽早做出正确诊断，以促进其心理性别的正常发育和社会性别的认同。在女性假两性畸形常见的另一畸形为阴蒂肥大,肥大的阴蒂影响了女性外阴的形态及功能,建议在患者性心理形成之前的婴幼儿期进行整复术。

(二)外阴及阴道炎症

由于女童卵巢功能处于较低水平,阴道自然防卫机制不完善,因此易感染各种病原菌,多为细菌(如大肠杆菌多见,其次为葡萄球菌、链球菌),原虫(滴虫等)、念珠菌、病毒或化学物质的损害而引起炎症;其次紧身人造纤维衣物、洗澡时的肥皂、爽身粉、局部用药致皮肤变态反应,会阴部习惯不良亦可致病。外阴阴道感染常引起不同程度量的分泌物,大多是母亲注意到患儿有外阴分泌物或外阴充血,偶有患儿称外阴部瘙痒或排尿痛。分泌物可为少量浆液性分泌物或大量脓性渗出物。瘙痒是外阴阴道炎的常见症状。尿液流经感染组织可致排尿时烧灼感。在尿液标本中发现有白细胞时,常被误诊为下泌尿道感染。因此,在诊断婴幼儿泌尿系感染前,应常规检查是否患有外阴阴道炎。外阴阴道炎主要分为两类:

1. 非特异性外阴阴道炎

非特异性外阴阴道炎是指细菌培养和染色涂片检查均为混合性化脓性菌丛,而无优势微生物,为青春期前儿童最常见的生殖道病变。

(1)主要原因:①会阴卫生差:卫生条件较差或不良卫生习惯,如便后擦拭肛门,手纸向前污及外阴;内裤为粪便污染,均可导致感染。阴道分泌物培养所见的微生物包括大肠杆菌,肺炎球菌,产气肠杆菌属及变形杆曲属,均常见于肠道。约20%以上非特异性外阴阴道炎患者,由母亲指导患儿适当处理会阴部卫生后可痊愈。②阴道异物:小儿出于好奇心或意外可以造成阴道异物,如小石子、小玩具甚至小虫子等。异物时间较久可造成感染,阴道分泌物增多,或脓性分泌物,可伴有疼痛和发热,阴道或肛门指诊可以触及阴道内异物。③呼吸道感染:儿童的手指可将鼻、咽部感染性物质带入阴道。在外阴阴道炎发生前多有呼吸道感染的病史。细菌培养常为溶血性链球菌或金黄色葡萄球菌。④泌尿系感染:泌尿系感染和非特异性外阴阴道炎关系密切。更常见的是继发于泌尿系感染的阴道炎多发生于阴唇粘连,部分阻塞前庭,使尿液蓄积在该部及阴道。⑤肠道寄生虫:感染者粪便中排出的蛲虫虫卵可经患儿的手指接触会阴皮肤而感染,虫卵还可沉积在儿童的玩具、室内尘土或游戏场土壤,由儿童手指玷污饮食进入肠道孵化。偶尔蛲虫由肛门部迁移至阴道产卵,蛲虫带有的肠道致病菌进入阴道后也可以引起外阴阴道炎。检查常发现外阴及阴道中度炎症,或伴有稀薄、灰黄色黏液脓性排泄物。其他肠道寄生虫,如蛔虫也可侵入阴道,引起相应症状。阴道分泌物或涂片找到虫卵即可诊断。

(2)治疗:阴道异物诊断明确,可在全麻下,借助鼻窥镜取出,阴道冲洗上药至痊愈。对于明确肠道寄生虫感染者,给予针对性的驱虫治疗,必要时家庭成员同时治疗,避免患儿重复感染。在非特异性外阴阴道炎的治疗过程中,用坐浴和改善会阴卫生未能治愈的患儿,可考虑阴道内给药治疗。非特异性外阴阴道炎常无须全身用药。因炎症多属较良性表浅黏膜的感染,极少累及患儿的全身健康。此对继发于呼吸道或皮肤感染的非特异性外阴阴道炎对局部用药不敏感,须酌情口服、肌注或静脉滴注广谱抗生素治疗。局部雌激素应用能使未成熟的菲薄阴道黏膜增厚,从而增强其抵抗感染的能力。

(3)预防:培养女童便后由前向后揩拭的正确动作,以免污染阴道及外阴;幼儿不宜穿开裆裤;勤洗外阴部及内裤,保持会阴的清洁干燥;定期检查肠道寄生虫病;注意增强体质,提高抵抗力;加强对小儿及监护人的教育。

2. 特异性外阴阴道炎

(1)滴虫性外阴阴道炎:在幼女较少见,由于阴道pH值高,不利于滴虫生长。幼女患病多为间接感染,特别是与感染家庭成员共同生活密切接触而感染。

(2)真菌性阴道炎:主要是念珠菌感染,念珠菌是条件致病菌,当环境适合时即可发病,也可以是外源性感染,如母亲患此病未愈,可以通过产道传给婴儿。

(3)月经初潮前幼女的性传播疾病:青春期前的幼女可患各种性病,淋病是最为常见的,婴儿和各种年龄的儿童都可感染,其传播方式包括与感染的人或污染物发生性的或非性的接触。对其防治,应注意其感染的传播途径,新生儿在母体产道中即可受到感染;幼女间接接触途径多见,如家庭成员或保姆患病,可通过人的接触,或毛巾或厕所传染;而较大的月经初潮前女孩则有自愿的和非自愿性接触的危险性。其他性传播疾病如梅毒、尖锐湿疣在儿童青少年皆可发生。对月经初潮前幼女性传播疾病的防治，有赖于医生对可疑患者的高度警惕。早期做出诊断与鉴别诊断，并针对其传播方式与传播来源治疗。

预防：对患病的孕妇必须彻底治疗。幼女注意保持外阴清洁，清洗用品应固定，不要与别人混用，避免间接感染。

（三）生殖器官损伤

儿童期生殖器损伤，多因意外从高处坠落所致，偶为外力所损伤，多数无大影响，少数亦可危及生命，急需手术治疗。性侵犯也可导致生殖器官的损伤。

1. 外阴挫伤与撕裂伤

外阴挫伤一般无须治疗。如处女膜撕裂伤或有尖锐物体刺入阴道，则应详细检查排除盆腔、尿道、膀胱及直肠的损伤。骑跨型损伤可引起会阴及邻近组织与器官的广泛损伤。对损伤部位应仔细而轻柔地清洗。确诊损伤范围后，进行相应处理，如损伤广泛者，则应用抗生素预防感染治疗。会阴、肠道、膀胱严重创伤的处理必须遵循阴道成形重建手术的原则。外阴的损伤有时可在外阴黏膜下或会阴皮肤下形成外阴血肿，小的外阴血肿可加压局部冷敷；如血肿较大，或血肿继续增大应立即切开，清除血块，缝扎出血点或不缝合而置放引流，以促使愈合。

2. 阴道损伤

（1）阴道壁裂伤：多伴有外阴损伤。阴道损伤多伴有不同程度处女膜裂伤，处女膜裂伤几乎不出血。阴道壁裂伤多在阴道侧壁，一般出血不多，如仅损伤黏膜，患儿常不感疼痛。但阴道损伤即使患儿不感疼痛或无出血，也应进行阴道内检查。检查常需在全麻下进行，大多数损伤并不严重，有的广泛撕裂伤，在发生意外数小时内亦无明显症状。暴力性侵犯可引起包括处女膜、会阴、阴道甚至肛门的广泛撕裂伤。幼女阴道损伤的修复非常困难。眼科手术器械、精细的持针器以及可吸收缝合线，有助于手术操作。嵌入阴道的尖锐异物可致内脏或腹膜穿孔，不及时诊断、治疗，患儿可有生命危险。

（2）阴道血肿：当阴道黏膜撕裂时，断裂血管的回缩可引起阴道血肿，如血管较小，出血可自行停止。如出血不止，阴道可形成张力大的肿块，患儿诉称阴道、直肠、会阴、臀部疼痛。如盆底水平以上大血管损伤，可形成腹膜后大血肿，并可向上延及骨盆边缘的腹膜下。如诊断明确，应立即剖腹探查，切开后腹膜，清除血块，结扎出血的血管。

防治：女童不要穿开裆裤，阴部不要过于裸露；运动时注意避免外源性损伤，如遭受性侵犯要注意性传播疾病的感染；已有月经者要排除妊娠可能。

（四）性早熟

女性性早熟一般指第二性征发育过早，当第二性征出现在正常性发育平均年龄的 2 个标准差之前为性早熟。欧美国家通常以 8 岁为女孩性发育的最早年龄界限。女性性早熟常见，约为男性性早熟的 8 倍。

性早熟根据对 GnRH 的依赖性分为真性性早熟和假性性早熟。真性性早熟常见的病因为中枢神经系统肿瘤。真性性早熟指下丘脑分泌 GnRH，促使垂体促性腺激素释放，从而启动了下丘脑－垂体－性腺轴的功能，性发育提早开始。常见的有视神经胶质瘤、下丘脑胶质瘤、星形胶质细胞瘤、视管膜瘤和少见的颅咽管瘤，其机制在于上述肿瘤影响了抑制 GnRH 分泌的神经通道。而下丘脑错构瘤可能通过 GnRH 的异位释放导致性早熟。其他如脑外伤、脑部放射治疗可通过激活 GnRH 的释放，建立性腺轴的功能，致使性早熟的发生。假性性早熟指垂体之外的部位分泌促性腺激素或性激素，促使性征发育。主要病因有外源性性激素、食品、药物、化妆品，分泌性激素的肿瘤如自主性卵泡囊肿，内分泌系统疾病如甲状腺功能低下，Albright 综合征等。

性早熟的治疗原则是消除病因，抑制性发育，促使达到最终身高；注意情绪变化，必要时进行健康及性教育。GnRH 激动剂是目前应用较多，效果理想的制剂。治疗应持续到骨愈合或当达到青春期年龄时。若治疗过程中青春期的变化再现甚至出现规律排卵则应停止治疗。

（五）青春期延迟

青春期延迟指青春期发育比正常人群性征初现的年龄晚 2 个标准差以上尚未出现第二性征发育。性发育并非生殖系统的独立事件，它是全身发育的一个重要组成部分，受全身变化的影响较大。对其病因学的诊断，首先考虑遗传、下丘脑或垂体等因素，继而注意患者全身疾患、营养状况、精神状况、运动的体能消耗情况以及日常饮食习惯。如面色苍白可能是甲状腺功能低下或营养不良，身材矮小表示生长激素缺乏或染色体异常。实验室检查生长和有关内分泌功能。高促性腺激素时考虑性腺分化和发育异常，其中以 X 染色体的异常最为常见，所以进行染色体的检查。低促性腺激素应考虑下丘脑、垂体功能异常肿瘤，应予相应部位的影像学检查。

治疗上主要是去除病因。对高促性腺激素者主要是激素替代治疗促使第二性征的发育、月经来潮或促使身高生长。

（六）过早性行为及少女妊娠

青春期不仅仅是儿童期的简单延续，而且是生理、心理飞跃发展的阶段，是生殖系统、性发育的关键时期。青少年正处于生殖系统迅速发育的性活跃期，但缺乏有关性生理及性发育方面的知识，缺乏对性行为后果的认识。目前世界范围内有青少年性行为出现过早和增多的趋势，少女妊娠指 13 ～ 17 岁少女的妊娠，也相应地呈现出上升的趋势，成为全球流行的现代病。我国未婚少女妊娠及人工流产亦呈上升趋势。未婚人流已占人工流产数的一半左右。由于青少年在生理和社会成熟方面都不具备完善的妊娠及生育能力，所以非意愿妊娠以及可能不安全流产必然给家庭和社会带来不幸，不仅影响少女身心健康，其并发症亦可能引起不育症。另外，过早性行为也增加了性传播疾病感染的发生率，性传播疾病感染同时也是不育症的高危因素。

预防：对青少年进行性生理、性心理、性道德及避孕知识的普及和教育。

（七）生殖器官肿瘤

儿童及青少年生殖系统肿瘤的特点：①恶性肿瘤恶性程度高，生长迅速，很快发生转移，预后差。②恶性肿瘤的治疗如根治手术、放疗、化疗等均可能对以后的生长发育，生殖内分泌系统、生殖健康、精神及心理产生很大影响，设计治疗方案时，必须慎重考虑，尽可能减少不良不良反应及后果。③有内分泌功能的肿瘤如性索间质肿瘤中的颗粒细胞瘤、卵泡膜细胞瘤等能引起性早熟症状。④生长发育阶段，不仅要治疗疾病，而且应防止生长发育及心理障碍。

新生儿女性外生殖器囊肿约占 0.6%，常单发，如处女膜囊肿，尿道旁囊肿等。幼女患阴道腺病及阴道透明细胞腺癌与其母孕期的己烯雌酚应用有关。儿童恶性肿瘤多发生于卵巢，较少累及子宫、阴道及膀胱。幼女患卵巢恶性肿瘤者，以生殖细胞肿瘤多见，恶性生殖细胞瘤多发生于 1 岁以内，以后少见，近初潮时又显著增加。葡萄状肉瘤是一种罕见的恶性肿瘤，但常发生在 3 岁以内的幼女，高度恶性，预后极差。进入少女期，卵巢功能日趋成熟，功能旺盛，发病的机会逐渐增多，常见的卵巢肿瘤有：功能性囊肿如卵泡囊肿；卵巢赘生性肿瘤如卵巢畸胎瘤；卵巢黏液性浆液性囊腺瘤及性索间质肿瘤等。治疗原则同成人，如未危及生命，应尽量保留其内分泌及生育功能。在手术、放射治疗及化疗选择方面，儿童对化疗耐受比成人强，但对放疗却比成人差。

预防：加强孕期保健为主，避免生活或职业环境中的可能引起胎儿发育异常的三致（致畸、致癌、致突变）因素。原则上每年应做一次有关健康检查，有高危因素的如女童在胎儿期有雌激素暴露史、有妇科癌瘤家族史等，尤应注意。女童有腹部增大或肿块，性征发育异常，排尿困难，阴道血性分泌物均应立即就诊。

二、对影响生育能力的疾病或因素的防治

对影响生育能力的一些疾病或因素的防治如下：

（一）生殖系统感染影响生育能力

影响生育能力的生殖道感染包括下生殖道感染和上生殖道感染。

1. 下生殖道感染

外阴炎本身很少直接导致不孕，但其所致的粘连和疤痕组织可引起性交困难，局部病灶可成为上行性感染的发源地。全身性疾病如肾病、血液病，肝病、糖尿病以及雌激素等所致的外阴炎，湿疹及退行性病变，对不孕也有一定的影响。

阴道炎常见的病原体有念珠菌、阴道毛滴虫、加德纳菌、厌氧菌和衣原体。阴道炎症改变阴道 pH 值及局部微环境；增多的阴道分泌物稀释了精液，影响精子的穿透与活力而导致不孕。白色假丝酵母菌豆渣状的白带可堵塞宫颈口并可使精液中的精子发生凝集作用，使精液不液化；滴虫能够吞噬精子，并能阻碍乳酸的生成，影响精子在阴道内的存活；脓性的白带内含有大量的白细胞和细菌，能够凝集和吞噬精子，使精子活动力减弱，均可导致不孕。

宫颈炎常见的病原体有性传播疾病病原体如淋病纳瑟菌、沙眼衣原体、解脲支原体及部分引起细菌性阴道病的病原体。正常的子宫颈黏液能保护精子，供给能量，并且是贮存精子的场所。宫颈炎所引起的局部解剖及微环境的改变，通过阻碍精子的穿越，精子的储存及影响精子功能，引起不孕。非但如此，如宫颈管炎症得不到及时彻底治疗，可以逆行引起上生殖道感染。

2. 上生殖道感染

上生殖道感染是指女性上生殖道的一组感染性疾病，主要包括子宫内膜炎、输卵管炎、输卵管卵巢囊肿、盆腔腹膜炎，统称为盆腔炎性疾病（pelvic inflammatory disease，PID），是常见的妇科疾病。病情常常迁延难愈，除了长期慢性疼痛、月经不调、盆腔炎性疾病反复发作外，严重的还会影响女性的生育功能，导致不育症或异位妊娠。值得注意的是，盆腔炎发病率增高与性传播疾病发患者数增多相平行。性传播疾病病原体是其主要的外源性病原体，如淋病奈瑟菌，沙眼衣原体；其内源性病原体主要来自阴道内的菌群，主要有金黄色葡萄球菌、大肠埃希菌、脆弱类杆菌、消化球菌及消化链球菌。盆腔炎性疾病引起的不孕不育原因多为结构改变（盆腔粘连，正常生理结构消失），输卵管内部结构改变（输卵管粘连阻塞、积水、瘢痕和伞段闭锁）和卵巢周围炎症引起的卵巢功能改变及排卵障碍。

盆腔输卵管通畅及蠕动功能正常是受孕必不可少的条件，输卵管峡部的管腔直径只有 1 ~ 2 mm，故输卵管峡部及伞端很容易受到炎症因素影响，发生粘连或完全闭锁，因而使得输卵管伞端无法拾取卵子或者拾取的卵子无法通过峡部与精子结合；或输卵管管腔不完全阻塞，导致异位妊娠的发生。多重微生物造成产后、剖宫产术后、流产后的急性输卵管炎、卵巢炎、输卵管卵巢脓肿时，病变可通过子宫颈的淋巴播散至子宫颈旁的结缔组织，首先侵及输卵管浆膜层再达肌层，输卵管内膜受侵较轻，或可不受累。病变是以输卵管间质炎为主，由于输卵管管壁增厚，可压迫管腔，使管腔变窄，轻者管壁充血，肿胀严重的输卵管肿胀明显，并有含纤维素性渗出物，引起周围的组织粘连。输卵管内膜炎导致输卵管内膜肿胀、间质充血、水肿及大量中性多核白细胞浸润，重者输卵管内膜上皮可有退行性变或成片脱落，引起输卵管管腔粘连闭塞或伞端闭塞，如有渗出液或脓液积聚，可形成输卵管积脓，与卵巢粘连形成炎性包块。未经治疗的盆腔炎使输卵管留下瘢痕，或完全阻塞，或损伤功能所需的黏膜纤毛。盆腔炎症的再次发作，可使输卵管因素不育的风险成倍增加。子宫内膜炎会影响子宫内膜再生、修复和正常收缩而导致不育。盆腔炎症破坏卵巢功能，使激素分泌紊乱，影响排卵，使卵泡不能正常发育成熟或破裂也可导致不孕。同时由于感染使局部的非特异性免疫反应加强而导致产生抗精子抗体，影响精子的运动和穿透力，干扰已着床胚囊的生长发育并使之变性、流产，从而不育。

盆腔炎性疾病对 IVF-ET 也有一定的影响。它可降低卵巢对外源性促性腺激素的敏感性，使控制性超排卵时卵巢反应性降低，并可能影响卵母细胞的质量、胚胎的发育、子宫内膜的容受性等 IVF-ET 治疗的多个环节，降低其临床妊娠率，最终影响 IVF-ET 结局，并且随着炎症程度的进展，控制性超排卵中卵巢低反应的发生率明显增加。因此，盆腔炎性疾病 IVF 前行手术治疗，松解粘连、缓解炎症、减少对卵巢血液供应及上皮的损伤，能有效改善 IVF-ET 的结局。输卵管病变也是 IVF-ET 的重要影响因素，输卵管积水的妇女与没有者相比，其妊娠率较低。

另外，生殖器结核引起的输卵管僵直、子宫内膜疤痕化、卵巢深部结节及干酪样坏死等解剖和病理改变也导致不育症的发生。

预防：注意性生活卫生，禁止经期性交、使用不洁月经垫，减少性传播疾病。对沙眼衣原体感染高危妇女筛查和治疗可减少盆腔炎性疾病发生率。及时有效治疗下生殖道感染，加强公共卫生教育，提高公众对生殖道感染的认识及预防感染的重要性。严格掌握妇科手术指征，做好术前准备，术中无菌操作，减少创伤，预防感染。及时治疗盆腔炎性疾病，防治盆腔炎性疾病后遗症的发生。

（二）人工流产影响生育能力

人工流产作为意外妊娠的补救措施，它与继发不育的关系，近年来国内外采用病例对照方法的几项研究表明：安全的人工流产不增加继发不育的风险，人工流产并发症有可能影响后续妊娠。人工流产后生育力恢复快，应当做好流产后服务（postabortion care，PAC）或流产后计划生育服务（Post-abortion Family Planning Service，PAFPS），避免重复意外妊娠及重复人工流产。

人工流产的近期并发症主要是术时的人流综合征、子宫穿孔、出血量多、流产不全等，这些并发症轻者直接损害患者健康，重者会造成意外死亡。术后并发症有组织残留、月经失调、子宫内膜异位症、感染、子宫颈和/或宫腔粘连等。最可能导致继发不育的主要原因是感染和粘连。输卵管阻塞是人工流产后继发不育的主要原因，其相关因素有重复人流次数、流产后感染、子宫损伤、不全流产、手术机构等级、流产后出血 2 周以上等。另一原因为人工流产后宫颈和/或宫腔粘连，其相关因素主要是手术操作问题与重复人工流产问题。负压过大吸引过度；负压进出宫颈、宫腔；恐怕流产不全组织残留而过分吸刮子宫；重复人工流产尤其是近期人工流产，均为人工流产的高危因素。子宫内膜经反复吸刮，可能损伤至基底层。另外，人工流产时的过度刮宫及流产后宫血逆流，均可造成子宫腺肌症及子宫内膜异位症，也影响到生育功能。

虽然没有近期并发症安全的人工流产，对妇女随后可能的妊娠是没有影响的。但对后续妊娠结局仍可能产生一定影响，早期的影响为先兆流产，对中晚期妊娠的影响是前置胎盘，对分娩期的影响为分娩期并发症如胎盘粘连、胎盘胎膜残留、产后出血等。非但如此，人工流产对心理也有影响，无论患者意识到与否，流产后精神抑郁症也增加。青少年和/或未婚者心理障碍程度更严重，更倾向于采用不安全的人工流产方式，从而并发症概率增高。

人工流产后恢复排卵大约 2 ~ 3 周时间，最早排卵在术后第 11 d，孕周越小，排卵恢复越早，人工流产后第 1 个月经周期 67% 是有排卵的。由于流产后生育力恢复快，如果流产后仍未能很好地采用避孕措施，可能发生重复人工流产问题。目前，多次重复人工流产已成为高危手术的首位因素，并发症发生率较高。一旦发生并发症，就有可能影响后续妊娠，最终可能导致继发不育。

预防：避免人工流产，尤其是避免重复人工流产，必须从源头上抓起，深入细致地做好避孕方法的宣传教育与知情选择，避免意外妊娠。其次是提高安全人工流产水平。严格遵循人工流产技术规范及手术过程的质量管理，处理好每个工作程序中的操作细节。术前充分评估，术中规范操作，术后观察随访。第三是做好流产后计划生育服务，利用人工流产后患者及家属避孕需求愿望强烈，依从性较好的最佳时机，进行健康教育，做好流产后计划生育服务，促进流产后身体康复，减少再次暴露于非意愿妊娠、重复人工流产的风险。

（三）职业、生活的环境因素影响生育能力

某些职业、环境有害因素对劳动者的健康可能产生一定的影响或有害作用。当有害因素的强度或浓度超过一定的安全界限，或接触时间较长时，对人体健康，包括生殖健康可产生不利的影响。这些有害因素主要分为物理的、化学的及生物的，可通过影响下丘脑-垂体-性腺轴的神经内分泌功能而影响卵巢功能，影响卵泡的发育、成熟及排卵的一系列生理过程。环境中的类雌激素物质可与靶器官的激素受体结合，竞争这些受体，影响激素的平衡。有些职业或环境有害因素可直接破坏生殖细胞和/或性腺组织，造成生殖细胞的畸变或死亡。其结果可引发月经异常、生育力下降或不育、自然流产等。如职业接触铅、汞、砷的女工，月经异常及不孕的相对危险度增高；接触高浓度的工业毒物，包括铅、汞、锰、铬、苯、甲苯、二硫化碳、汽油、氯乙烯、丙烯腈、氯丁二烯等可导致自然流产率增高。由于胚胎及胎儿对有害因素较成人敏感，即便职业有害因素的强度或浓度对母亲尚未引起明显毒害作用时，已可对胚胎或胎儿产生不良影响，故孕期接触有害因素，可能造成胎儿身体的先天缺陷及智力的损害。各种传染性因子，如风疹病毒、巨细胞病毒、弓形虫、单纯疱疹病毒可致流产、早产、死产及畸胎等；来自家具、房屋装修、厨房等的居室内空气污染，也直接危害胎儿生长发育；胎儿时期的铅暴露水平与婴儿和儿童时的智力发育有关联。

预防：加强职业防护，改善生活、工作环境，减少人为环境污染，加强有害因素监测。普及环境与

生殖健康方面的知识。使人们知晓自己在生活和工作中可能接触到哪些环境有害因素，这些因素对健康，特别是对生殖健康是否有不良影响；了解影响胎儿正常发育，导致先天缺陷和病残儿出生的原因不仅仅是遗传因素，环境因素也可成为先天缺陷的重要病因，而且由于环境因素所致的病残儿，比遗传病更为多见；了解环境因素对生殖健康和胎儿发育影响的基本知识及其可预防性，以及如何利用环境因素提高胎儿健康等。

（四）生活方式影响生育能力

生活方式会影响生育力，对于青少年应注意养成良好的生活习惯。

1. 注意经期卫生

月经是女性的正常生理现象，但在月经期中人体会出现一些变化，如大脑兴奋性降低、机体抵抗力减弱、子宫内膜剥脱，这时如有病菌侵入容易引起感染，因此，在月经期间要注意卫生。保持外阴清洁卫生，每天用干净的温水清洗外阴，避免坐浴，以防感染。月经用品必须清洁。要勤换卫生纸、巾。注意保暖，不要受凉（如淋雨、用冷水洗脚等）。因为突然的寒冷刺激，可使子宫和盆腔内的血管过度收缩，引发痛经、月经减少或停止以及其他月经不调症状。按时作息，保证足够的睡眠时间。保持心情舒畅，月经期间可能有身体的某些不适如腰酸、下腹部坠胀以及随之而来的情绪变化，如易怒或情绪低落。做一些自己喜欢的事情，自我调节情绪，保持好的精神状态。多吃有营养、易消化的食物，不要吃生、冷、酸、辣等刺激性强的食物。避免过度劳累和剧烈的运动，避免游泳。

2. 避免营养不良及营养过剩

在青春期，青少年由于学习压力大、户外活动及体育锻炼少、营养不良和营养结构不合理等原因，普遍体质较差，并呈现出营养不良和营养过剩并存的现象。营养不良可导致体格发育不良、性发育迟缓、免疫功能低下等；营养过剩导致的肥胖增加，给青少年带来很大的身心压力及成年疾病如高脂血症、糖尿病、冠心病等发生呈低龄化的隐患。对生育期妇女而言，体重对生育功能的影响呈倒"U"字型，即体重极高和极低时生育能力下降，其可能机制为正常月经的维持和生殖功能需要临界的脂肪储存量和足够的营养环境。体重不足的妇女较难受孕；怀孕后患心脏、呼吸系统病、贫血、胎膜早破、早产、新生儿出生体重低的比例也较高。肥胖和生殖功能异常的关系复杂，肥胖导致的激素失调可以导致卵巢功能失调，不排卵而引起不育。肥胖的妇女妊娠率较低，对治疗措施反应差，而且其孕期、产时和产后并发症如流产、妊娠高血压综合征、妊娠糖尿病风险较高，产程延长和难产者增加，新生儿并发症和死亡率也较高。存活的新生儿可能存在葡萄糖耐量降低。所以肥胖妇女应通过控制饮食、体育锻炼、行为改变、药物及手术干预等方式合理减轻她们的体重，特别是腹部的肥胖，设法在怀孕3个月前使体重稳定下来，以争取时间恢复维生素和矿物质水平；而体重不足的妇女应通过食用营养素丰富、富含维生素和矿物质的食物增加体重。

3. 戒除不良嗜好

许多研究报道女方吸烟降低生育力。吸烟与输卵管因素不育、宫颈因素不育和异位妊娠相关。吸烟使卵巢的卵母细胞池提前耗竭。多环碳氢化合物活化卵母细胞的芳香化碳氢化合物受体，诱导 Bax 基因表达，引起凋亡，从而提前丧失高质量卵母细胞，导致卵巢早衰，而卵巢衰老被认为是不明原因不育的一个主要因素。女方饮酒增加排卵障碍相关的不育和子宫内膜异位症不育。男方大量饮酒与性腺功能异常有关，包括降低睾酮的产生，性功能障碍和精子产生减少。每日摄取咖啡因超过 250 mg，使生育力轻度下降；而每日摄取咖啡因超过 500 mg 以上自然流产危险增加。尽管咖啡因对生育力的影响不及香烟和酒精那么大，但因咖啡因的广泛消耗及使用，已成为影响生育力不可忽视的因素。

4. 其他日常行为方式

束腰，有些青少年女性采用束腰的方式追求"曲线美"，这会影响腹腔脏器的活动和肠的血液循从而影响消化功能。束腰使横隔上升也会影响腹式呼吸运动。人的体型美是一个整体观念，单纯地束腰不可能达到健美的目的。我们提倡健康的美，希望青少年不要束腰。束胸，女孩子青春期萌动的第一信号是乳房发育隆起。但一部分女青年中，把乳房发育长大，看成是害羞的事情，甚至走路时不敢挺胸而是含胸低头，或用紧身小背心把乳房紧紧勒住，这些做法对身体和乳房发育是非常不利的。它使肺不能进行深呼吸，导致换气量减少。紧束乳房还会使乳头不能正常突出而内陷进去，给以后生育哺乳带来困难，甚至引起乳腺炎。建议戴大小合适、松紧适宜的乳罩，保护乳房。乳罩过大起不到支托保护作用，过小影响呼吸和妨碍乳房发育。不穿高跟鞋，足弓富有很强的弹力，能缓冲由于行走、跳跃引起的震荡，保护人体的各器官组织、而穿高跟鞋却把足跟垫高，影响足弓的功能。更重要的是青少年穿高跟鞋能引起骨盆和足骨变形。日常不良情绪，特别对不孕患者而言，紧张、焦虑、犹豫的不良情绪可影响下丘脑—垂体—性腺轴功能，导致排卵功能障碍。

（五）医疗行为

一些医疗行为如化疗药物的应用、放疗、盆腔手术和药物也会影响生育力。

1. 化疗、放疗

随着放化疗技术的进步，年轻癌症患者的长期生存率已明显提高，癌症患者的生育选择引起了人们的关注。根据对卵巢的影响，化疗药物分为三类：①性腺毒性药物，如环磷酰胺。②细胞周期特定药物，如氨甲蝶呤。③对性腺毒性不明的药物，如阿霉素。根据对生育力影响的大小有可分为高风险药物，如氮芥、白消安；中度风险药物，如卡铂、阿霉素；低度风险药物，如氨甲蝶呤、博来霉素。无论放疗还是化疗的药物，都可不同程度上引起性腺功能的衰竭。卵巢的衰竭与患者的年龄负相关，并与总的累计放化疗量有关，不育症的发生率明显高于正常群体，其机制可能为患者原始卵泡的显著消失。人们最关心的问题围绕着体外受精技术应用、采集生殖细胞时采集了癌细胞的可能性，以及生殖细胞在采集、操作和储存过程中的潜在诱变性。另外，尚有一部分为儿童期癌症患者，他们的存活率已有明显提高，成年后在生育方面的问题越来越多，关于儿童癌症患者的生殖保存有更多的未知因素有待探索。

预防：①治疗前的生育力保护，尽量采用对生育影响小的方案。②卵巢组织的冷冻保存。③原始卵泡的冷冻保存。④卵母细胞的冷冻保存。⑤胚胎冷冻保存。

2. 剖宫产、阑尾炎手术、结肠炎外科手术

手术导致的生育力损害是依赖于解剖部位的，并不是所有的手术均导致不孕。子宫输卵管造影显示外科手术后的生育力降低是由于粘连形成的输卵管不孕。

3. 药物

非甾体抗炎药可抑制排卵；对风湿疾病采用的免疫抑制剂及抗感染治疗可能影响受孕。一项队列研究表明，曾经采用甲状腺激素替代，抗抑郁、镇静，哮喘治疗的女性增加了无排卵性不育的风险。其他如对 HIV 患者进行的抗反转录病毒的治疗也干扰了生育功能。

参考文献

［1］郑勤田，刘慧姝. 妇产科手册［M］. 北京：人民卫生出版社，2015.

［2］严滨，吕恽怡. 妇产科学高级医师进阶［M］. 北京：中国协和医科大学出版社，
　　2016.

［3］毕丽娟. 不孕症［M］. 上海：上海科学技术出版社，2015.

［4］廖秦平. 妇产科学学习指导［M］. 北京：北京大学医学出版社，2015.

［5］沈铿，马丁. 妇产科学［M］. 北京：人民卫生出版社，2015.

［6］郎景和. 中华妇产科杂志临床指南荟萃［M］. 北京：人民卫生出版社，2015.

［7］赵凤菊. 妇科恶性肿瘤临床治疗策略［M］. 兰州：甘肃科学技术出版社，2015.

［8］吴素慧. 新编妇产科住院医师问答［M］. 武汉：华中科技大学出版社，2015.

［9］单鸿丽，刘红. 妇产科疾病防治［M］. 西安：第四军医大学出版社，2015.

［10］王海燕. 妇科疾病超声诊断产图谱［M］. 北京：人民军医出版社，2015.

［11］杨慧霞，狄文. 妇产科学［M］. 北京：人民卫生出版社，2016.

［12］陈小祥. 妇科肿瘤诊疗新进展［M］. 北京：人民军医出版社，2015.

［13］张红红. 产科重症医学概论［M］. 兰州：甘肃科学技术出版社，2016.

［14］王绍海，郑睿敏，宁魏青. 实用妇科内分泌掌中宝［M］. 北京：化学工业出版社，
　　2015.

［15］周铁丽，郑飞云. 妇产科疾病的检验诊断［M］. 北京：人民卫生出版社，2016.

［16］薛敏. 实用妇科内分泌诊疗手册［M］. 北京：人民卫生出版社，2015.

［17］刘兴会，梁志清. 全国县级医院系列实用手册妇产科医生手册［M］. 北京：人民
　　卫生出版社，2016.

［18］陈志辽，张睿. 最新妇科速查手册［M］. 沈阳：辽宁科学技术出版社，2015.

［19］李雷，郎景和. 协和妇科肿瘤笔记［M］. 北京：人民卫生出版社，2016.

［20］马丁. 常见妇科恶性肿瘤诊治指南［M］. 北京：人民卫生出版社，2016.